高等卫生职业院校课程改革规划教材
供高职高专医学检验技术专业使用
案例版™

血液学检验技术

主　编　曾小菁
副主编　杨　芳　赵景颇　余先祥
编　者　（按姓氏汉语拼音排序）
　　　　范海燕　　聊城职业技术学院
　　　　孟德娣　　安徽医学高等专科学校
　　　　欧阳惠君　惠州卫生职业技术学院
　　　　杨　芳　　贵州医科大学（贵州医科大学附属肿瘤医院）
　　　　余先祥　　合肥职业技术学院
　　　　曾小菁　　贵州医科大学附属医院
　　　　赵景颇　　南阳医学高等专科学校
　　　　朱卫波　　曲靖医学高等专科学校

科学出版社
北　京

内 容 简 介

本教材由多年从事临床血液检验教学和临床工作的老师编写,旨在进一步贯彻教育部关于做好卫生职业教育课程改革,适应卫生职业教育、教学的发展趋势,体现"以就业为导向,以能力为本位,以发展技能为核心"的职业教育培养理念。教材以血液学内容为中心,编写中强调"必须、够用"的原则,强化技能培养,突出实用性,体现以学生为中心的教材编写理念,贴近临床和实际教学需求。教材共二十章,在每章正文内容之外增设导言、案例、链接、知识拓展、目标检测等内容。为了方便学生自学,书后附有实训、目标检测选择题参考答案,并配课程全部教学内容的PPT课件。

本教材可以作为高职高专医学检验技术专业学生的教科书和医院检验人员的教材和指导用书。

图书在版编目(CIP)数据

血液学检验技术/曾小菁主编.—北京:科学出版社,2016.1
高等卫生职业院校课程改革规划教材
ISBN 978-7-03-046541-2

Ⅰ.血… Ⅱ.曾… Ⅲ.血液检查-高等职业教育-教材 Ⅳ.R446.11

中国版本图书馆CIP数据核字(2015)第288278号

责任编辑:张映桥/责任校对:郑金红
责任印制:徐晓晨/封面设计:金舵手世纪

科 学 出 版 社 出版
北京东黄城根北街16号
邮政编码:100717
http://www.sciencep.com

北京建宏印刷有限公司 印刷
科学出版社发行 各地新华书店经销
*

2016年1月第 一 版 开本:787×1092 1/16
2018年8月第 二 次印刷 印张:16
字数:379 000
定价:69.00元
(如有印装质量问题,我社负责调换)

前　言

为了进一步贯彻教育部关于做好卫生职业教育课程改革，适应卫生职业教育、教学的发展趋势，体现"以就业为导向，以能力为本位，以发展技能为核心"的职业教育培养理念，按科学出版社要求组织了《血液检验技术》的编写工作。本教材可以作为高职高专医学检验技术专业学生的教科书和医院检验人员的教材和指导用书。

《血液学检验技术》（医学检验等专业专科用）分绪论、造血检验、红细胞疾病及其检验、白细胞疾病及其检验、血栓与止血及其检验四部分内容。在阐述基本理论、基本知识、基本技能的基础上，注重理论和方法的先进性、可靠性和实用性，着重介绍当今公认的规范化诊断标准和检验方法及其方法学评价、质量控制和临床应用，突出对学生的基本技能的培养。血液学是当代发展较快的学科之一，为尽可能地反映当代血液学领域的新进展，本教材除了系统地介绍了经典血液病学理论及其实验室检查技术的基本内容外，还简要介绍了当代血液病诊断和实验室检查技术的新知识、新进展，并且在每章均列有学习要点和思考题，便于学生课前预习和课后复习。同时，书中配有大量图表，有利于学生理解和掌握，培养学生的综合分析能力。

全书共四篇，第一篇为造血检验，着重介绍了造血理论基本知识，正常骨髓细胞形态学特点、常用细胞化学染色方法及应用。第二篇至第三篇分别介绍了红细胞疾病及其检验、白细胞疾病及其检验。第四篇介绍了血栓与止血及其检验。

本教材由来自全国不同院校、多年从事血液检验课程教学及临床工作的 8 位教师编写。在教材编写过程中，编者们结合多年的教学实践经验，对书稿多次修改审校，但囿于血液检验知识内容涉及广泛，编者的学识、水平有限，书中不当或错漏之处唯恐难免，敬请各位专家和读者批评指正，以便今后再版修改，让本书不断提高，渐成精品。

编者
2015 年 11 月 9 日

目 录

绪论 ·· 1
  第 1 节 临床血液学与检验概述 ······ 1
  第 2 节 血液学发展简史 ··············· 2
  第 3 节 血液学与临床的关系 ········· 3
  第 4 节 血液学检验与循证医学的
           关系 ······························· 4

第一篇 造血检验

第一章 造血检验的基础理论 ············ 9
  第 1 节 造血器官与造血 ··············· 9
  第 2 节 造血微环境 ····················· 11
  第 3 节 造血干/祖细胞 ················· 12
  第 4 节 血细胞的发育与成熟 ········· 13
  第 5 节 造血的调控 ····················· 14
第二章 造血检验的基本方法 ············ 18
第三章 外周血、骨髓细胞形态学检验···33
第四章 细胞化学染色检验 ················ 47

第二篇 红细胞疾病及其检验

第五章 贫血概述 ····························· 61
  第 1 节 贫血的分类和临床表现 ····· 61
  第 2 节 贫血的诊断 ····················· 64
第六章 再生障碍性贫血 ···················· 67
第七章 再生障碍危象 ······················· 71
第八章 铁代谢障碍性贫血 ················ 74
  第 1 节 铁代谢 ···························· 74
  第 2 节 缺铁性贫血 ····················· 77
  第 3 节 铁粒幼细胞性贫血 ············ 81
第九章 巨幼细胞性贫血 ···················· 84
  第 1 节 概述 ······························· 84

  第 2 节 巨幼细胞贫血 ··················· 85
第十章 溶血性贫血 ··························· 90
  第 1 节 概述 ······························· 90
  第 2 节 遗传性球形红细胞增多症
           ······································ 96
  第 3 节 红细胞葡萄糖-6-磷酸脱氢
           酶缺乏症 ························· 97
  第 4 节 血红蛋白病 ····················· 99
  第 5 节 自身免疫性溶血性贫血 ····· 103
  第 6 节 阵发性睡眠性血红蛋白尿
           ······································ 104
第十一章 继发性贫血 ························ 106
  第 1 节 慢性肾脏疾病所致贫血 ····· 106
  第 2 节 慢性肝脏疾病所致贫血 ····· 107
  第 3 节 内分泌疾病所致贫血 ········ 108
  第 4 节 慢性感染所致贫血 ············ 108
  第 5 节 骨髓病性贫血 ··················· 109

第三篇 白细胞疾病及其检验

第十二章 急性白血病 ························ 113
  第 1 节 白血病概述 ····················· 113
  第 2 节 急性白血病分型及诊断 ····· 116
  第 3 节 急性淋巴细胞白血病 ········ 121
  第 4 节 急性髓系白血病 ··············· 123
  第 5 节 治疗 ······························· 135
第十三章 慢性白血病 ························ 137
  第 1 节 慢性髓细胞白血病 ············ 137
  第 2 节 慢性淋巴细胞白血病 ········ 141
第十四章 骨髓增生异常综合征 ············ 144
第十五章 多发性骨髓瘤 ····················· 150

第十六章　中性粒细胞减少症与粒细胞缺乏症 …… 154

第十七章　传染性单核细胞增多症 …… 157

第四篇　血栓与止血及其检验

第十八章　止血的生理 …… 163
- 第1节　血管壁的止血作用 …… 163
- 第2节　血小板的止血作用 …… 164
- 第3节　血液凝固机制 …… 166
- 第4节　抗凝系统 …… 169
- 第5节　纤溶系统 …… 170

第十九章　血栓与止血检验的基本方法 …… 173
- 第1节　血栓与止血的筛查试验 …… 174
- 第2节　血管内皮细胞的检验 …… 180
- 第3节　血小板检验 …… 182
- 第4节　凝血因子检验 …… 185
- 第5节　抗凝物质检验 …… 186
- 第6节　纤溶活性检验 …… 189
- 第7节　血栓与止血筛选试验的临床应用 …… 191

第二十章　出血性疾病概述 …… 193
- 第1节　出血性疾病的分类 …… 193
- 第2节　出血性疾病的临床表现 …… 195
- 第3节　出血性疾病的诊断 …… 196
- 第4节　出血性疾病的治疗 …… 196
- 第5节　血友病 …… 197
- 第6节　免疫性血小板减少症 …… 200
- 第7节　弥散性血管内凝血 …… 203

实训 …… 207
- 实训一　骨髓粒系细胞形态观察 …… 207
- 实训二　骨髓红系细胞形态观察 …… 208
- 实训三　骨髓巨核系细胞形态观察 …… 209
- 实训四　骨髓淋巴系细胞形态观察 …… 211
- 实训五　骨髓单核系细胞形态观察 …… 212
- 实训六　骨髓浆系细胞形态观察 …… 213
- 实训七　骨髓其他细胞形态观察 …… 215
- 实训八　过氧化物酶染色 …… 216
- 实训九　非特异性酯酶(NSE)染色 …… 218
- 实训十　特异性酯酶染色(Moloney法) …… 219
- 实训十一　中性粒细胞碱性磷酸酶(NAP)染色(钙-钴法) …… 220
- 实训十二　铁染色 …… 222
- 实训十三　过碘酸-雪夫反应(PAS染色) …… 223
- 实训十四　再生障碍性贫血观察 …… 223
- 实训十五　缺铁性贫血骨髓象及血象观察 …… 225
- 实训十六　巨幼细胞性贫血骨髓片及血片观察 …… 225
- 实训十七　溶血性贫血骨髓象及血象观察 …… 225
- 实训十八　红细胞渗透脆性试验 …… 226
- 实训十九　抗人球蛋白试验 …… 227
- 实训二十　酸溶血试验(Ham试验) …… 228
- 实训二十一　尿含铁血黄素试验(Rous test) …… 229
- 实训二十二　血红蛋白电泳 …… 230
- 实训二十三　骨髓病性贫血骨髓象及血象观察 …… 231
- 实训二十四　急性白血病骨髓象及血象观察 …… 232
- 实训二十五　慢性粒细胞白血病骨髓象及血象观察 …… 232
- 实训二十六　慢性淋巴细胞白血病骨髓象及血象观察 …… 233

实训二十七　骨髓增生异常综合征骨髓片及血片观察……234

实训二十八　多发性骨髓瘤血象及骨髓象观察……234

实训二十九　传染性单核细胞增多症血象及骨髓象观察……235

实训三十　出血时间测定……236

实训三十一　血管性血友病因子抗原(vWF：Ag)测定……237

实训三十二　血块收缩试验……238

实训三十三　凝血时间测定……239

实训三十四　活化凝血时间测定……240

实训三十五　活化部分凝血活酶时间测定……241

实训三十六　血浆凝血酶原时间测定……242

实训三十七　血浆纤维蛋白原含量测定……243

实训三十八　血清纤维蛋白(原)降解产物定性试验……244

实训三十九　D-二聚体定性试验……245

实训四十　原发性免疫性血小板减少症骨髓片与血片观察……246

参考文献……247

目标检测选择题参考答案……248

绪 论

学习目标

血液学、临床血液学及血液学检验研究的范畴及其发展情况，血液学检验与临床的关系，循证医学的概念。

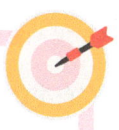

第 1 节 临床血液学与检验概述

血液学(hematology)是医学科学的一个独立分支，主要以血液和造血组织为研究对象，包括研究血液中有形成分形态的血细胞形态学；研究细胞来源、增殖、分化和功能的血细胞生理学；研究血细胞组成、结构、代谢和血浆成分的血液生化学；研究血细胞免疫和体液免疫的血液免疫学；研究血液病遗传方式和信息传递的遗传血液学；研究血液流动性和血细胞变形性的血液流变学；研究实验技术和建立实验方法的实验血液学等。近年来又增加了如血细胞生物学和血液分子生物学等许多新的领域。血液学已成为生理和病理多种专业工作者共同耕耘的园地，血液学范围不断扩大，血液学在医学整体中已成为分子细胞生物学的前驱。生理学家、生物化学家、免疫学家、遗传学家、肿瘤学家等与临床血液学家密切合作，使血液系统疾病的预防、诊断和治疗水平不断提高。

临床血液学(clinical hematology)是以疾病为研究对象、基础理论与临床实践紧密结合的综合性临床学科，主要包括来源于血液和造血组织的原发性血液病，以及非血液病所致的继发性血液病。临床血液学重点研究血细胞（如白血病等）、造血组织（如再生障碍性贫血等）、出血倾向（如血友病等）和血栓栓塞（如深静脉血栓形成等）等的致病原因、发病机制、临床表现和诊治措施等。此外，也研究临床各科疾病，如肝病、肾病、冠心病、糖尿病、脑血管病、呼吸病、传染病、免疫病、产科病、恶性肿瘤、遗传病等，以及外科手术、严重创伤、药物治疗等所引起的血液学异常。近年来，利用分子标志物对白血病进行免疫学分型和对血栓前状态进行精确诊断也取得了极大的进展。

近年来，随着高等医学教育检验专业的崛起和发展，又形成了血液学检验(hematologic laboratory science)，它的任务是利用血细胞的检验技术、超微结构技术、病理学技术、生物化学技术、免疫学技术、遗传学技术、细胞生物学技术、分子生物学技术及其他多种技术，对血液系统疾病和非血液系统疾病所致的血液学异常进行基础理论的研究和临床诊治的观察，是阐述血液系统疾病的发生机制，协助诊断、治疗观察和预后判断的一门科学。它既属于血液学的范畴，又属于检验医学(laboratory medicine)的一个分支。

综上所述，血液学、临床血液学和血液检验，都属于血液学的范畴，只是研究的对象有不同的侧重和分工而已，观察手段和研究技术的发明、革新与改进，推动了血液学的发展。

第 2 节 血液学发展简史

▶ 一、血细胞的认识

16 世纪末至 17 世纪初显微镜的问世与改进，使人们用显微镜逐步观察到人体血液中的有形部分红细胞（1673 年）、白细胞（1749 年）和血小板（1842 年），为近代血液学奠定了基础，这也是血液学家研究的重点对象。

随着 19 世纪中期血细胞计数方法的发明（1852 年）和改善，人们了解到血细胞产生于骨髓（1868 年）及血细胞染色方法的建立（1880 年），这三大进展使血液学的研究进入血液形态学阶段。

1. 红细胞的认识　1900 年红细胞 ABO 血型系统的确立开创了输血领域的新时代；1935 年已知红细胞内有碳酸酐酶，明确了红细胞的呼吸作用，了解到红细胞和血液酸碱平衡有密切关系；1946 年，肯定红细胞寿命在 120 天左右；1967 年以后明确红细胞内 2,3- 二磷酸甘油醛可作用于脱氧的血红蛋白分子，有利于组织获得更多的氧。

2. 白细胞的认识　1892～1930 年已知中性粒细胞有趋化、吞噬和杀灭细菌的作用；近年来得知嗜酸粒细胞内有阳离子蛋白，具有杀死微小生物的作用；嗜碱粒细胞的嗜碱颗粒中有多种化学成分，如组胺（血清素）等都是一些参与过敏反应的物质；1910 年后报道了单核细胞的吞噬功能，此类细胞不但能吞噬一般细菌，而且能吞噬较难杀灭的特殊细菌（如结核杆菌、麻风杆菌），也能吞噬较大的真菌和单细胞寄生虫，故当时有人称之谓"打扫战场的清道夫"；对淋巴细胞功能的认识主要在最近 30 年：淋巴细胞受到丝裂原和抗原刺激后转化为抗原（免疫母细胞），并能再进行有丝分裂和增殖。淋巴细胞中 B 细胞产生抗体，参与体液免疫；T 细胞参与细胞免疫，有的起杀伤作用，有的起辅助作用，有的起抑制作用，有的起诱导作用等。

3. 血小板的认识　1842 年发现了血小板，1882 年了解到它有止血功能和修补血管壁的功能，1923 年知道血小板有聚集功能和黏附功能。近 20 年逐渐了解血小板的作用机制和超微结构。

▶ 二、血栓与止血的认识

对止血与血栓的认识开始于出血问题上。早在 2000 年以前犹太人法典中已有血友病记载。20 世纪 50 年代以后，对凝血机制有了深入的认识，到了 60 年代，"瀑布学说"已成为公认的凝血机制。20 世纪 60 年代以后逐渐认识到血栓形成比止血缺陷对人类健康威胁更大，对血液凝固的研究不仅涉及止血问题，而且也涉及血管内血栓问题。近年来随着研究工作的深入，不仅在凝血因子方面有了新的发现，同时对体内抗凝蛋白，如蛋白 C、蛋白 S、抗凝血酶和组织因子途径抑制物等也加深了研究。活化蛋白 C 抵抗

（activated protein C resistance，APCR）的研究与临床应用，使血栓与止血实验诊断工作进入了新阶段。纤维蛋白溶解问题也取得新的认识和进展。分子标志物检测，将是研究和诊断血栓前状态和易栓症的重要方法和依据。

三、造血与造血调控的认识

20世纪初，提出造血干细胞（hematopoietic stem cell，HSC）的概念，当时对这种细胞认识不甚清楚。直至1961年Till等用致死量放射线照射实验小鼠，然后进行骨髓移植，成功地在小鼠脾脏形成结节，发现了造血干细胞，即这类形成脾结节的原始细胞。1979年，体外培养人造血祖细胞成功，对造血干细胞、祖细胞有了崭新的认识。

血细胞生成是造血干细胞经历连续增殖与分化的结果。机体根据需要，有条不紊地调控造血干细胞的增殖与分化，保持各类细胞数量的相对恒定。在这个复杂的细胞活动中，体内许多因素参与了这一过程，其中细胞因子占重要地位。

> **链接**　　　　　　　　　血液学新进展
>
> 近年来，随着免疫学、生物化学、细胞遗传学及分子生物学等基础学科的进步，以及与血液病学的相互渗透，血液学也随之发生了突飞猛进的进展。
>
> 一、造血与调控
>
> 临床上应用骨髓、脐血及外周血中的造血干细胞移植治疗急性白血病已取得成功，目前已能提取并纯化造血干细胞和开展体外造血干细胞培养扩增技术。
>
> 二、IL-2/LAK细胞在肿瘤继承免疫治疗中的应用
>
> 淋巴细胞在白细胞介素-2(IL-2)刺激下，经3～6天体外培养可成为一种对肿瘤细胞具有强烈杀伤作用的细胞，称为淋巴因子激活的杀伤细胞(LAK细胞)。
>
> 三、单克隆抗体在血液学领域中的应用
>
> 单克隆抗体广泛应用于红细胞及其相关抗原研究、HLA抗系统的研究，以及血液病的诊断与治疗。
>
> 四、急性白血病治疗进展
>
> 白血病化疗新药和靶向药物不断问世，造血干细胞移植、诱导分化治疗和靶点治疗都取得很大进展。
>
> 五、癌基因与白血病
>
> 白血病的发生是由于某些癌基因被活化的结果，几乎所有的白血病患者均有c-myc或Ha-ras基因表达，AML亦可表达N-ras，在疾病活动期表达增高。

第3节　血液学与临床的关系

血液通过血管循环全身，各种组织都与血液密切接触。全身各系统的疾病可以反映在血液变化中，血液系统疾病也可影响其他器官和组织的功能。

（一）血液系统疾病合并非血液系统疾病

血液系统疾病常具有非血液系统表现的临床特征。例如，巨幼细胞贫血，可因神经系统症状而就诊于神经科，因消化系统症状就诊于消化科。轻型血友病因关节症状可能

首次就诊于骨科。骨髓瘤可因肾衰竭就诊于肾科，因骨痛或神经症状就诊于骨科或神经科。

（二）非血液系统疾病合并血液病

许多非血液系统疾病也可以出现血液系统的变化。红细胞异常增高可见于呼吸系统疾病，也可见于某些肿瘤。贫血可见于消化系统疾病、肾衰竭、肝炎后、自身免疫性疾病、恶性肿瘤和全身衰竭等。白细胞增高几乎见于大多数的感染，白细胞计数显著增高称为"类白血病反应"（leukemoid reaction）。白细胞减少有时可以提示发生了伤寒杆菌和一些病毒性的感染，白细胞显著减少可见于应用某些药物治疗之后，如抗癌药物。出血现象可见于肝脏疾病、肾衰竭等。

另有许多非血液系统疾病可以同时存在血液系统疾病。外科医师在脾切除术后发现患者血小板显著增高，实际是潜在骨髓增生性疾病（myeloproliferative diseases）。妊娠伴有自身免疫性血小板减少性紫癜时，常需血液科医师帮助处理。至于许多遗传性血液病常可于其他疾病就诊或住院时发现，其中尤以遗传性出血性疾病会给外科医师和妇产科医师带来麻烦。血液系统肿瘤，有时也会因同时有其他疾病而收入其他非血液科的病室。

而血液学检验实际上就是临床检验的一个分支，它的任务是利用血细胞的检验技术、超微结构技术、病理学技术、生物化学技术、免疫学技术、遗传学技术、细胞生物学技术、分子生物学技术及其他多种技术，对血液系统疾病和非血液系统疾病所致的血液学异常进行基础理论的研究和临床诊治的观察，从而推动和促进血液学和临床血液学的发展和提高。

第4节 血液学检验与循证医学的关系

一、循证医学

循证医学（evidence-based medicine，EBM）即寻求和应用证据的医学，也称实证医学、求证医学，其核心是追踪当前最好的外在证据以回答临床待解决的问题。寻找证据包括证据查询和新证据探索；应用证据是将找到的最新、最佳的证据指导临床实践，并验证这些证据的可靠性，是新证据探索的基础，故EBM的基本要素是证据。

与经验医学模式不同，EBM强调以国际公认的大样本随机对照实验（randomized controlled trial，RCT）和RCT的系统评价（systematic reviewe，SR）及荟萃分析（meta-analysis）或称为趋势分析（或汇总分析）的结果作为评价诊断和某种治疗的正确性、有效性和安全性的最可靠依据。临床医师可在医学的信息海洋中迅速、有效地查寻所需要的临床证据使医疗实践从经验医学向循证医学转化，为患者的诊治作出最佳、最科学的决策。

二、血液学检验与循证医学的关系

随着血液学的进展及高新技术的发展，血液学检验不断被赋予新的内涵，实验项目的增多、现代检验的开展、检测手段的多样化、信息数量的成倍增长，使血液学检验在血液病的诊断和治疗中发挥着越来越重要的作用。如何从众多的资料中有效地搜索出需要的、且符合实际的证据？如何明确各实验项目对诊断的特异性和敏感性，以筛选有效而经济的检测指标，避免误用和滥用？如何选择高质量的诊断方法？这就需要按照循证医学"以当今最好的证据为基础"的原则；用临床流行病学的方法学规范医学检验的研究设计和文献评价；用当今最好的检测技术和质量控制体系对检测的结果进行严格的质量控制和评价；深入认识和评价诊断试验的科学性、诊断价值及临床适用性，以提供大量、充分、现今最佳的证据，结合每个患者的表现和疾病，谨慎而明确地予以应用，为早期正确的诊断和有效地治疗决策提供可靠的、最佳的证据。这就是循证检验医学（evidence-based laboratory medicine，EBLM），对血液学检验的循证可称为循证血液检验医学（evidence-based hematologic laboratory medicine，EBHLM）。

在 EBHLM 中最佳证据来自对诊断检验项目作系统性回顾研究。血液检验实践循证的步骤如下：①循证问题，提出临床实践中要解决的问题；②进行系统的文献查阅，全面收集和进行所有相关、可靠的大样本随机对照试验（RCT），即设立对照、随机分组、盲法试验；③应用荟萃分析（meta-analysis）方法对文献、资料、数据进行严格的评价（critical appraised），评价其可靠性、真实性而得出全面、真实的评价结果；④进行调整，确定最佳方案进行临床实践；⑤在实践中发现新问题，对进行的临床实践作出后效评价，发布新的结论与实践结果，指导临床实践。在这种循证基础上得出的结论才能真正指导临床诊断和治疗、提高医学水平，这标志着血液学检验发展的新阶段。尽快地学习并努力地实践循证血液检验医学是检验医技人员的迫切任务。

第一篇 造血检验

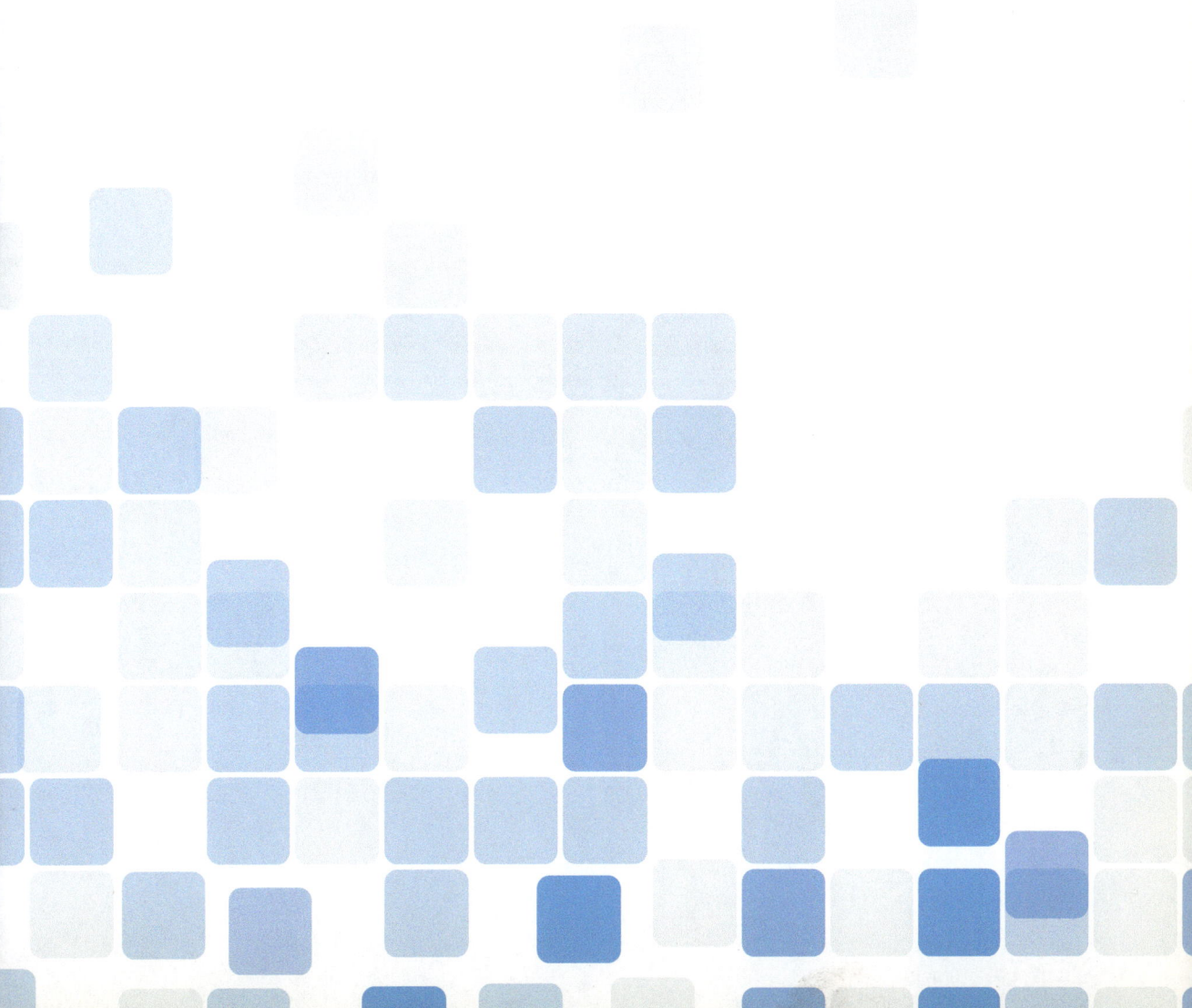

第一章 造血检验的基础理论

学习目标

1. 掌握：骨髓造血、造血干/祖细胞、血细胞的发育与成熟的一般规律。
2. 熟悉：出生前后的造血器官、骨髓造血微环境的概念。
3. 了解：造血的调控。

第 1 节 造血器官与造血

造血细胞起源于中胚层的原始间叶细胞。把能够生成并支持造血细胞分化、发育、成熟的组织器官称为造血器官（hematopoietic organ），把造血器官生成各种血细胞的过程称为造血（hematopoiesis）。

人体的造血过程可分为胚胎期造血（包括中胚叶造血期、肝脏造血期和骨髓造血期）及出生后造血。不同的造血时期，主要的造血器官各不相同。

▶▶ 一、胚胎期造血器官

（一）中胚叶造血期（卵黄囊造血期）

此期造血大约在人胚发育第 2 周末开始，到人胚第 9 周时止。卵黄囊壁上的胚外中胚层细胞开始分化、聚集成团，称血岛（blood island）。血岛是人类最初的造血中心，岛周边部分的间质细胞分化成为扁平的内皮细胞，逐渐发育形成原始的血管壁；血岛中央部分的细胞变成圆形，彼此分离，游离成最原始的血细胞，功能上称作造血干细胞（hematopoietic stem cell，HSC）。随胚胎的发育，原始血细胞随血液大量迁移到肝、脾和淋巴组织等部位，在适宜的微环境中发生增殖、分化。至胚胎第 6 周，卵黄囊血岛的造血功能逐渐被肝脏所取代。

（二）肝脏造血期

始于胚胎第 6 周，至胚胎第 7 个月逐渐退化。肝脏造血的发生是由卵黄囊血岛产生的 HSC 随血流迁移到肝脏后种植到肝脏而引起造血的，以生成红细胞为主，第 4 个月以后有粒细胞生成，肝脏不生成淋巴细胞。胚胎第 5 个月肝造血逐渐减弱，到出生时停止。

在肝脏造血期，脾、胸腺、淋巴结等处也参与造血。脾脏在第 3 个月时，首先以产生红细胞为主,以后产生粒细胞,在胎儿第5个月时,产生淋巴细胞和单核细胞,而红细胞和粒细胞的产生开始减少,至出生时已成为产生淋巴细胞的器官。胸腺在胎儿第6~7周时开始产生淋巴细胞。在胚胎期也产生少量的红细胞和粒细胞。但在胎儿后期,胸腺转变为诱导和分化T细胞的器官。淋巴结产生红细胞的时间很短,自胚胎第4个月以后成为终身造淋巴细胞和浆细胞的器官。

(三)骨髓造血期

自胚胎第14周,骨髓开始造血,第5个月以后成为胚胎造血中心,从此肝、脾造血功能减退,骨髓造血迅速增加,骨髓造血为第三代造血。骨髓的造血细胞大部分来源于肝脏,部分来源于脾脏。开始造血后可见红系细胞,以后逐渐产生粒系和巨核细胞系细胞,同时骨髓也产生淋巴细胞和单核细胞。

胚胎时三个造血阶段不是截然分开,而是互相交替此消彼长的(图1-1)。

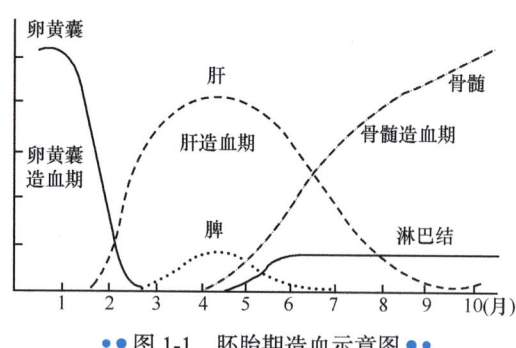

图1-1 胚胎期造血示意图

二、出生后造血器官

人体出生后,正常情况下,骨髓是生成红系、粒系和巨核系细胞的唯一场所,同时也能生成淋巴细胞和单核细胞,而其他的造血器官包括胸腺、脾、淋巴结等淋巴组织成为终生制造淋巴细胞的器官。

(一)骨髓造血

骨髓位于骨松质的腔隙中,肉眼观是一种海绵样、胶状的组织,封闭在坚硬的骨髓腔内。其又分为红骨髓(主要由造血细胞组成)和黄骨髓(主要由脂肪细胞组成)两部分。

红骨髓是有活跃造血功能的骨髓,5岁以下的儿童全身的骨髓腔内均为红骨髓,5~7岁后骨髓中开始出现脂肪细胞。随年龄的增长,红骨髓由远心端向近心端逐渐开始脂肪化。至18岁时,红骨髓仅存在于扁平骨、短骨及长管状骨的近心端,如颅骨、胸骨、脊椎骨、肋骨、髂骨及肱骨和股骨的近心端。正常成人骨髓组织重量为1600~3700g,占体重的3.4%~5.9%,大约相当于肝的重量,其中红骨髓的重量约1000g,只占全部骨髓的50%左右。红骨髓主要由结缔组织、血管、神经及造血基质细胞组成,骨髓内有丰富的血管系统,其中血窦是最突出的结构,血窦内是成熟的血细胞,血窦间是各种造血细胞。在骨髓中,造血细胞的分布是有一定区域性的。红细胞造血岛位于血窦附近;粒细胞造血岛位于造血索中央;巨核细胞则紧贴在血窦壁上;单核细胞散在于造血细胞之间;由淋巴细胞、组织细胞和浆细胞等组成的淋巴小结,往往呈散在性分布于造血索中。

黄骨髓为脂肪化的骨髓。健康成人黄骨髓约占骨髓总量的50%,在机体需要时,可重新转变为红骨髓参与造血。

（二）淋巴器官造血

1. 胸腺　主要功能是产生淋巴细胞和分泌胸腺素。来自于骨髓的造血干细胞在胸腺皮质内增殖并在胸腺素的作用下，被诱导分化为免疫活性细胞，然后进入髓质，释放入血并迁移到周围淋巴器官的胸腺依赖区，成为胸腺依赖淋巴细胞即 T 细胞。青春期后胸腺逐渐萎缩。

2. 脾　脾切面大部分呈红色，称红髓，其间散布着灰白色的结节，称白髓。白髓是脾的胸腺依赖区，区内主要是 T 细胞；脾小结内有生发中心，主要含 B 细胞。出生后正常情况下脾脏除制造淋巴细胞外，不再参与制造其他细胞，脾脏是 T 细胞、B 细胞接触抗原后再繁殖的场所，具有造血、储血、滤血和免疫反应等多种功能。

3. 淋巴结　由被膜、皮质、髓质三部分组成。淋巴结在出生后负责淋巴细胞的第二次增殖，是制造淋巴细胞的器官。

（三）髓外造血

正常情况下，胎儿出生 2 个月后，骨髓以外的组织如肝、脾、淋巴结等不再制造红细胞、粒细胞和血小板，但是在某些病理情况下，如骨髓纤维化、骨髓增生性疾病及某些恶性贫血时，这些组织又可重新恢复其造血功能，称为髓外造血（extramedullary hematopoiesis）。髓外造血是机体对血细胞的需求明显增高或对骨髓造血障碍的一种代偿，常见于儿童，但这种代偿作用有限且不完善。

第 2 节　造血微环境

造血微环境（hematopoietic microenvironment，HIM）由骨髓基质细胞（stromal cell）和细胞外基质（extracellular matrix，ECM）包括微血管系统、末梢神经、基质及基质细胞分泌的细胞因子构成，是造血干细胞赖以生存的场所。造血细胞只有在适宜的造血微环境中，才能正常地增殖和分化。

一、骨髓微血管系统

骨髓微血管系统是造血微环境的主要组成部分，由营养血管、动脉、小动脉和毛细血管构成，具有调节进出微血管的各种成分的作用，如营养、能量等物质交换及调控血细胞的释放，并有调节组织内酸碱度、氧分压、二氧化碳分压等作用。以长管状骨为例，骨髓的微血管具有如下一些特点：①营养动脉进入骨髓腔后，经 3~4 次分支达骨端，然后分出小动脉、微动脉、毛细血管。②毛细血管注入管腔膨大的静脉窦，这种静脉窦彼此沟通成网，再汇集成集合窦，然后向中心静脉注入，静脉窦与集合窦统称为骨髓血窦。血窦密布于整个骨髓腔，彼此相连构成复杂的网状系统，血窦内是成熟的血细胞，血窦间是骨髓实质，即造血索。

完整的血窦壁由内皮细胞、颗粒状基膜和外皮细胞构成，但只有内皮细胞层是完整的。绝大部分血窦壁仅由一层内皮细胞构成，平时窦壁无孔，当血细胞通过时，可形成一个临时通道。造血活跃时，窦壁孔隙增多，这有利于发育成熟的血细胞释放入血流。窦壁细胞一方面起到造血细胞的支架作用，另一方面它们也能调节造血组织的容量。

二、骨髓基质细胞及其分泌因子

(一)骨髓基质细胞

骨髓基质细胞由成纤维细胞、内皮细胞、脂肪细胞、巨噬细胞等多种细胞成分构成,是骨髓造血微环境的重要成分,是能黏附造血干细胞并支持和调控造血细胞定居、分化、增殖、成熟的内环境,同时骨髓基质细胞通过与造血细胞的密切接触、基质细胞的黏附作用,及基质细胞分泌的各种细胞因子而调控造血。

(二)骨髓基质细胞分泌的细胞因子

骨髓基质细胞是产生调控造血的细胞因子(cytokine),如粒-单细胞集落刺激因子(granulocyte-macrophage colony stimulating factor,GM-CSF)、干细胞因子(stem cell factor,SCF)、IL、白血病抑制因子(leukemia inhibitory factor,LIF)、转化生长因子-β(transforming growth factor-β,TGF-β)等活性物质的主要部位,它们对造血干、祖细胞的分化发育起重要的调控作用。基质细胞分泌的细胞因子不但直接作用于造血干(祖)细胞,而且也作用于基质细胞,改变后者的增殖分泌状态,诱导其他细胞因子生成。上述各种因素互相影响,共同调节 HSC 归巢和增殖、分化。

第3节 造血干/祖细胞

一、造血干细胞

HSC 是具有高度自我更新能力和多向分化能力,在造血组织中含量极少,形态难以辨认的类似小淋巴细胞样的一群异质性的细胞群体,由胚胎干细胞发育而来。胚胎干细胞(embryonic stem cell,ESC)由早期胚胎的内细胞团中分离出来,具有形成完整个体的分化潜能,也称全能干细胞。胚胎干细胞可被诱导分化形成各种组织干细胞和血液组织中干细胞,它们具有分化出多种组织细胞的潜能,但却失去了发育成完整个体的能力,也称多能干细胞。血液组织中干细胞又分化发育为造血干细胞、间质干细胞(mesenchymal stem cell,MSC)和血管干细胞,后两种细胞为非造血干细胞。HSC 在骨髓造血微环境及造血因子等的诱导下,分化发育成为各系造血祖细胞、原始和幼稚细胞及成熟血细胞,然后释放进入外周血液执行生物学功能。

研究认为造血干细胞具有以下一般特征:①多数细胞处于 G_0 期或静止期;②绝大多数表达 CD34 和 Thy-1(CD34$^+$Thy-1$^+$);③低表达或不表达 CD38 和 HLA-DR;④缺乏系特异系列抗原表面标志。

二、造血祖细胞

造血祖细胞(hematopoietic progenitor cell,HPC)是指一类由造血干细胞分化而来,但部分或全部失去了自我更新能力的过渡性、增殖性细胞群,也称为造血定向干细胞(hematopoietic committed stem cell)。在各种细胞因子的诱导下,可以向有限的几个方向或一个方向分化和增殖。

按分化能力造血祖细胞可分为多向祖细胞及单向祖细胞,多向祖细胞进一步分化成为单向祖细胞。按分化方向造血祖细胞一般可分为淋巴系祖细胞（colony-forming unit-lymphocyte，CFU-L），包括 T 细胞祖细胞（colony-forming unit-T lymphocyte，CFU-TL）和 B 细胞祖细胞（colony-forming unit-B lymphocyte，CFU-BL）；红细胞早期（或爆式）集落形成单位（burst forming unit-erythrocyte，BFU-E）和红细胞祖细胞（colony-forming unit-erythrocyte，CFU-E）；粒、单系祖细胞（colony-forming unit-granulocyte macrophage，CFU-GM），包括粒细胞系祖细胞和单核细胞系祖细胞；巨核细胞系祖细胞（colony-forming unit-megakaryocyte，CFU-Meg）；嗜酸粒细胞祖细胞（colony-forming unit-eosinophilic granulocyte，CFU-Eo）；嗜碱粒细胞祖细胞（colony-forming unit-basophilic granulocyte，CFU-Bas）。这些较成熟的造血祖细胞失去了自我更新能力，但具有增殖和单向分化的能力。

与造血干细胞不同，造血祖细胞表达 CD34 抗原较弱，可能表达 CD38 抗原，也可能低表达一些血细胞系列特异性抗原（如 Lin 抗原）。根据这一特性，可采用流式细胞技术或其他免疫学技术将造血干、祖细胞区别开来。

造血干（祖）细胞在维持一生的造血中起着非常重要的作用，任何原因引起的造血干（祖）细胞发生异常增生或抑制，在临床上都可能导致血液系统疾病，因此研究造血干/祖细胞的增殖、分化和调控等对基础血液学的研究，对临床血液系统疾病如再生障碍性贫血、白血病、骨髓增生异常综合征等的发病机制、诊断、治疗、疗效观察、预后判断和药物筛选等都具有十分重要的意义。

第 4 节　血细胞的发育与成熟

一、血细胞的发育

细胞的发育是连续的，经历增殖、分化、成熟、释放等过程。所有血细胞均来源于造血干细胞，在造血微环境及细胞因子等的诱导下，增殖分化成为各系祖细胞，继续向下分化成为形态可辨认的各种原始细胞，进一步发育成熟，形成具有特定功能的终末细胞，释放进入外周血发挥作用。

二、血细胞的成熟

血细胞的成熟是指由原始细胞经幼稚细胞到成熟细胞的发育过程。血细胞按所属系列通常分 6 大系统，即红细胞系、粒细胞系、单核细胞系、淋巴细胞系、浆细胞系和巨核细胞系。每一系统又依细胞成熟水平分为原始、幼稚和成熟 3 个阶段，红系和粒系的幼稚阶段因形态变化较大又分为早幼、中幼和晚幼 3 个阶段，而粒细胞根据胞质所含颗粒特点的不同，又分为中性、嗜酸和嗜碱粒细胞。

血细胞的发育成熟实际上是一个连续的过程，各阶段的划分是人为的，目的是为了观察和识别的方便。在细胞分类中必然有中间阶段的细胞，一般可划入下一阶段。血细胞发育过程中形态的演变常遵循一定的规律（图 1-2、表 1-1）。

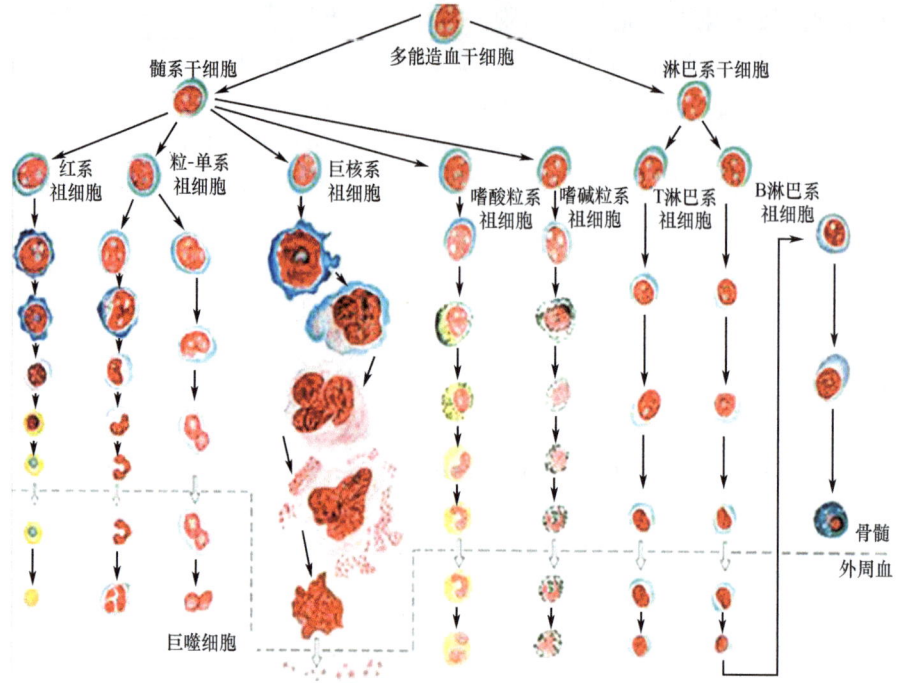

●● 图 1-2 血细胞发育形态演变规律图 ●●

表 1-1 血细胞发育过程中形态演变规律

项目	幼稚 原始 → 成熟	备注
细胞大小	大 → 小	原粒细胞比早幼粒细胞小，巨核细胞由小变大
核质比例	大 → 小	
核大小	大 → 小	成熟红细胞核消失
核形状	圆→凹陷→分叶	有的细胞不分叶
核染色质结构	细致、疏松→粗糙紧密	
核染色质受色	淡紫色→深紫色	
核膜	不明显→明显	
核仁	显著可见→无	
胞质量	少→多	淋巴细胞例外
胞质颜色	蓝（嗜碱）→红（嗜酸）	或深蓝→浅蓝
胞质颗粒	无→明显	粒细胞分化为三种颗粒，有的细胞无颗粒

第 5 节 造血的调控

造血细胞的增殖、分化、成熟是一个受多种因素影响的复杂活动，包括基因水平调控及神经、神经体液因子、体液调控等。在这一活动中，造血的基质细胞之间通过受体与配体的相互接触、神经体液因子，以及细胞因子与造血细胞受体之间相互作用，通过不同的信号转导通路启动或关闭一系列的基因而实现对造血细胞增殖、分化等的调控。

一、造血的基因调控

造血调控是一个多基因调控过程，主要是通过细胞内、外的一些信号传递（包括信号传导、基因表达、蛋白合成等多个环节）启动或关闭一系列相关基因，正、负调节基因表达产物参与对造血的正向和负向调控。目前已知原癌基因（proto-oncogen）如 *c-myc* 基因、*ras* 相关基因、*c-abl* 基因、*bcl-2* 基因、*c-kit* 基因等细胞基因组 DNA 的正常成员通过编码细胞因子、细胞因子受体、细胞内信息分子及转录调节因子等参与细胞增殖、分化等的调控，但这些原癌基因在化学、物理、生物等因素作用下，可通过点突变、染色体重排、基因扩增等途径引起结构或调控的异常从而具有致癌活性；抑癌基因（tumor suppressor genes）如 *p53* 基因、*WT1* 基因、*PRB* 基因、*NF1* 等基因产物则通过诱导终止分化、维持基因稳定、调节细胞生长、负性生长因子的信号传导、诱导细胞凋亡等方式对细胞生长、增殖起负调控作用，并能潜在抑制细胞的恶变。

二、造血的体液调控

体液因素对造血的调控作用近年来备受关注，其中细胞因子对造血的体液调控起着重要作用。参与造血调控的细胞因子可分为两类：一类是促进造血细胞增殖、分化的因子，也称造血生长因子（hematopoietic growth factor，HGF）；第二类是抑制造血的因子，为负向调控因子。造血的正向调控和负向调控共同维持造血活动的动态平衡，它们之间的协同作用引发了细胞内部的一系列生化反应，最终决定了造血细胞的增殖、分化、成熟、释放及衰老、凋亡等生理活动，任何一种调节失衡都可能导致一系列的病理改变。

（一）造血的正向调控

造血的正向调控主要是通过造血生长因子来完成的，主要包括：SCF、集落刺激因子（colony stimulating factors，CSF）、白细胞介素 1~18（IL-1 至 IL-18）、红细胞生成素（erythropoietin，EPO）、血小板生成素（thrombopoietin，TPO）、fam 样酪氨酸激酶受体 3（FLT-3）配体 [fam-like tyrosine kinase receptor-3（FLT-3）ligand（FL）]。造血生长因子在造血干细胞增殖与分化中起着十分重要的作用。有研究表明体内造血生长因子的生成障碍是造血干细胞不能顺利实现向终末血细胞分化的一个重要原因，而在体内造血功能极度低下的情况下，应用大剂量的造血生长因子，则可以十分有效地促进或加速造血的恢复或成熟血细胞的生成。

近年来，人们把参与造血正向调控的因子分为两类：①主要作用于早期造血干细胞的早期造血因子（early-acting factors），包括 SCF、FL 和 IL-3 等；②作用于后阶段的晚期造血因子（late-acting line age-special factors），包括 M-CSF、GM-CSF、EPO、TPO 等。

造血正向调控因子的特征见表 1-2。

表 1-2　造血正向调控因子的特征

因子名称	主要产生细胞或器官	作用靶细胞
SCF	基质细胞、内皮细胞、成纤维细胞、单核细胞	干细胞、混合细胞、巨核细胞、粒红早期细胞、淋巴细胞、肥大细胞等
GM-CSF	内皮细胞、成纤维细胞、T 细胞、B 细胞	混合细胞、巨核细胞、粒细胞、红细胞、单核细胞、嗜酸细胞等
G-CSF	内皮细胞、成纤维细胞	粒细胞、单核细胞等
M-CSF	内皮细胞、上皮细胞、基质细胞及 T、B 细胞等	单核细胞、粒细胞
Multi-CSF	T 细胞及肥大细胞	干细胞、巨核细胞、红细胞、粒细胞、单核细胞、嗜酸及肥大细胞等
ILs	活化的白细胞	T、B 淋巴细胞
EPO	肾脏	红细胞、巨核细胞等
TPO	肝脏、巨核细胞及白血病细胞株	巨核细胞
FL	基质细胞	干细胞、巨核细胞、粒红早期、淋巴早期

（二）造血的负向调控

造血的负向调控主要通过造血抑制因子的作用来完成的，主要包括转化生长因子 -β（transforming growth factor-β，TGF-β）、肿瘤坏死因子 -α（tumor necrosis factor-α，TNF-α）、干扰素 -γ（IFN-γ）、趋化因子（chemotactic factor）、前列环素（prostacyclin，PGI$_2$）等，它们对于不同分化程度的造血干（祖）细胞有不同程度的调控作用。

造血负向调控因子的特征见表 1-3。

表 1-3　造血负向调控因子的特征

因子名称	主要产生细胞或器官	作用靶细胞
TGF-β	正常细胞、肿瘤细胞	干细胞、祖细胞
TNF-α	单核/巨噬细胞	CFU-GEMM、CFU-GM、CFU-E、BFU-E
TNF-β	CD4$^+$T、NK 细胞	同 TNF-α
IFN-α、IFN-β、IFN-γ	成纤维细胞、肿瘤细胞	同 TNF-α
趋化因子		干细胞
PGI$_2$		CFU-G、CFU-M、CFU-GM

目 标 检 测

一、A 型选择题

1. 下列各阶段细胞哪种不具有丝分裂能力
   A. 早幼粒细胞　　B. 嗜酸性晚幼粒细胞
   C. 原单核细胞　　D. 中幼红细胞
   E. 幼淋巴细胞

2. 关于血细胞发育过程中血细胞形态演变的规律，错误的是
   A. 胞体由大到小（巨核细胞例外）
   B. 核染色质由粗糙、致密到细致、疏松
   C. 核仁从有到无

D. 胞质颗粒从无到有，从非特异性颗粒到特异性颗粒

E. 核质比例由大到小

3. 人体最早的造血器官是
   A. 肝脏　　　　　　B. 脾脏
   C. 胸腺　　　　　　D. 骨髓
   E. 卵黄囊

4. 成人在正常情况下，产生红细胞、粒细胞和血小板的唯一场所是
   A. 肝脏　　　　　　B. 脾脏
   C. 淋巴结　　　　　D. 骨髓
   E. 边缘池

5. 人体内具分化能力的最早的造血细胞是
   A. 红系祖细胞　　　B. 造血干细胞
   C. 粒系祖细胞　　　D. 巨核系祖细胞
   E. T 淋巴系祖细胞

6. 下列哪项是干细胞和早期细胞的分化抗原
   A. CD34　　　　　　B. CD3
   C. CD13　　　　　　D. CD41
   E. CD38

7. 关于骨髓基质细胞，下列说法不正确的是
   A. 基质细胞分泌的细胞因子也可以作用于基质细胞
   B. 基质细胞是骨髓造血微环境的重要组成部分
   C. 基质细胞由纤维细胞、内皮细胞、脂肪细胞等多种细胞成分组成
   D. 基质细胞与造血细胞的生长关系不大
   E. 基骨髓基质细胞产生调控造血的生长因子

8. 关于髓外造血，说法错误的是
   A. 造血部位可以累积到胸腺
   B. 是机体对血细胞的需求明显增高的一种代偿
   C. 可导致相应器官的肿大
   D. 多见于儿童
   E. 是机体正常反应，不属于病理改变

二、B 型选择题

(9～11 题共用备选答案)
   A. 肝　　　B. 脾　　　C. 淋巴结
   D. 骨髓　　E. 卵黄囊血岛

9. 人胚第 3～9 周主要的造血器官是

10. 出生后正常情况下成人主要的造血器官是

11. 骨髓的造血干细胞主要来源于

（余先祥）

第二章 造血检验的基本方法

学习目标

掌握：正常骨髓细胞的形态学特征。

骨髓细胞的正常形态

骨髓涂片染色常用瑞氏染色或瑞氏-姬姆萨染色，下面介绍普通光学显微镜观察瑞氏染色各系统各阶段细胞形态特点。

一、粒细胞系统

粒细胞系统简称粒系，根据细胞发育及形态特征分六个阶段，即原粒细胞、早幼粒细胞、中幼粒细胞、晚幼粒细胞、杆状核粒细胞和分叶核粒细胞，自中幼及以下阶段又依据胞质中特异性颗粒的不同区分为中性、嗜酸和嗜碱粒细胞。粒细胞自原始经幼稚到发育成熟的过程中，其形态演变遵循着以下规律：①胞体：规则，呈圆形或椭圆形；②胞质及颗粒：胞质少→多；无颗粒→非特异性颗粒→特异性颗粒→特异性颗粒增多、非特异性颗粒减少→仅有特异性颗粒；③胞核：圆形→椭圆形→核一边扁平→肾形→杆状→分叶状。

各阶段粒细胞形态特点如下：

1. 原粒细胞 (myeloblast) 胞体直径 10～20μm，圆形或类圆形。胞核较大呈淡紫红色，圆形或类圆形，居中或略偏位；核染色质呈细颗粒状，排列均匀、平坦如一层薄纱，无浓集；核仁 2～5 个，较小，清楚，呈淡蓝色。胞质量较少，呈透明的天蓝色或深蓝色，绕于核周，有时在近核某处质色较淡，颗粒无或有少许。根据颗粒有无等特征将原粒细胞分为Ⅰ型和Ⅱ型：Ⅰ型为典型的原粒细胞，胞质中无颗粒；Ⅱ型具有原粒细胞的特点，胞质量较少，有少量细小颗粒（图 2-1）。

2. 早幼粒细胞 (promyelocyte) 胞体直径 12～25μm，较原粒细胞略大，圆形或椭圆形，有时可见瘤状突起。胞核大，圆形、椭圆形或一侧微凹陷，核常偏一侧或位于中央；核染色质开始聚集，较原粒细胞粗；核仁常清晰可见，有时模糊。胞质量多或较多，呈淡蓝、蓝或深蓝色，胞质内含数量不等、大小不一、形态不一、紫红色的非特异性颗粒又称为嗜天青颗粒、嗜苯胺蓝颗粒或 A 颗粒，其颗粒分布不均匀，常近核一侧先出现，也有少许覆盖在核上。有时在早幼粒细胞中央近核处常有高尔基体发育的透亮区（称为

第二章 造血检验的基本方法

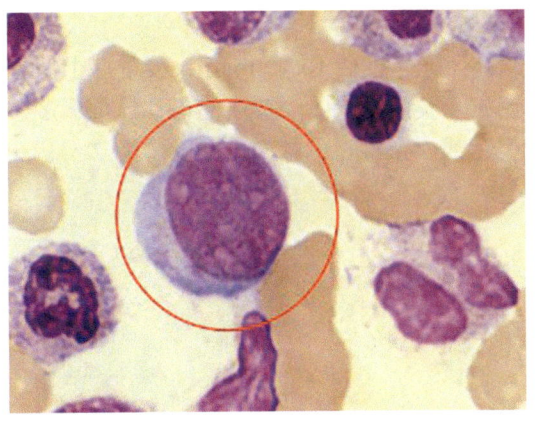

• • 图 2-1 原粒细胞 • •

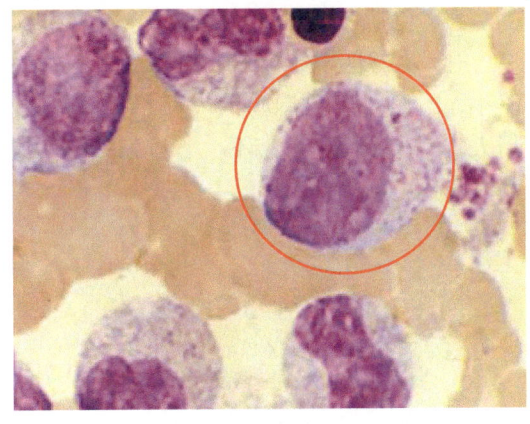

• • 图 2-2 早幼粒细胞 • •

初浆）呈淡蓝色或无色（图 2-2）。

3. 中幼粒细胞 (myelocyte)

（1）中性中幼粒细胞（neutrophilic myelocyte）：胞体直径 10～20μm，圆形。胞核椭圆形、一侧开始扁平或略凹陷，其核凹陷程度/假设圆形核直径常小于 1/2（表 2-1），核常偏于一侧，呈紫红色，占胞体的 1/2～2/3，核染色质聚集呈索块状，核仁常无。胞质多，呈淡红、淡蓝色，内含中等量、非常细小、大小较一致、细颗粒状、分布密集、淡紫红色或淡红色的中性颗粒，中性颗粒常在近核处先出现，而非特异性颗粒常分布于细胞边缘的胞质中，由于中性颗粒非常细小，

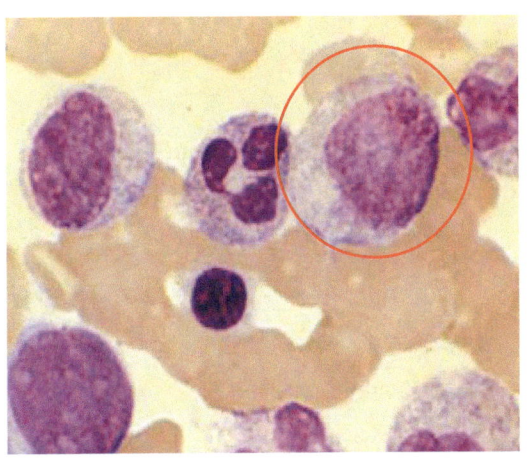

• • 图 2-3 中性中幼粒细胞 • •

在普通显微镜下不易看清各期中性粒细胞中的中性颗粒大小及形态，因此在中性中幼粒细胞中常常只能在近核处看到均匀的浅红色区域（图 2-3）。

表 2-1 中幼粒以下细胞的胞核划分标准

	核凹陷程度/假设核直径	核凹陷程度/假设圆形核直径	核最窄/核最宽
中幼粒细胞	/	<1/2	/
晚幼粒细胞	<1/2	1/2～3/4	>1/2
杆状核粒细胞	>1/2	>3/4	1/3～1/2
分叶核粒细胞	核丝	核丝	<1/3

（2）嗜酸性中幼粒细胞（eosinophilic myelocyte）：胞体直径 15～20μm，较中性中幼粒细胞略大，圆形。胞核与中性中幼粒细胞相似。胞质内常布满粗大、大小一致、圆形、排列紧密、橘红色、有立体感及折光性嗜酸性颗粒，如剥开的石榴，有时嗜酸性颗粒呈暗黄色或褐色。有的胞质中除嗜酸颗粒外，还可见紫黑色颗粒，似嗜碱性颗粒，这种嗜酸粒细胞称为双染性嗜酸粒细胞，常出现在中幼粒细胞阶段，随着细胞的成熟变为典型

的嗜酸粒细胞（图 2-4）。

（3）嗜碱性中幼粒细胞（basophilic myelocyte）：胞体直径 10～15μm，较中性中幼粒略小，圆形。胞核椭圆形，轮廓不清楚，核染色质较模糊。胞质内及核上含有数量不多、粗大、大小不等、形态不一、排列凌乱、深紫黑色或深紫红色的嗜碱性颗粒（图 2-5）。

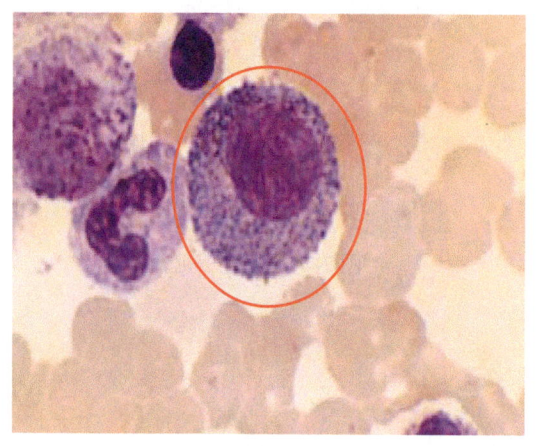

••图 2-4 嗜酸性中幼粒细胞••

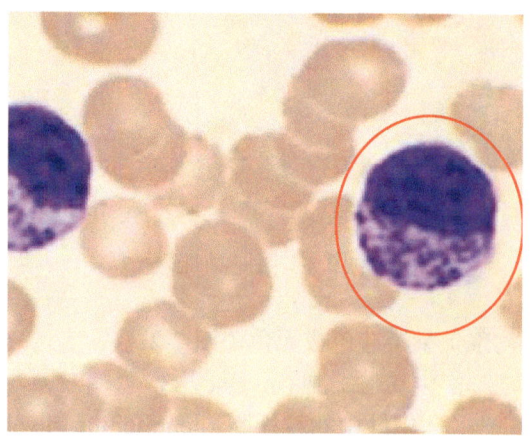

••图 2-5 嗜碱性中幼粒细胞••

粒细胞胞质中几种颗粒的鉴别见表 2-2。

表 2-2 粒细胞胞质中四种颗粒的鉴别

鉴别点	非特异性颗粒	中性颗粒	嗜酸性颗粒	嗜碱性颗粒
大小	较中性颗粒粗大	细小	粗大	最粗大
	大小不一	大小一致	大小一致	大小不一
形态	形态不一	细颗粒状	圆形或椭圆形	形态不一
色泽	紫红色	淡红或淡紫红色	橘红色	深紫红或深紫黑色
数量	少量或中等量	多	多	不一定、常不多
分布	分布不一，有时覆盖核上	均匀	均匀	分布不一，常覆盖在核上

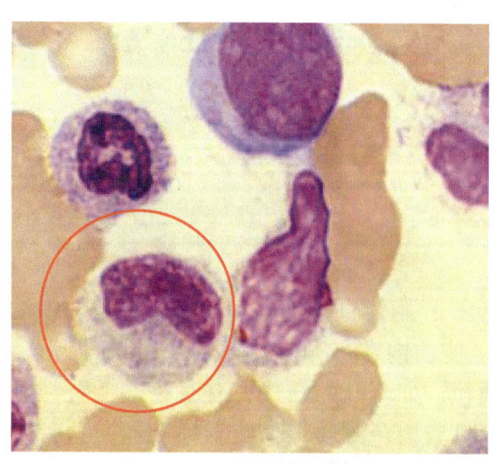

••图 2-6 中性晚幼粒细胞••

4. 晚幼粒细胞 (metamyelocyte)

（1）中性晚幼粒细胞（neutrophilic metamyelocyte）：胞体直径 10～16μm，圆形。胞核明显凹陷呈肾形、马蹄形、半月形，但其核凹陷程度/假设核直径小于 1/2 或核凹陷程度/假设圆形核直径为 1/2～3/4，胞核常偏一侧，核染色质粗糙呈小块，出现副染色质（即块状染色质之间的空隙），核仁消失。胞质量多，浅红色，充满中性颗粒，A 颗粒少或无（图 2-6）。

（2）嗜酸性晚幼粒细胞（eosinophilic metamyelocyte）：胞体直径 10～16μm，圆形。胞质中充满嗜酸性颗粒，有时可见深褐色颗粒，

A 颗粒常无。其他方面基本同中性晚幼粒细胞（图 2-7）。

（3）嗜碱性晚幼粒细胞（basophilic metamyelocyte）：胞体直径 10～14μm，圆形。胞核呈肾形，轮廓不清楚。胞质内及核上有少量嗜碱性颗粒，胞质呈红色（图 2-8）。

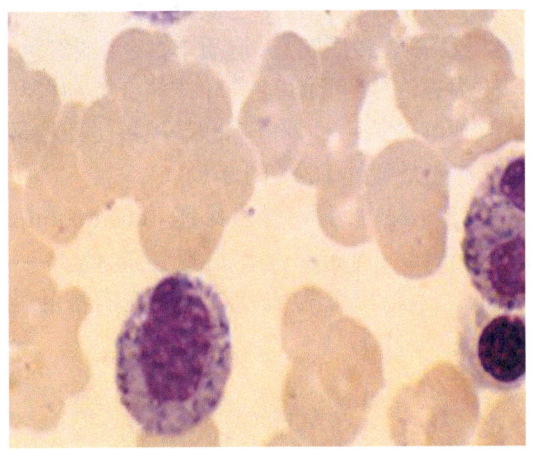

●●图 2-7　嗜酸性晚幼粒细胞●●

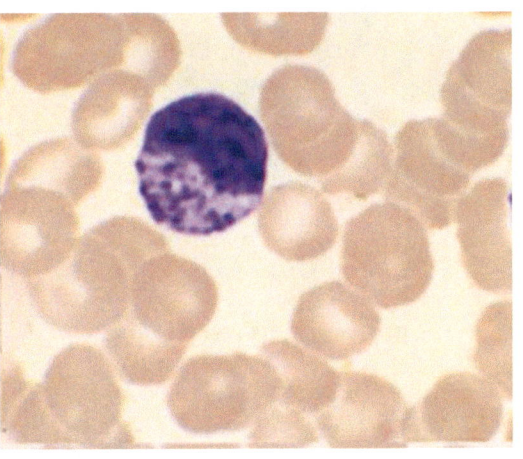

●●图 2-8　嗜碱性晚幼粒细胞●●

5. 杆状核粒细胞 (stab granulocyte)

（1）中性杆状核粒细胞（neutrophilic stab granulocyte）：胞体直径 10～15μm，圆形。胞核凹陷程度/假设核直径大于 1/2 或核凹陷程度/假设圆形核直径大于 3/4，形态弯曲呈粗细均匀的带状，也可见核呈"S"形、"U"形或"E"形，核染色质粗糙呈块状，副染色质明显、透亮，核两端钝圆呈深紫红色。胞质充满中性颗粒而无 A 颗粒（图 2-9）。

（2）嗜酸性杆状核粒细胞（eosinophilic stab granulocyte）：胞体直径 11～16μm，圆形，胞核与中性杆状核粒细胞相似，胞质中充满嗜酸性颗粒（图 2-10）。

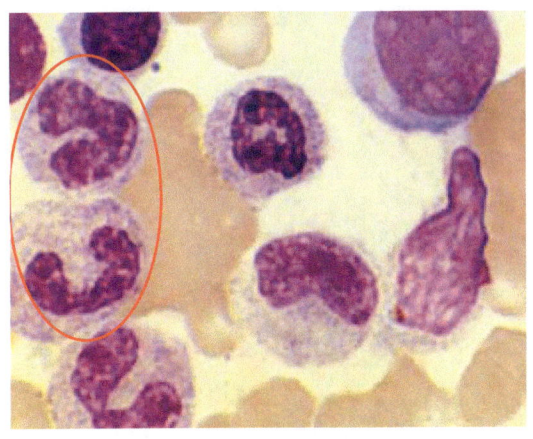

●●图 2-9　中性杆状核粒细胞●●

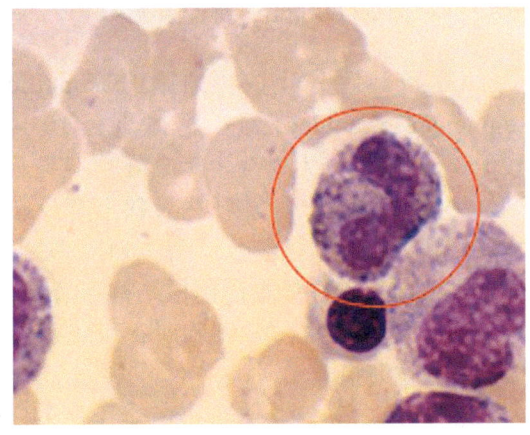

●●图 2-10　嗜酸性杆状核粒细胞●●

（3）嗜碱性杆状核粒细胞（basophilic stab granulocyte）：胞体直径 10～12μm，胞核呈模糊杆状，胞质内及核上有少许嗜碱性颗粒（图 2-11）。

6. 分叶核粒细胞 (segmented granulocyte)

（1）中性分叶核粒细胞（neutrophilic segmented granulocyte）：胞体直径 10～14μm，圆形。

胞核分叶状，常分 2～5 叶，叶与叶之间有细丝相连或完全断开，有时核虽分叶但叠在一起，致使连接的核丝被隐蔽，这时核常有粗而明显的切痕；核染色质呈较多小块，深紫红色，副染色质明显。胞质丰富，呈淡红色，胞质内充满中性颗粒。分叶核粒细胞和杆状核粒细胞的另一种划分标准是核桥（即核最窄处小于最宽处 1/3）(图 2-12)。

(2) 嗜酸性分叶核粒细胞 (eosinophilic segmented granulocyte)：胞体直径 11～16μm，胞核多分为两叶，胞质充满嗜酸性颗粒（图 2-13）。

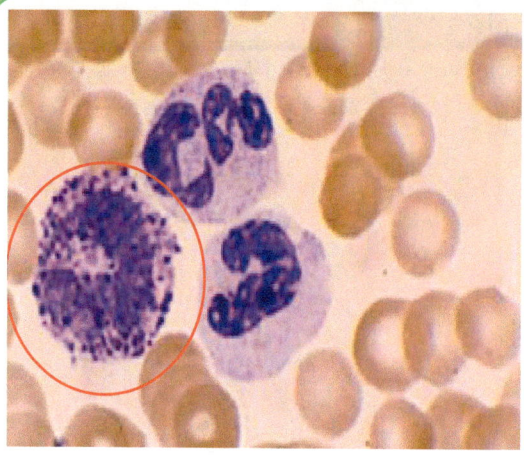

• • 图 2-11　嗜碱性杆状核粒细胞 • •

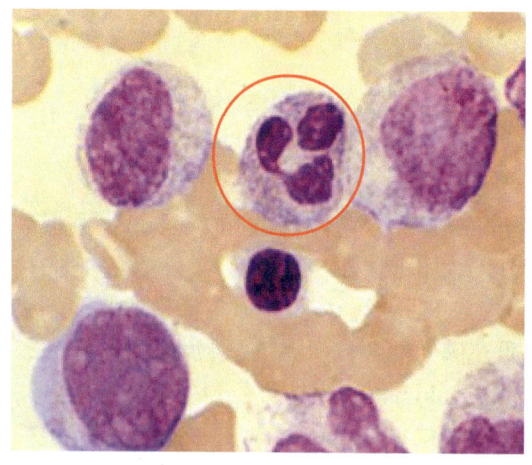

• • 图 2-12　中性分叶核粒细胞 • •

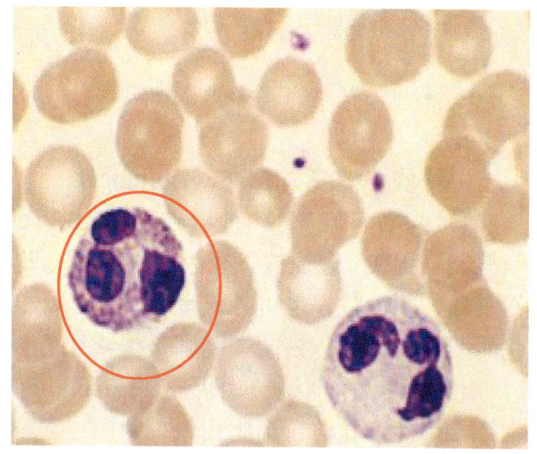

• • 图 2-13　嗜酸性分叶核粒细胞 • •

(3) 嗜碱性分叶核粒细胞 (basophilic segmented granulocyte)：胞体直径 10～12μm。胞核可分为 3～4 叶或分叶不明显（常融合呈堆集状）。胞质内及核上有少许嗜碱性颗粒，胞质呈红色（图 2-14）。如果嗜碱性颗粒覆盖在核上而使核结构不清楚，难以确定为哪一个阶段细胞时，可统称为成熟嗜碱粒细胞。

▶▶ 二、红细胞系统

红细胞系统简称红系，分五个阶段，即原红细胞、早幼红细胞、中幼红细胞、晚幼红细胞和成熟红细胞。有核红细胞在发育过程中形态变化特征为：①胞体：圆形或类圆形；②胞核：圆形居中；③胞质颜色：深蓝色→蓝灰色→灰红色→淡红色；④胞质内无颗粒。

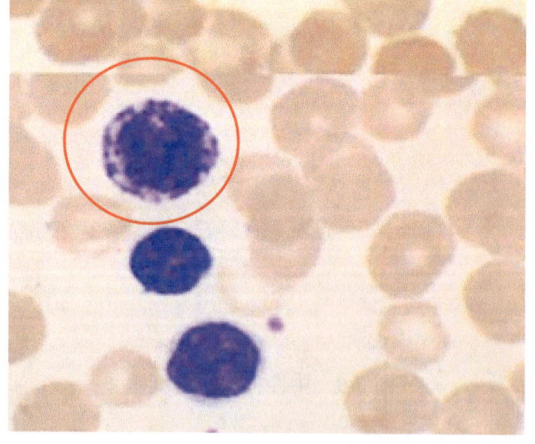

• • 图 2-14　嗜碱性分叶核粒细胞 • •

各阶段红细胞形态特点如下：

1. 原红细胞 (pronormoblast) 胞体直径 15～25μm，圆形或椭圆形，边缘常有瘤状突起。胞核圆形、居中或稍偏于一侧，核染色质呈紫红色颗粒状，核仁 1～3 个，大小不一，染浅蓝色，边界不清楚。胞质少，深蓝色且不透明，有油画蓝感，在核周围常形成淡染区（即核周胞质色浅甚至无色）；胞质中无颗粒，但因核糖核酸丰富、自行聚集而常使胞质呈蓝色假颗粒状（图 2-15）。

2. 早幼红细胞 (early normoblast) 胞体直径 10～18μm，圆形或椭圆形。胞核圆形，居中或稍偏位，核染色质浓集呈粗颗粒状，甚至小块状，核仁模糊或消失。胞质量略增多，不透明蓝色或深蓝色，无颗粒，瘤状突起及核周淡染区仍可见（图 2-16）。

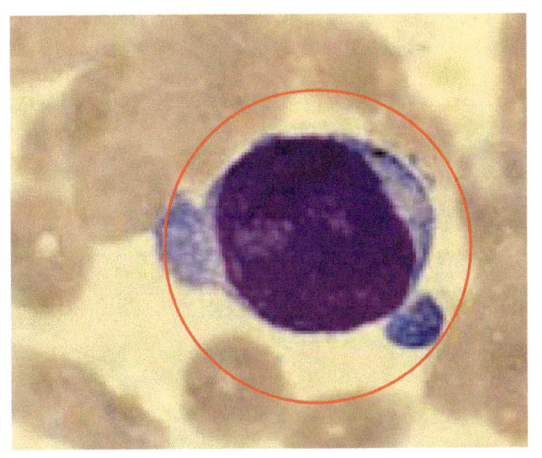

••图 2-15　原红细胞图••

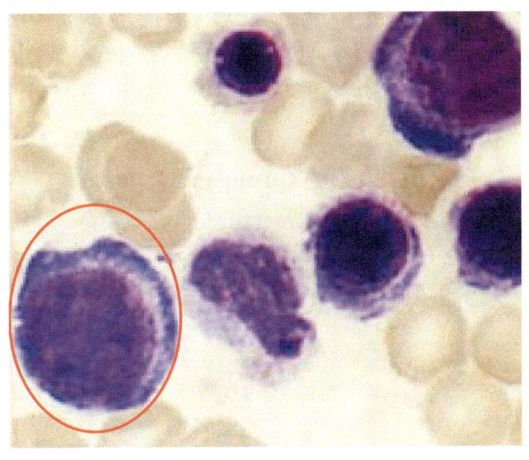

••图 2-16　早幼红细胞••

3. 中幼红细胞 (polychromatic normoblast) 胞体直径 8～15μm，圆形。胞核圆形、居中，占细胞的 1/2，核染色质凝聚呈深紫红色索条状或块状，其副染色质明显、较透亮，宛如打碎墨砚感，核仁完全消失。胞质量多、无颗粒，由于血红蛋白形成逐渐增多而嗜碱性物质逐渐减少，胞质呈不同程度的嗜多色性（蓝灰色、灰红色）（图 2-17）。

4. 晚幼红细胞 (orthochromatic normoblast) 胞体直径 7～10μm，圆形。胞核圆形，居中或偏位，占细胞 1/2 以下，核染色质聚集呈数个大块或紫黑色团块状（称为碳核），副染色质可见或消失，有时胞核碎裂或正处在脱核状态。胞质量多，淡红色或灰红色，无颗粒（图 2-18）。

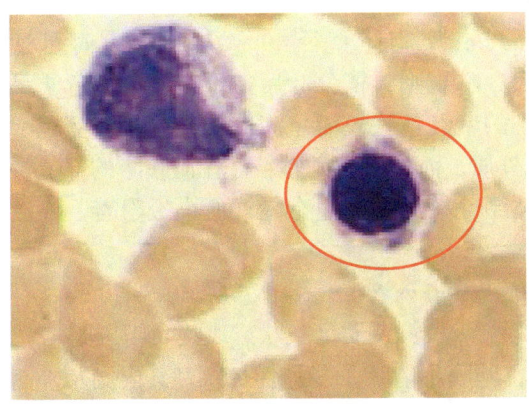

••图 2-17　中幼红细胞••

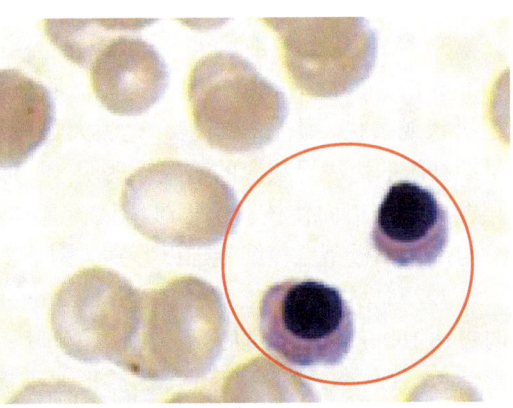

••图 2-18　晚幼红细胞••

5. 红细胞 (erythrocyte)　胞体直径平均 7.2μm，两面呈微凹盘状，无核，胞质淡红色，中央部分淡染。

三、巨核细胞系统

巨核细胞系统包括原巨核细胞、幼巨核细胞、颗粒型巨核细胞、产血小板型巨核细胞、裸核型巨核细胞和血小板。其形态特征为：①胞体和胞核：巨大，不规则；②胞质：由少到多，颗粒型巨核细胞和产血小板型巨核细胞其胞质极为丰富，并有大量颗粒或血小板。

各阶段巨核细胞形态特点：

1. 原巨核细胞 (megakaryoblast)　胞体直径 15～30μm，圆形或不规则。胞核较大、圆形或不规则，常凹陷、折叠，胞核常 1～2 个；核染色质粗（比其他原始细胞粗）、排列紧密，分布不均匀，染呈紫红色；核仁 2～3 个，常不清晰，呈淡蓝色。胞质较少、深蓝色，周边深浓，无颗粒，常可见指状胞质突起，细胞周边常有少许血小板附着（图 2-19）。

2. 幼巨核细胞 (promegakaryocyte)　胞体直径 30～50μm，常不规则。胞核不规则，有重叠或扭曲，呈肾形或分叶状，有时呈双核甚至多核；核染色质粗颗粒状或小块状，排列紧密；核仁常无。胞质较丰富，深蓝色或淡蓝色，近核处出现少许细小的淡紫红色颗粒而使胞质呈淡红色，常有伪足状突起，有时细胞周边有少许血小板附着（图 2-20）。

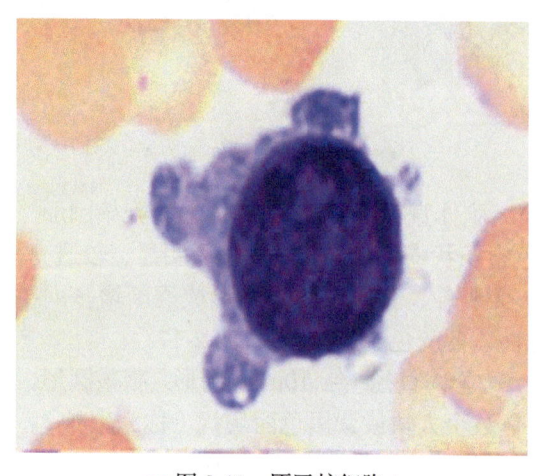

●●图 2-19　原巨核细胞●●

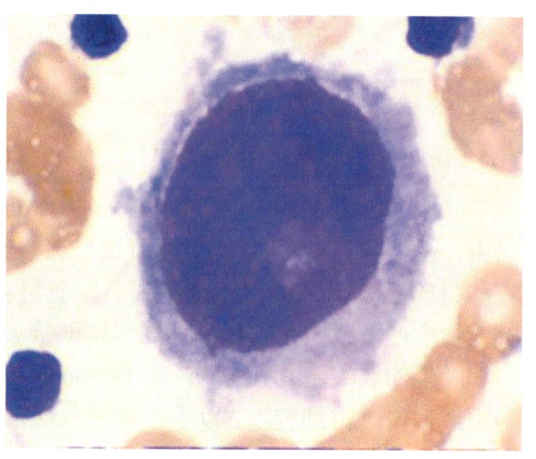

●●图 2-20　幼巨核细胞●●

3. 颗粒型巨核细胞 (granular megakaryocyte)　胞体直径 40～70μm，有时可达 100μm 以上，常不规则，胞膜完整。胞核巨大、不规则，核分叶后常重叠，核染色质呈粗块状或条状。胞质极丰富，充满大量较细小的紫红色颗粒而呈淡红色或夹杂有蓝色；早期细胞的边缘呈狭窄的嗜碱性透明区，形成外质，而内质充满颗粒。在血膜厚的部位，颗粒非常密集而使核、质很难辨认；有时颗粒型巨核细胞周边有少许血小板附着，要注意与产血小板型巨核细胞加以鉴别（图 2-21）。

4. 产血小板型巨核细胞 (thromocytogenic megakaryocyte)　胞体直径 40～70μm，有时可达 100μm。胞核巨大、不规则，核分叶后常重叠，核染色质呈条状或块状。胞质极丰富、淡红色，颗粒可聚集呈簇（称为雏形血小板），胞膜不清晰，多呈伪足状，其内侧及外侧常有聚集的血小板（图 2-22）。

第二章 造血检验的基本方法

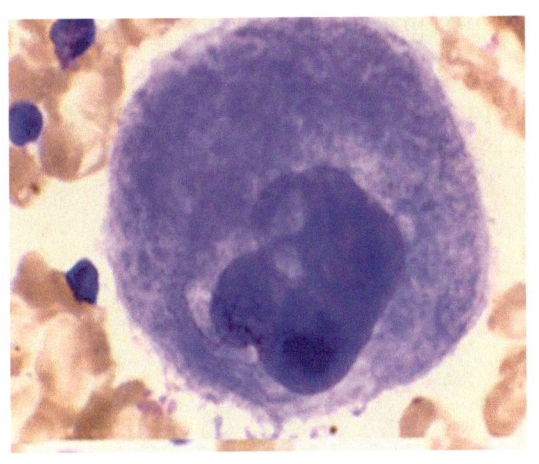

•• 图 2-21 颗粒型巨核细胞 ••

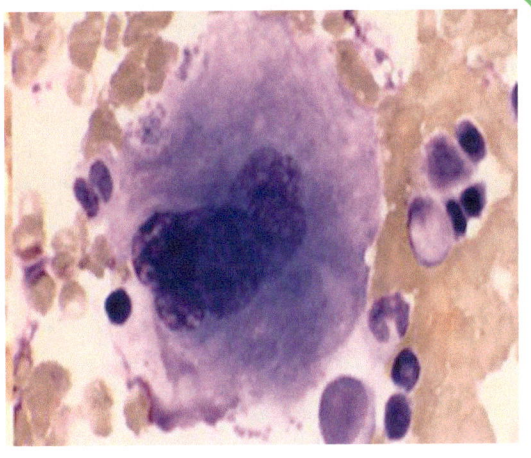

•• 图 2-22 产血小板型巨核细胞 ••

5. 裸核型巨核细胞 (naked megakaryocyte) 胞核同产血小板型巨核细胞，胞质无，或有少许胞质。裸核型巨核细胞有时是由于涂片制作时，将胞质推散所致。计算全片裸核细胞数，可估价产血小板型巨核细胞的多少（图 2-23）。

6. 血小板 (platelet) 胞体直径 2～4μm，星形、圆形、椭圆形、逗点状或不规则形，胞核无，胞质淡蓝色或淡红色，中心部位有细小、分布均匀的紫红色颗粒。有时血小板中央的颗粒非常密集而类似细胞核，如巨大血小板则易误认为是有核细胞。由于血小板具有聚集性，故骨髓涂片上的血小板呈成堆存在（图 2-24）。

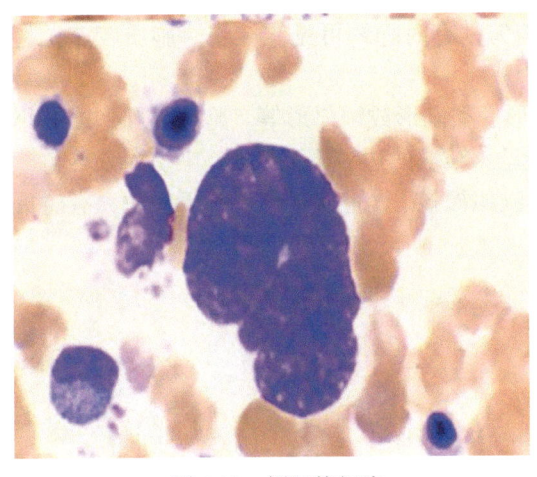

•• 图 2-23 裸巨核细胞 ••

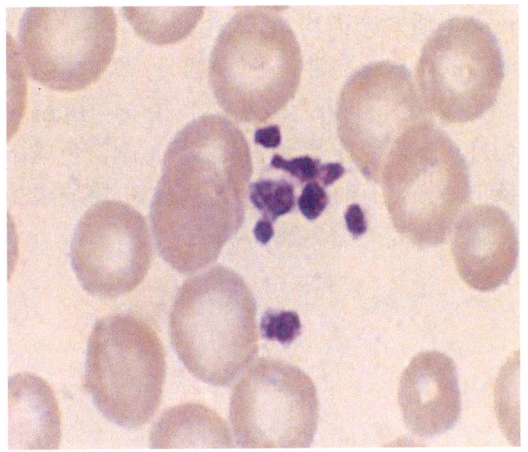

•• 图 2-24 血小板 ••

四、淋巴细胞系统

淋巴细胞系统包括原淋巴细胞、幼淋巴细胞和成熟淋巴细胞（分大淋巴细胞和小淋巴细胞），其基本形态特征为：①胞体：小，圆形或类圆形；②胞质：少，呈蓝色或淡蓝色。

各阶段淋巴细胞形态特点：

1. 原淋巴细胞 (lymphoblast) 胞体直径 10～18μm，圆形或类圆形。胞核圆形或类圆形，核膜浓厚，核染色质细致呈颗粒状，核仁 1～2 个，清楚，呈淡蓝色。胞质很少，淡蓝色、透明，无颗粒，近核处可有一透明区。原淋巴细胞分为Ⅰ型和Ⅱ型，分型方法似原粒细胞（图2-25）。

2. 幼淋巴细胞 (prolymphocyte)　　胞体直径10～16μm，圆形或类圆形。胞核圆形或类圆形，有时有凹陷，核仁模糊或消失，核染色质较原淋细胞粗。胞质少，淡蓝色、透明，偶有少许深染的紫红色嗜天青颗粒（图2-26）。

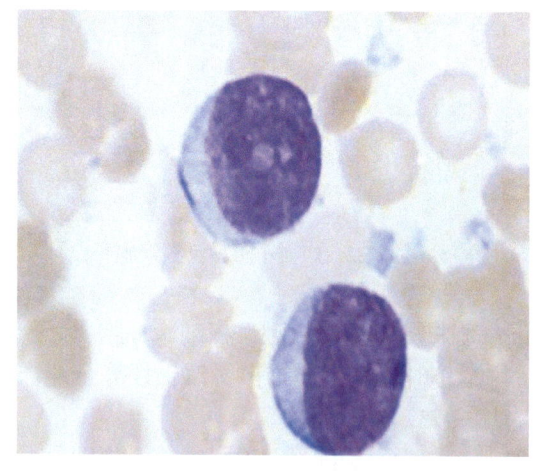

●●图2-25　原淋巴细胞●●

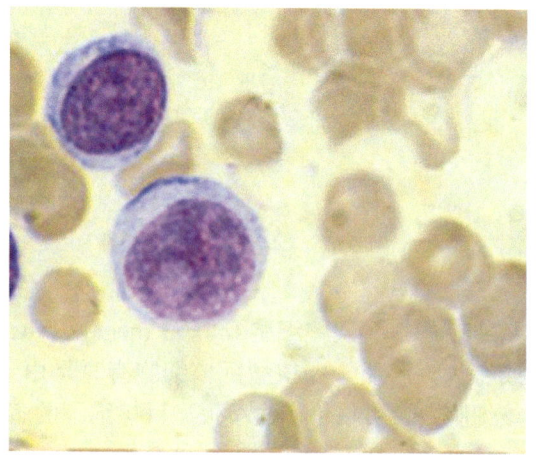

●●图2-26　幼淋巴细胞●●

3. 成熟淋巴细胞 (lymphocyte)

（1）成熟大淋巴细胞：胞体直径12～15μm，圆形或类圆形。胞核椭圆形，常偏一侧，核染色质紧密而均匀，染呈深紫红色，核仁消失，有时隐约可见假核仁。胞质较多，呈清澈的淡蓝色，常有少许嗜天青颗粒（图2-27）。

（2）小淋巴细胞：胞体直径6～9μm，圆形、类圆形或蝌蚪形等。胞核类圆形或有小切迹，核染色质紧密呈大块状，副染色质不明显（结块的边界不清楚），染呈深紫红色，核仁消失，有时隐约可见假核仁。胞质极少（颇似裸核），呈淡蓝色，常无颗粒，有时可见胞质突起（图2-28）。

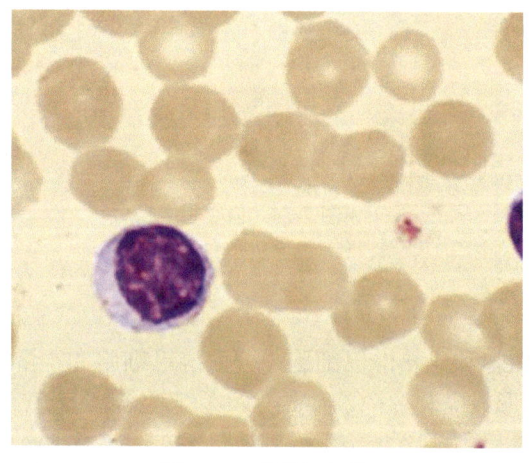

●●图2-27　大淋巴细胞●●

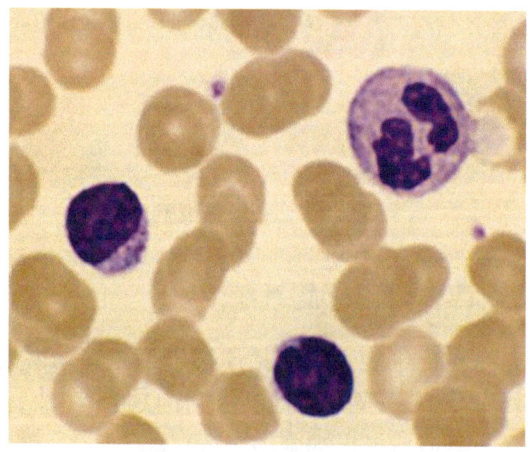

●●图2-28　小淋巴细胞●●

五、单核细胞系统

单核细胞系统细胞同淋巴系统细胞一样,也分为原始、幼稚和成熟三个阶段,其基本形态特征为:胞体和胞核较大,胞核常呈不规则形,染色质疏松,胞质量多呈灰蓝色,可有粉尘样颗粒、空泡,有时可见胞体有伪足突起。

各阶段单核细胞形态特点:

1. 原单核细胞 (monoblast) 胞体直径 14～25μm,圆形或不规则,有扭曲、折叠,有时可有伪足。胞核圆形、稍凹陷或不规则,可有折叠、扭曲,核染色质纤细、疏松呈细丝网状,为淡紫红色,核仁 1～3 个(多数为 1 个)、大而清楚。胞质较其他原始细胞多,呈灰蓝色或淡蓝色,不透明、毛玻璃样,可有空泡,颗粒无或有少许。原单核细胞分为Ⅰ型和Ⅱ型,分型方法似原粒细胞(图 2-29)。

2. 幼单核细胞 (promonocyte) 胞体直径 15～25μm,圆形或不规则,有时可有伪足。胞核常不规则,呈扭曲、折叠状,或有凹陷或切迹,核染色质开始聚集呈丝网状,核仁有或消失。胞质多,呈灰蓝色、不透明,可见细小紫红色的嗜天青颗粒和空泡(图 2-30)。

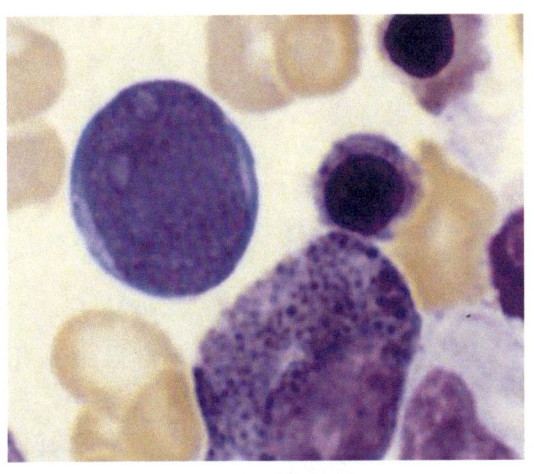

•• 图 2-29 原单核细胞 ••

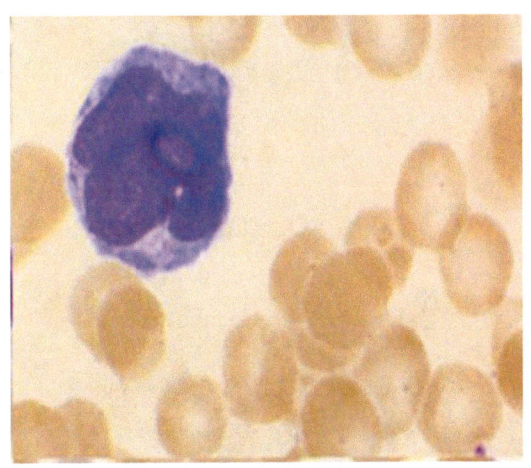

•• 图 2-30 幼单核细胞 ••

3. 单核细胞 (monocyte) 胞体直径 12～20μm,圆形或不规则,常可见伪足。胞核不规则,常呈肾形、大肠状、马蹄形"S"形分叶形、笔架形等,核染色质疏松,可呈条索状、小块状。胞质量多,呈灰蓝色或灰红色、半透明如毛玻璃样,胞质内见细小、分布均匀的灰尘样紫红色颗粒,常有空泡(图 2-31)。

六、浆细胞系统

浆细胞系统细胞同样分为原始、幼稚和成熟三个阶段,其基本形态特征为:①胞核:

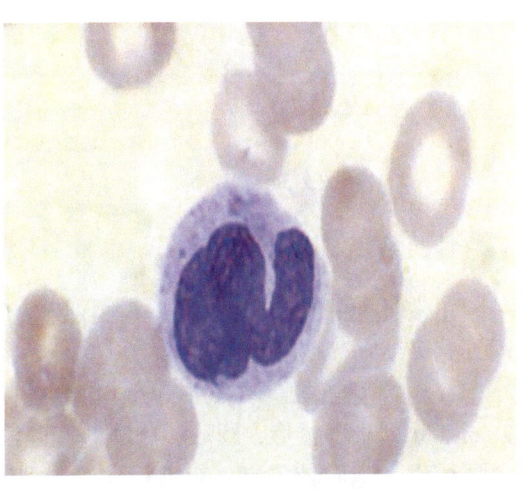

•• 图 2-31 单核细胞 ••

圆形，偏位；②胞质：丰富，呈深蓝色，且常有核旁淡染及空泡。

各阶段浆细胞形态特点：

1. 原浆细胞 (plasmablast)　胞体直径 15～25μm，圆形或椭圆形。胞核圆形，占胞体的 2/3 以上，偏位或居中，核染色质呈粗颗粒网状，染呈紫红色，核仁 2～5 个。胞质量多，呈深蓝色、不透明，有核旁淡染区，无颗粒，可有空泡（图 2-32）。

2. 幼浆细胞 (proplasmacyte)　胞体直径 12～16μm，常呈椭圆形。胞核圆形，常偏位，核染色质较原浆细胞粗，染呈深紫红色，核仁模糊或无。胞质丰富，深蓝色，不透明，常有空泡及核旁半月形淡染区，偶有少许嗜天青颗粒（图 2-33）。

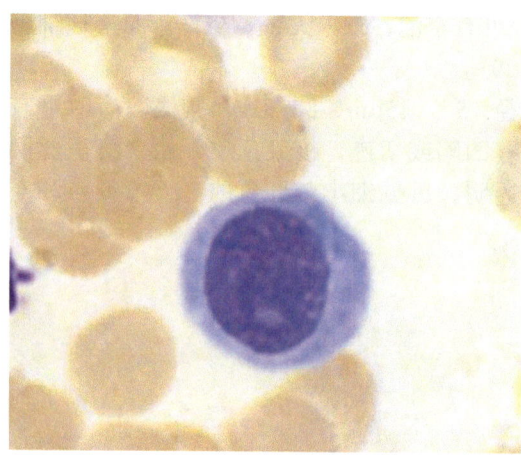

•• 图 2-32　原浆细胞 ••

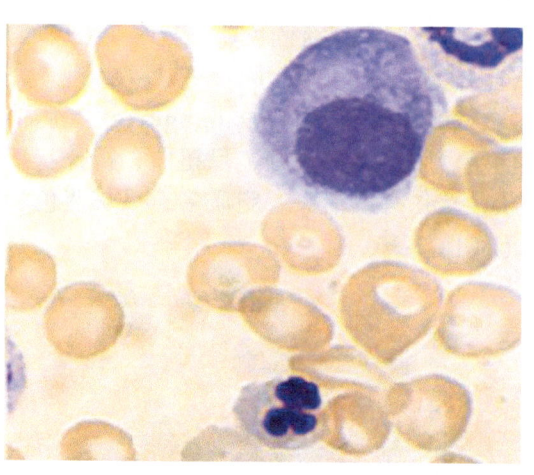

•• 图 2-33　幼浆细胞 ••

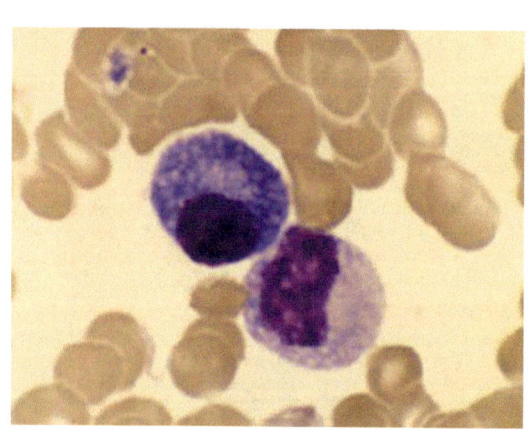

•• 图 2-34　浆细胞 ••

3. 浆细胞 (plasmacyte)　胞体大小不一，直径 8～15μm（小者与淋巴细胞相仿），常呈椭圆形。胞核圆形、较小，占胞体 1/3 以下，有时可见双核，核常偏位，核染色质聚集呈块状，副染色质为淡红色，形似龟背状，少数呈车轮状，核仁无（有时可见假核仁）。胞质丰富，深蓝色，不透明，有泡沫感，有时胞质均呈红色或胞质边缘呈红色（分泌黏蛋白所致），核旁常有明显的半月形淡染区，偶见少许嗜天青颗粒（图 2-34）。

▶ 七、其他细胞形态

正常骨髓除上述六大系列细胞以外，往往还有少量的组织嗜碱细胞、内皮细胞、组织细胞等细胞存在。

1. 组织嗜碱细胞 (tissue basophilic cell)　又称为肥大细胞（mast cell），胞体直径 12～20μm，蝌蚪形、梭形、圆形、椭圆形、多角形等。胞核较小、圆形，常被颗粒遮盖，核染色质模糊。胞质较丰富，充满粗大、排列紧密、大小一致的深紫蓝色的嗜碱性颗粒，胞质的边缘常可见突出的颗粒，染色时有时颗粒可被溶解而出现空泡。有的组织嗜碱细胞胞质中的颗粒排列非常致密且覆盖核上，使细胞核质难以辨认，染呈一黑色块状物，易误认为异物而被忽略（图 2-35）。

2. 内皮细胞 (endothelial cell) 胞体直径 25~30μm，极不规则，多呈长尾形、梭形。胞核呈圆形、椭圆形或不规则，核染色质呈网状，多无核仁。胞质较少，分布于细胞的一端或两端，呈淡蓝色或淡红色，可有细小的紫红色颗粒（图 2-36）。

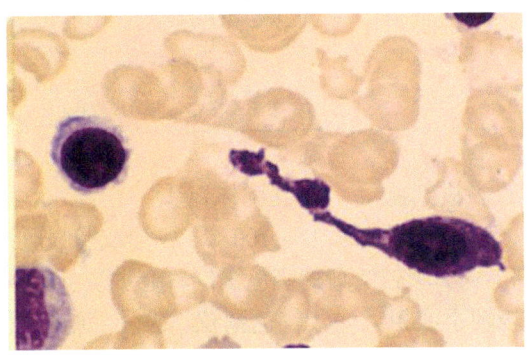

•• 图 2-35　组织嗜碱细胞 ••

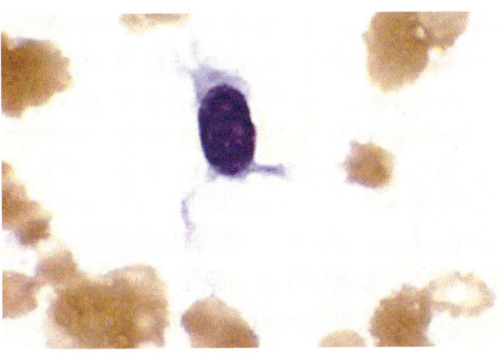

•• 图 2-36　内皮细胞 ••

3. 纤维细胞 (fibrocyte) 为骨髓中最大的多核细胞之一。此种细胞非常黏稠，涂片时常常被拉成一长条状。其胞体大，常不规则，多为长尾形，长轴直径可达 200μm 以上。常有多个至数十个、大小形态相同的圆形或椭圆形胞核，核染色质细或粗网状，核仁 1~2 个。胞质极丰富，呈淡蓝色，多分布于细胞两端。胞质内含纤维网状物、浅红色颗粒及少许嗜天青颗粒。成熟者为单个核的纤维细胞，长轴直径可达 30~60μm 以上，周边不整齐，呈撕扯状，胞质极丰富呈极淡蓝色，内含粉红色丝状物和细小颗粒，染色质呈粗网状，核仁无或模糊（图 2-37）。

4. 成骨细胞 (osteoblast) 胞体较大，直径 20~40μm，常为长椭圆形或不规则，常多个成簇分布，有时单个存在，胞体边缘清楚或呈模糊的云雾状。胞核椭圆形或圆形，常偏于细胞一侧，呈粗网状，有 1~3 个较清晰的蓝色核仁。胞质丰富，深蓝色或淡蓝色，常有空泡，离核较远处常有椭圆形淡染区，偶见少许嗜天青颗粒。成骨细胞（图 2-38）又称为造骨细胞，需要与浆细胞加以鉴别（表 2-3）。

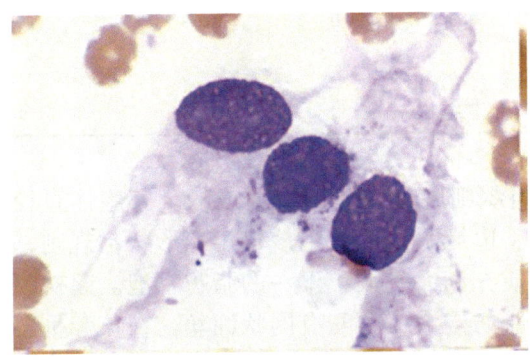

•• 图 2-37　纤维细胞 ••

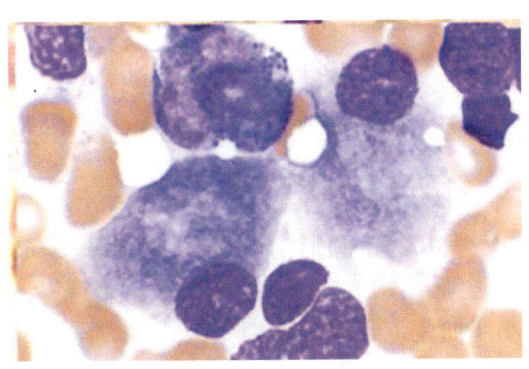

•• 图 2-38　成骨细胞 ••

表 2-3　成骨细胞和浆细胞的鉴别

鉴别点	成骨细胞	浆细胞
胞体大小	20～40μm	8～15μm
胞体形态	椭圆形或不规则，边缘常呈云雾状	圆形或椭圆形
胞质	丰富（较浆细胞多），呈深蓝色或淡蓝色	丰富，呈深蓝色或红色
核染色质	粗网状	块状
核仁	常有，1～3个	无，有时有假核仁
淡染区	距核较远处，呈椭圆形	核旁，呈半月形
存在方式	常成堆存在，有时单个散在	常单个散在，有时成堆存在

5. 破骨细胞 (osteoclast)　为骨髓中最大的多核细胞之一。其胞体巨大，直径60～100μm，形态不规则，边缘清楚或不整如撕纸状。胞核数常较多，1～100个，圆形或椭圆形，彼此孤立，无核丝相连，核染色质呈粗网状，有1～2个较清晰的蓝色核仁。胞质极丰富，呈淡蓝色、淡红色或红蓝相间，胞质中有大量较细小或粗大的紫红色颗粒。破骨细胞（图 2-39）需要与巨核细胞加以鉴别（表 2-4）。

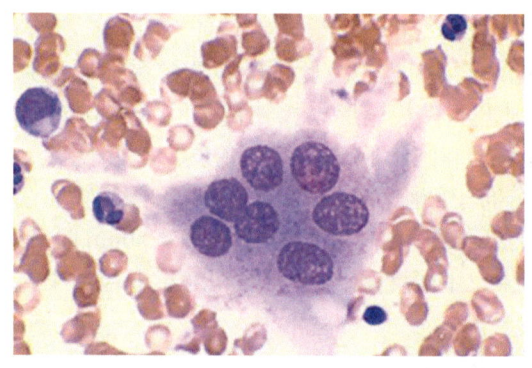
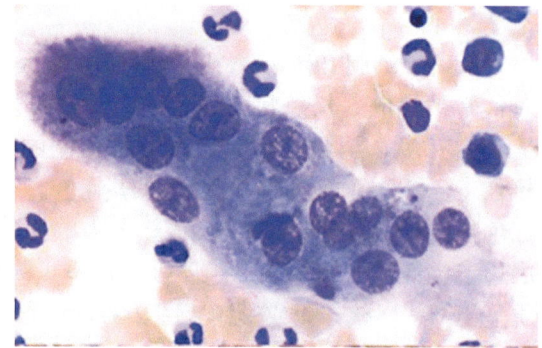

图 2-39　各种破骨细胞

表 2-4　破骨细胞和巨核细胞的鉴别

鉴别点	破骨细胞	巨核细胞
核形	圆形或椭圆形，1～100个，彼此孤立，无核丝相连	不规则形，高度分叶，但彼此重叠，常分不清核叶数
核染色质	粗网状	粗条纹状或粗块状
核仁	每个核常有1～2个、较清楚	无
颗粒	较细小或粗大	较细小

6. 脂肪细胞 (fatty cell)　是网状细胞或组织细胞摄取脂肪滴形成的。其胞体直径30～50μm，圆形或椭圆形，胞膜极易破裂，边缘不整齐。胞核较小，形状不规则，常被挤在一边，核染色质致密，无核仁。胞质充满大量大小不一的脂肪空泡。起初为小脂肪空泡，以后逐渐变大，最后融合成大脂肪空泡，中间有网状细丝，在核旁呈多色性（图 2-40）。

7. 组织细胞 (histiocyte)　胞体大小不一（通常较大），为长椭圆形或不规则，长轴可达直径 20～50μm 以上，边多不整齐呈撕纸状（常与黏性很大的间质黏在一起，故抽出时常遭破坏）。胞核圆形或椭圆形，核染色质粗网状，常有 1～2 个较清晰的蓝色核仁。胞质较丰富，淡蓝色，有少许嗜天青颗粒，有时含有吞噬的色素颗粒、脂肪滴、血细胞、细菌等（图 2-41）。

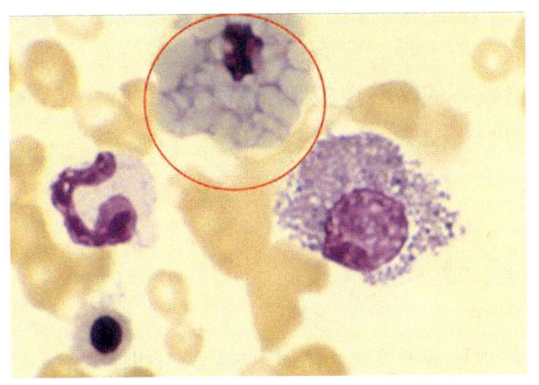

•• 图 2-40　脂肪细胞 ••

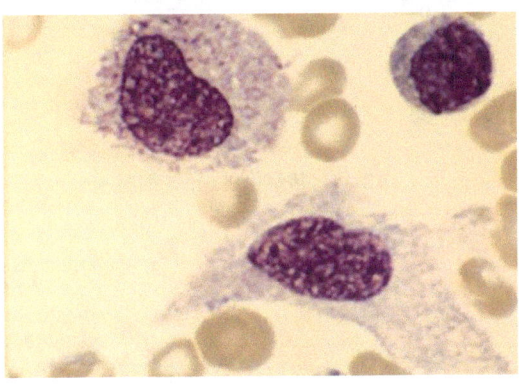

•• 图 2-41　组织细胞 ••

8. 吞噬细胞 (phagocyte)　不是一种独立系统的细胞，而是胞体内包含有吞噬物质的一组细胞的总称。具有吞噬功能的细胞有单核细胞、组织细胞、粒细胞、血管内皮细胞、纤维细胞等。吞噬细胞的形态极不一致，由吞噬物的类型及吞噬物的多少而定。其胞核圆形、椭圆形或不规则形，常一个核，有时双核，核常被挤至细胞的一侧，核染色质较疏松，核仁有或无；胞质多少不一，淡蓝色或淡红色，常有空泡，并有数量不等的吞噬物，吞噬物有空泡、色素、颗粒、有核细胞、红细胞、血小板、碳核、细菌等。有时吞噬细胞呈成堆存在（图 2-42）。

9. 退化细胞　多数是由于推片时人为地造成骨髓细胞的破坏所致。

（1）涂抹细胞：其大小不一，通常只有一个退化的核而无胞质，胞核肿胀，核结构常模糊不清，染成均匀淡紫红色，有时可见核仁。由于推片时核易被拉成扫帚状，形如竹篮，故又称为蓝细胞（图 2-43）。

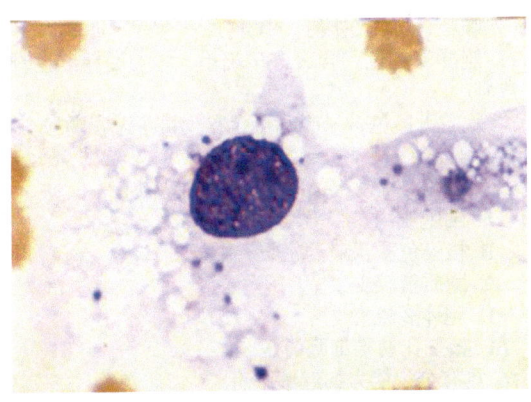

•• 图 2-42　吞噬细胞 ••

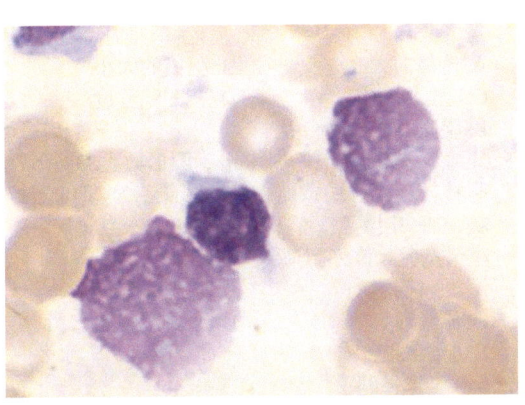

•• 图 2-43　蓝细胞 ••

(2) Ferrata 细胞：晚期早幼粒或早期中幼粒在推片时人为地被推散所致的退化细胞。其胞体大，胞膜破裂、边缘不整齐，细胞扁平而无立体感。胞核较大、卵圆形，核染色质粗网状，着色较淡，常可见核仁 1～3 个，有时核膜不完整。胞质淡蓝色，其间散布若干嗜天青颗粒，呈推散状分布。有人将破坏的嗜酸性粒细胞称之为嗜酸性 Ferrata 细胞（图 2-44）。

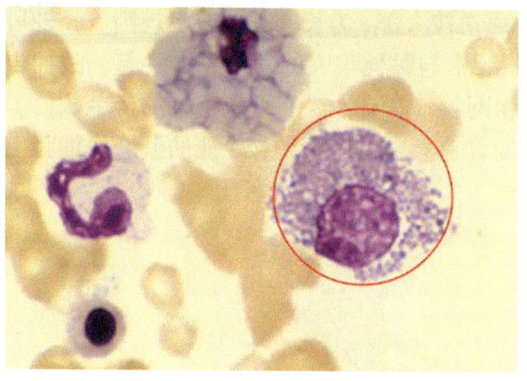

图 2-44　嗜酸性 Ferrata 细胞

目标检测

一、A 型选择题

1. 胞体直径 12～30μm，呈圆形或椭圆形；胞核大，位于中央或偏位，核染色质开始聚集，核仁可见可消失；胞质量较多，呈淡蓝、蓝或深蓝色，内含大小、形态或多少不一的紫红色非特异性天青胺蓝颗粒。POX 染色阳性。这是
   A. 原粒细胞　　　　B. 早幼粒细胞
   C. 中幼粒细胞　　　D. 幼淋巴细胞
   E. 幼单核细胞

2. 不符合原始细胞一般形态特征的是
   A. 胞体大，核质比例小　B. 胞核内见明显的核仁
   C. 胞质中一般无颗粒　　D. 核染色质细致均匀
   E. 胞质染色呈嗜碱性，即蓝色或深蓝色

3. 有关原粒细胞与原红细胞的区别，下列哪项不符合原红细胞的特点
   A. 胞体大，可见突起　　B. 染色质呈较粗粒状
   C. 核仁较大，界限不清　D. 胞质呈均匀淡蓝色
   E. 核仁 3 个以上者一般少见

4. 在区别中幼、晚幼和杆状核粒细胞时，最主要是根据
   A. 胞体的大小　　　B. 胞核的大小
   C. 核染质粗细　　　D. 核凹陷程度
   E. 胞质中颗粒的多少

5. 某细胞胞体直径 10～18μm，圆形或类椭圆形；胞核较大，居中或略偏位；核染色质呈细颗粒状，如一层薄膜纱；核仁 2～5 个；胞质量少，呈天蓝色。该细胞为
   A. 原淋巴细胞　　　B. 原粒细胞
   C. 原红细胞　　　　D. 原单核细胞
   E. 原浆细胞

二、B 型选择题

（6～10 题共用备选答案）
   A. 中幼红细胞　　　B. 原红细胞
   C. 浆细胞　　　　　D. 原单核细胞
   E. 中性中幼粒细胞

6. 胞体大且有伪足，染色质纤细网状，并见一个大而清晰核仁，核形不规则，有扭曲，胞质呈毛玻璃样，灰蓝色，未见颗粒

7. 核偏位，胞质有混浊泡沫感，可见核旁淡染区，核染色质呈车轮状

8. 核圆形居中，染色质呈块状，核仁消失，胞质呈多色性

9. 核染色质聚集，有核仁或消失，胞质较多，呈淡红色，浆内有嗜苯胺蓝颗粒，核质比约为 1∶1

10. 核染色质粗粒状，不均匀，着色深，核仁较大，界限不清，胞质深蓝色，浓稠，不均匀，核周有淡染区，可见伪足突出

（11～14 题共用备选答案）
   A. 嗜碱性中幼粒细胞　　B. 早幼粒细胞
   C. 小淋巴细胞　　　　　D. 中性中幼粒细胞
   E. 嗜酸性中幼粒细胞

11. 胞质淡红色，充满粗大、均匀形如小珠的橘红色颗粒

12. 胞质淡蓝色，胞质内有粗大而不规则的紫黑色颗粒，可压在核上

13. 胞质淡红色，含有许多细小、均匀的淡红色颗粒

14. 胞质天蓝色，量少，可含有少量嗜天青颗粒

三、多选题

15. 粒系和淋巴系原始细胞的共同特点有
    A. 细胞质内有特异性颗粒
    B. 核染色质粗糙、密集、结块
    C. 胞质量较少
    D. 胞体多较大
    E. 核仁比幼稚细胞清楚

16. 具有分裂能力的红细胞有
    A. 原红细胞　　　　B. 早幼红细胞
    C. 中幼红细胞　　　D. 晚幼红细胞
    E. 网织红细胞

（余先祥）

第三章 外周血、骨髓细胞形态学检验

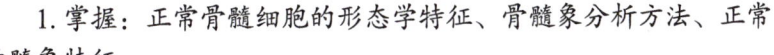

学习目标

1. 掌握：正常骨髓细胞的形态学特征、骨髓象分析方法、正常骨髓象特征。
2. 熟悉：常用的细胞化学染色及临床应用。
3. 了解：骨髓活体组织检查的临床应用。

病例 3-1

王某，男，12 岁，因"皮肤瘀点、瘀斑 10 天，伴发热、咽痛 5 天"入院。查体：发育正常，营养中等，贫血貌，全身皮肤瘀点、瘀斑，结膜苍白，巩膜无黄染，咽充血(+++)，颈软，气管居中，颌下及腋窝淋巴结可扪及肿大，胸骨无压痛，双肺呼吸音清，心率 95 次 / 分，律齐，未闻及杂音，肝脾肋下刚触及，无病理反射，双下肢无水肿。

实验室检查：①血常规：白细胞 1.2×10^9/L，分类淋巴细胞 (L)91.2%，中性粒细胞 (N)4%，血红蛋白 87g/L，红细胞 3.2×10^{12}/L，血小板 3.0×10^9/L，网织红细胞 0.001，铁蛋白 572.60μg/L(16.4 ~ 323.00μg/L)，维生素 B_{12} 594.4ng/L(187 ~ 1059ng/L)，叶酸 5.5pg/L(2.9 ~ 18.7pg/L)。②尿常规：尿潜血 (+++)，尿胆原 (+)，尿红细胞 (++)，尿蛋白 (+)。大便常规阴性。

骨髓细胞学检查：骨髓增生极度活跃，粒系增生降低占 5%，红系增生低下占 7%，淋巴细胞系统增生，原淋巴细胞占 80%，幼淋巴细胞占 8%，全片见颗粒型巨核细胞 3 个，血小板罕见。

问题：
1. 本病最可能的诊断是什么？
2. 诊断依据是什么？
3. 需进一步做何种检查，以进一步明确诊断？

一、概述

骨髓细胞检查的方法很多，如细胞形态学、细胞生物化学、细胞免疫学、细胞遗传学等。其中的细胞形态学也可有多种检查方法，常用的染色方法为瑞氏染色法，检查手段包括普通光学显微镜检查、相差显微镜检查、透视电镜、扫描电镜、荧光显微镜等，其中最简单、最常用的是瑞氏染色后进行普通光学显微镜检查。它是诊断许多疾病（尤其是血液系统疾病）的重要手段之一。通过观察骨髓中各种血细胞的数量、形态及有无异常细胞的存在等，协助造血系统疾病的诊断、鉴别诊断、疗效观察及预后判断。

（一）适应证和禁忌证

1. 适应证

（1）外周血细胞成分及形态异常，如一系、二系或三系细胞的增多和减少；外周血中出现原始、幼稚细胞等异常细胞。

（2）不明原因发热，肝、脾、淋巴结肿大。

（3）骨痛、骨质破坏、肾功能异常、黄疸、紫癜、血沉明显增加等。

（4）血液病定期复查及化疗后的疗效观察。

（5）其他：骨髓活检、造血祖细胞培养、染色体核型分析、融合基因检测、微生物及寄生虫学检查（如伤寒、疟疾）等。

2. 禁忌证

（1）由于凝血因子缺陷引起的出血性疾病如血友病禁忌做骨髓穿刺；有出血倾向或凝血时间明显延长者不宜做骨髓穿刺，在必须明确疾病诊断时可做，但穿刺后必须局部压迫止血5～10分钟。

（2）晚期妊娠的孕妇应慎做骨髓穿刺术；小儿及不合作者不宜做胸骨穿刺。

（二）临床应用

1. 诊断造血系统疾病 骨髓象检验对各种类型白血病、再生障碍性贫血、巨幼细胞贫血、恶性组织细胞病、戈谢病、尼曼-匹克病、海蓝色组织细胞增生症、多发性骨髓瘤具有诊断价值，也常通过复查骨髓象来评价疗效或判断预后。

2. 协助诊断某些疾病 如各种恶性肿瘤的骨髓转移、淋巴瘤的骨髓浸润、骨髓增殖异常综合征、骨髓增生性疾病、缺铁性贫血、溶血性贫血、脾功能亢进和原发性血小板减少性紫癜。

3. 提高某些疾病的诊断率 利用骨髓液检验疟原虫、黑热病原虫、红斑狼疮细胞及细菌培养、染色体培养、干细胞培养等，皆可提高阳性率。

（三）骨髓穿刺方法

1. 穿刺部位的选择 骨髓标本大部分采用穿刺法吸取。骨髓穿刺部位选择一般要从以下几个方面考虑：①骨髓腔中红骨髓丰富；②穿刺部位应浅表、易定位；③应避开重要脏器。临床上常用的穿刺部位包括胸骨、棘突、髂骨、胫骨等处。髂后上棘骨皮质薄，骨髓腔大，进针容易，骨髓液丰富，被血液稀释的可能性小，为临床上首选的穿刺部位。

2. 穿刺方法与步骤 见实训指导。

3. 骨髓取材的判断

（1）取材满意：①抽吸骨髓液时，多数患者有瞬时的酸痛感；②骨髓液抽取应在0.2ml以内，否则易于稀释；③抽出的骨髓液中有较多的黄色小粒（多为骨髓小粒或脂肪滴）；④显微镜检查可见大量的幼稚阶段细胞及骨髓特有的细胞，如巨核细胞、浆细胞、成骨细胞、破骨细胞、脂肪细胞、肥大细胞、吞噬细胞等；⑤骨髓细胞分类计数中，中性杆状核粒细胞/分叶核粒细胞值大于外周血比值，有核细胞数大于外周血有核细胞数。

(2) 取材失败（即骨髓稀释）：抽吸骨髓液时混进血液，称为骨髓稀释。根据骨髓涂片中有核细胞的多少可分为：①完全稀释：混血过多，骨髓涂片与血涂片的细胞成分完全一样；②部分稀释：骨髓小粒、脂肪滴少或不见，骨髓特有细胞少，有核细胞少，成熟细胞/幼稚细胞 >3/5。

4. 干抽 (dry tap) 是指非技术错误或穿刺位置不当而抽不出骨髓液或只得到少量血液。原因是某些疾病导致骨髓十分黏稠。常见于：①原发性和继发性骨髓纤维化症；②骨髓极度增生，细胞过于紧密结实，如白血病、真性红细胞增多症等；③骨髓增生减低，如再生障碍性贫血；④肿瘤骨髓浸润，包括恶性淋巴瘤、多发性骨髓瘤、骨髓转移癌。

当发生干抽时，在针头中有时可有少量骨髓组织，如用针心将其推出，可以制作一张涂片，仍可供检查。一般可更换部位再行穿刺，部分病例（如骨髓纤维化）须作骨髓活检。

▶▶ 二、骨髓象检查的方法

造血系统等疾病会导致血象中细胞的数量、形态、功能等发生变化，外周血细胞改变往往反映了骨髓病变的重要信息，因此血细胞形态学检查应由外周血和骨髓两部分组成。

（一）血涂片检查步骤

1. 血涂片染色(略)

2. 计数与分类 在染色良好的血涂片体尾交界处选取至少100个有核细胞，同时注意各种细胞（包括红细胞和血小板）的形态，同时全片观察血涂片中其他部位（尤其血膜边缘与尾部）。观察内容主要有：

（1）粒细胞系统：观察中性杆状核粒细胞、分叶核粒细胞、嗜酸和嗜碱粒细胞的数量及形态（包括胞体、胞核及胞质），注意有无原粒细胞、幼粒细胞、粒细胞分叶过多或过少、双核、巨幼样变等。

（2）红细胞系统：观察红细胞的大小、形态、染色和结构变化，注意有无有核红细胞、大红细胞、小红细胞、环形红细胞、球形红细胞、靶形红细胞、嗜多色性红细胞、嗜碱性点彩红细胞、卡波环、豪周小体等。

（3）淋巴细胞系统：观察淋巴细胞数量及形态，有无原淋巴细胞、幼淋巴细胞及异型淋巴细胞等。

（4）单核细胞系统：观察单核细胞数量及形态，有无原单核细胞、幼单核细胞、棒状小体等。

（5）浆细胞系统：观察浆细胞数量及形态，有无原浆细胞、幼浆细胞等。

（6）血小板：观察血小板数量、大小、形状、染色和分布，注意有无巨大血小板、大血小板、畸形血小板和巨核细胞等。

（7）其他：除上述细胞成分处，观察血涂片有无寄生虫及其他明显异常细胞，如疟原虫、吞噬细胞、异型组织细胞及淋巴细胞等。

3. 计算 计算出各类各阶段细胞的所占百分比，将结果填入骨髓报告单的血涂片栏中。

4. 特征描述 一般需描述血涂片中有核细胞的数量、形态、大小、染色及结构，以何种细胞为主，红细胞的形态，血小板数量与形态，有无寄生虫及其他异常细胞等。

（二）血涂片检查的意义

不同疾病其血象或骨髓象存在着不同或相同之处。因此，观察血涂片对疾病诊断和鉴别诊断具有非常重要意义。两者关系主要有以下五种情况：

1. 骨髓象相似而血象有显著区别　如遗传性球形红细胞增多症和缺铁性贫血，两者骨髓有核细胞相似，都是红细胞系统增生活跃，但血象中成熟红细胞的形态显著不同，前者见球形红细胞，而后者红细胞中央淡染；神经母细胞瘤骨髓转移时，骨髓中神经母细胞呈弥漫性增多，与急性粒细胞白血病相似，但前者血象中中性粒细胞增多伴左移，后者白细胞增多伴原粒细胞及早幼粒细胞增多。

2. 骨髓象有显著区别而血象相似　如传染性淋巴细胞增多症和慢性淋巴细胞性白血病的血涂片皆可显示为小淋巴细胞显著增多，但骨髓象不同，前者淋巴细胞稍有增多，而后者显著增多。又如急性白血病、再生障碍性贫血和黑热病，三者血涂片均可显示全血细胞显著减少，但骨髓象三者有显著不同：急性白血病时原始和幼稚细胞显著增多；再生障碍性贫血时粒细胞、红细胞和巨核细胞系统减少，而淋巴细胞相对增多；黑热病时骨髓象可有轻度增生，并可见黑热病小体。

3. 骨髓象变化不显著而血象有显著异常　如传染性单核细胞增多症，其骨髓中的异型淋巴细胞少见，而血象中异型淋巴细胞常大于20%，且形态改变亦多。

4. 骨髓象有显著异常而血象变化不显著　如多发性骨髓瘤、戈谢病、尼曼-匹克病，其骨髓中分别可见到特异性的骨髓瘤细胞、戈谢细胞、尼曼-匹克细胞，但血象中甚少见到。

5. 血象是骨髓象的继续　急性白血病的诊断一般尚不困难，但有时确定其细胞类型确非容易的事，除有一般规律可遵循外，另可将血片及骨髓反复检查对照将有很大帮助。血象中血细胞来源于骨髓，较成熟的细胞才能入血循环，因此白血病时血象中的白血病细胞较骨髓中成熟、较易辨认，故结合血象可辅助白血病细胞类型的判断。

（三）骨髓细胞学检查

1. 低倍镜观察

（1）观察骨髓涂片情况：是否符合取材标准，即骨髓涂片含有核细胞多，涂片尾部有骨髓小粒（图3-1）、骨髓特有细胞或油滴；涂片厚薄是否适度，细胞分布是否均匀，以及有核细胞着色是否正常（图3-2），细胞是否清晰易辨。若涂片情况较差，选良好涂片，并将情况填写记录。

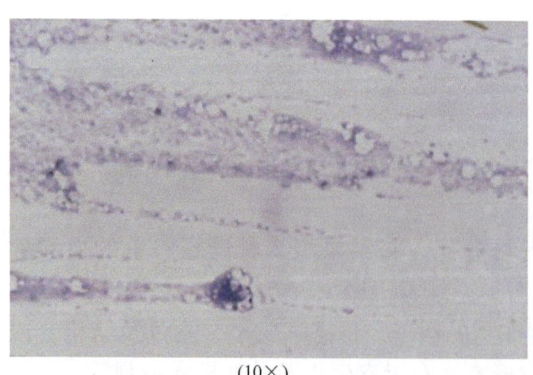

(10×)　　　　　　　　　　(40×)

图3-1　骨髓小粒

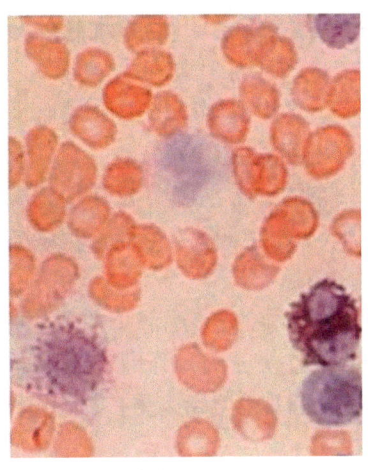 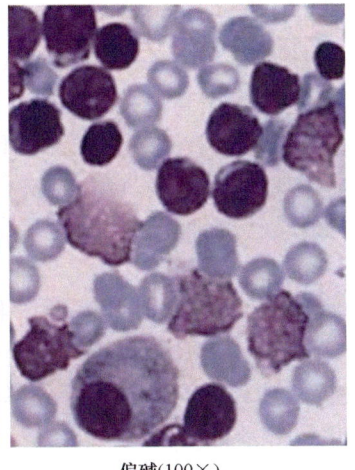 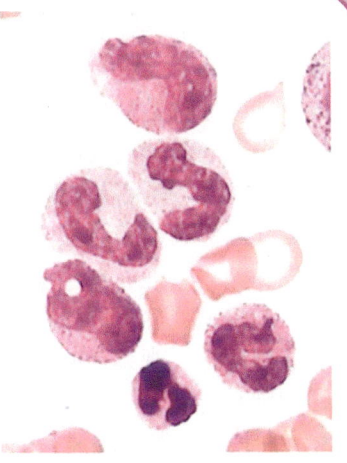

偏酸(100×)　　　　　　偏碱(100×)　　　　　　较佳(100×)

•• 图 3-2　染色情况 ••

（2）观察骨髓有核细胞增生程度：根据骨髓涂片中所含有核细胞多少（通常做法为在骨髓涂片中段选择几个细胞分布均匀的视野观察成熟红细胞与有核细胞比例），确定骨髓的增生程度以了解造血功能。骨髓增生程度分级常采用五级分类法（表 3-1、图 3-3）。

表 3-1　骨髓增生程度分级及标准

分级	有核细胞/红细胞	有核细胞数（一个高倍镜视野内）	临床意义
增生极度活跃	1:1	>100	各种白血病
增生明显活跃	1:10	50~100	各种白血病、增生性贫血
增生活跃	1:20	20~50	健康人、贫血
增生减低	1:50	5~10	造血功能低下、部分稀释
增生极度减低	1:200	<5	再生障碍性贫血、完全稀释

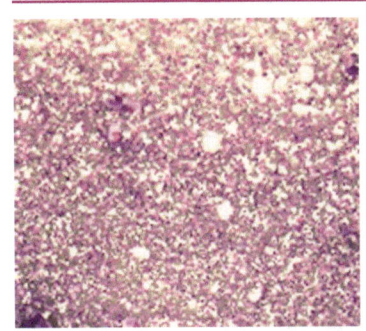 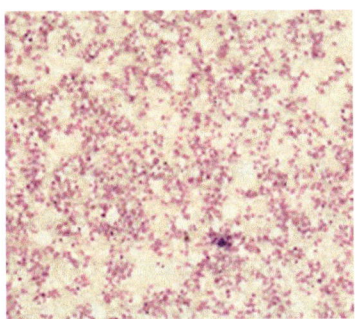 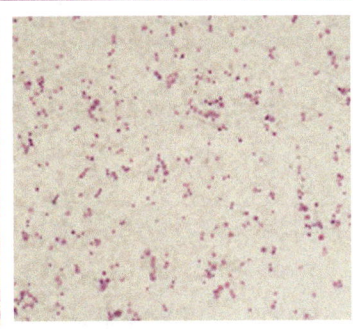

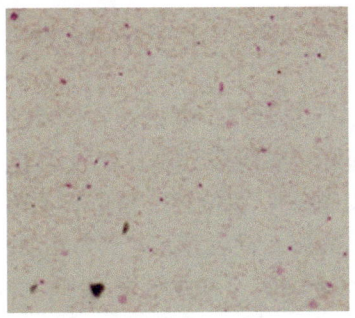 

•• 图 3-3　骨髓增生程度分级（Ⅰ、Ⅱ、Ⅲ、Ⅳ、Ⅴ；瑞氏-姬姆萨染色 ×100）••

(3)巨核细胞计数与分类：将骨髓涂片标准化为 1.5×3.0cm（4.5cm²），巨核细胞的参考区间为 7～35 个。由于巨核细胞体积较大，数量较少（多分布于涂片尾部与边缘），故巨核细胞计数一般在低倍镜下进行，用高倍镜或油镜进行分类并观察巨核细胞及血小板形态。一般骨髓检查报告单上分为不易找到、易找到、增多三级描述。

(4)观察有无特殊细胞：全片观察有无体积较大或成堆分布的异常细胞（尤其注意观察涂片尾部及边缘部位），如骨髓转移癌细胞、异型组织细胞、戈谢细胞、尼曼 - 匹克细胞等。

2. 油镜观察 选择满意的髓膜段，从涂片中段开始，由头部（右）向尾部（左），上下迂回渐进，观察 200～500 个细胞，根据细胞形态特点逐一加以辨认，分别计入不同的细胞系统和不同的发育阶段，并计算它们各自的百分率；仔细观察各系统的增生程度和各阶段细胞数量和质量的变化（图 3-4）。

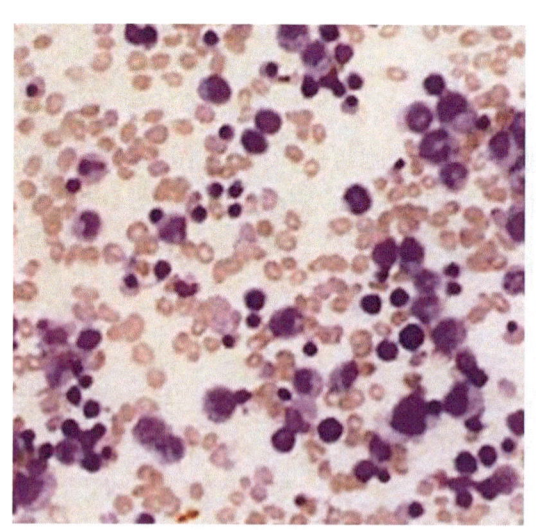

体尾交界部(适中)(40×) 　　　头部(厚)(40×)

图 3-4　涂片不同位置染色观察

(1)有核细胞的计数与分类（表 3-2）

表 3-2　有核细胞的计数与分类

计数的部位	选择厚薄合适且均匀、细胞结构清楚、红细胞呈淡红色、背景干净的部位进行计数，一般在体尾交界处
计数的顺序	计数时要按照一定顺序，以免出现有些视野重复或遗漏计数的现象
计数的细胞	计数细胞包括除巨核细胞、破碎细胞、分裂象以外的其他有核细胞
计数的数目	一般至少计数 200 个有核细胞；增生明显活跃以上者最好计数 500 个；增生极度减低者可计数 100 个

(2)观察内容：包括粒细胞、红细胞、巨核细胞、淋巴细胞、浆细胞、单核细胞系统及其他细胞的观察，应观察各系的增生程度、各阶段细胞比例及细胞形态。细胞形态观察包括细胞胞体（大小、形态）、胞核（如核形、核位置、染色质、核仁大小、核仁数量等）及胞质（如量、颜色、颗粒、空泡等）的形态特点等，对于异常细胞的观察更应仔细。

(3)注意有无特殊的病理细胞（如转移癌细胞、恶性组织细胞、骨髓瘤细胞等）或血液寄生虫（如疟原虫、黑热病小体、弓形虫等）。

3. 计算

（1）计算各系统细胞总百分比及各阶段细胞百分比：一般情况下，百分比是指有核细胞的百分比（all nucleate cell，ANC）。在某些白血病中，还要计算出非红系细胞百分比（non erythroid cell，NEC），NEC 是指去除有核红细胞、淋巴细胞、浆细胞、肥大细胞、巨噬细胞外的有核细胞百分比。

（2）计算粒红比值（granulocyte/erythrocyte，G/E）：所谓粒红比值是指各阶段粒细胞（包括中性、嗜酸、嗜碱粒细胞）百分率总和与各阶段有核红细胞百分率总和之比。

（3）计算各阶段巨核细胞百分比或各阶段巨核细胞的个数。

4. 填写骨髓细胞学检查报告单　应用简短的语言，采用图文并茂的报告方式，填写骨髓细胞形态学检查报告单。主要分为以下六部分内容：

（1）患者基本信息，包括患者姓名、性别、年龄、科室、病区、床号、住院号、上次及本次骨髓涂片号、骨髓穿刺部位、骨髓穿刺时间、临床诊断等。

（2）填写骨髓涂片取材、制备和染色情况，可采用良好、尚可、欠佳三级评价标准。

（3）填写骨髓报告单中各阶段细胞百分比、骨髓增生程度、粒红比值等。

（4）文字描述：包括骨髓涂片、血涂片及细胞化学染色三部分。其中骨髓涂片是报告单中的重要组成部分。要求简单扼要、条理清楚、重点突出。

1）骨髓涂片特征：主要包括粒细胞、红细胞、巨核细胞、淋巴细胞、浆细胞、单核细胞系统的增生程度、各阶段细胞比例及细胞形态。重点描述粒、红两系的增生情况（数量）、成熟情况（系内各阶段细胞比例是否正常，是否存在成熟障碍）、细胞形态有无异常。其他系正常情况下只需简单描述，如有异常改变则应像粒、红两系详细描述。从全片范围对巨核细胞和血小板的数量和形态进行评估。是否见到特殊的病理细胞和寄生虫。

2）血涂片特征：详见血象检验。

3）细胞化学染色特征：对每个细胞化学染色结果进行逐项描述，包括阳性率、阳性指数或阳性细胞的分布情况。

（5）填写诊断意见及建议：综合骨髓象、血象和细胞化学染色结果，结合临床资料给出临床诊断意见或供临床参考的意见，必要时提出进一步做检查及建议。诊断性质见表3-3。对于诊断已明确的疾病，要与之前的骨髓涂片结果进行比较，得出疾病完全缓解、部分缓解、改善、退步、复发等意见。

表 3-3　骨髓检查诊断意见性质及特点

诊断性质	特　点
肯定性诊断	骨髓呈特异性变化且临床表现典型者，如白血病、巨幼细胞性贫血、多发性骨髓瘤、骨髓转移癌、戈谢病、尼曼-匹克病等
提示性诊断	骨髓有特异性改变，但特异性不强，如缺铁性贫血、再生障碍性贫血、急性白血病亚型等，建议同时做其他相应检查
符合性诊断	骨髓呈非特异性改变，但结合临床及其他检查可解释临床者，如溶血性贫血、特发性血小板减少性紫癜、原发性血小板增多症、脾功能亢进等，建议同时做其他相应检查
可疑性诊断	骨髓象有变化或出现少量异常细胞，临床表现不典型，可能为某种疾病的早期、前期或不典型病例，如难治性贫血等，需结合临床，做进一步检查，并动态观察其变化

续表

诊断性质	特 点
排除性诊断	临床怀疑为某种血液病，但骨髓象大致正常或不支持临床意见，可考虑排除此病，如临床上怀疑为特发性血小板减少性紫癜的患者，其骨髓中血小板和产血小板型巨核细胞易见，即可做出。但应注意有时也可能是疾病早期，骨髓尚未有明显反应
形态学描述	骨髓象有些改变，但提不出上述性质诊断意见，可简要描述其形态学检查的主要特点，并建议动态观察，同时尽可能提出进一步检查的建议

（6）填写报告日期并签名：目前国内骨髓报告单多数采用专用的软件系统。将有诊断意义的典型骨髓细胞图像、血涂片细胞图像、组织化学染色图像及图文报告单存入计算机，最后打印出骨髓图文报告单及一幅或多幅彩色图片。骨髓报告单一式两份，其中一份发给患者，另一份存档，见表3-4。

表3-4　骨髓细胞形态检查图文报告单

姓名 ××× 　年龄 3岁 　性别 女 　科别 血液内科 　病区＿＿＿ 　床号＿＿＿ 　穿刺部位 右髂后上棘
穿刺时间 2014年5月28日 　上次髓片号＿＿＿ 　本次髓片号 14673 　临床诊断 AL？＿＿＿

细胞类型			血片（%）	参考范围	髓片（%）
粒细胞系统	中性	原粒细胞		0.64±0.33	
		早幼粒细胞		1.57±0.06	
		中幼		6.49±2.04	
		晚幼		7.90±1.97	0.5
		杆状核	2.0	23.72±3.5	0.5
		分叶核	2.0	9.44±2.92	
	嗜酸	中幼		0.38±0.23	
		晚幼		0.49±0.32	
		杆状核		1.25±0.61	
		分叶核		0.86±0.61	
	嗜碱	中幼		0.02±0.05	
		晚幼		0.06±0.07	
		杆状核		0.10±0.09	
		分叶核		0.03±0.05	
红细胞系统		原红细胞		0.57±0.30	
		早幼红细胞		0.92±0.41	
		中幼红细胞		7.41±1.91	1.5
		晚幼红细胞		10.75±2.36	2.5
		早巨红细胞			
		中巨红细胞			
		晚巨红细胞			

续表

细胞类型		血片 (%)	参考范围	髓片 (%)
淋巴细胞系统	原淋巴细胞	52.0	0.05 ± 0.09	90.0
	幼淋巴细胞	44.0	0.47 ± 0.84	3.5
	成熟淋巴细胞		22.78 ± 7.04	1.5
	异形淋巴细胞		0.03 ± 0.06	
单核细胞系统	原单核细胞		0.01 ± 0.04	
	幼单核细胞		0.14 ± 0.19	
	成熟单核细胞		3.00 ± 0.88	
浆细胞系统	原浆细胞		0.004 ± 0.02	
	幼浆细胞		0.104 ± 0.16	
	成熟浆细胞		0.710 ± 0.42	
其他	网状细胞		0.16 ± 0.21	
	内皮细胞		0.05 ± 0.09	
	组织细胞			
	吞噬细胞		0.05 ± 0.09	
	组织嗜碱细胞		0.00 ~ 0.50	
	组织嗜酸细胞		0.00 ~ 0.20	
	分裂细胞			
	分类不明细胞			
	其他异常细胞			
粒系：红系			3 ~ 5 : 1	1.0 : 4
共计有核细胞		100 个	200 个	

附图

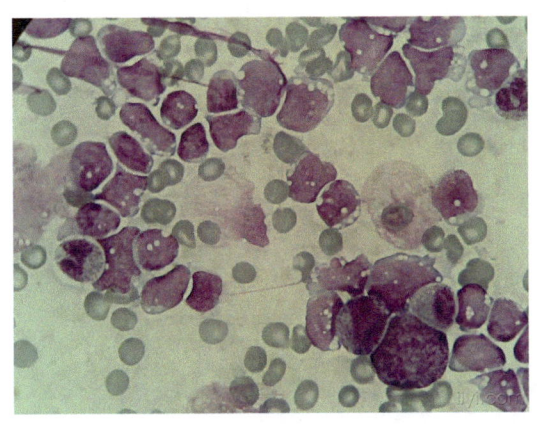
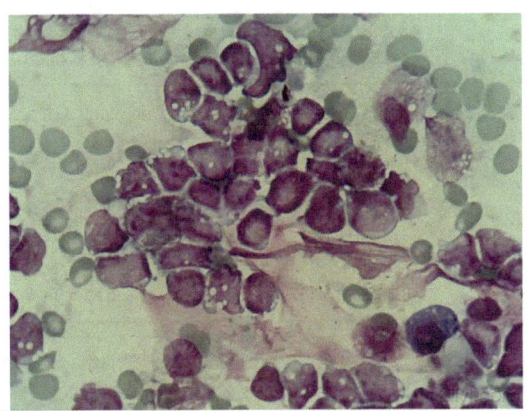

骨髓象：
（1）骨髓取材、涂片、染色良好。
（2）骨髓增生极度活跃。

(3) 粒系罕见，约占 1.0%。

(4) 红系罕见，约占 4.0%。成熟红细胞稍大小不等，偶见嗜多色性红细胞。

(5) 淋巴细胞约占 95.0%，其中原淋巴细胞、幼淋巴细胞约占 93.5%。此类细胞胞体大小一致，圆形或椭圆形，部分可见空泡、伪足。胞质量少，天蓝色，核圆形，部分胞核可见切迹或凹陷，核染色质呈颗粒状，核仁显隐不一。

(6) 全片见巨核细胞 8 个，均为颗粒巨核细胞，血小板单个，少见。

(7) 全片未见其他异常细胞及寄生虫。

血涂片：有核细胞明显增多，以原淋巴细胞和幼淋巴细胞增多为主。红细胞大小一致，血小板单个分布。

细胞化学染色：

POX　　（－）

PAS　部分细颗粒（＋）

α-NAE　（－）

诊断意见：提示急性淋巴细胞白血病，请结合免疫分型等相关检查综合判断。

检验日期 2015 年 5 月 28 日　检验者 ×××　审核者 ×××

5. 标本登记及保存

(1) 登记：患者姓名、年龄、临床诊断、本次检查结果、骨髓涂片号、检验日期、检验者等。

(2) 保存：可用乙醚与乙醇混合液（4：1），将骨髓涂片、血涂片及细胞化学染色的涂片固定，贴上标签，装入特制的袋中，按一定规律放置、保存。骨髓申请单、报告单也应予以妥善保存，以供复查、总结、研究及教学使用，标本存档至少 5 年。

骨髓细胞形态学检查的流程见图 3-5。

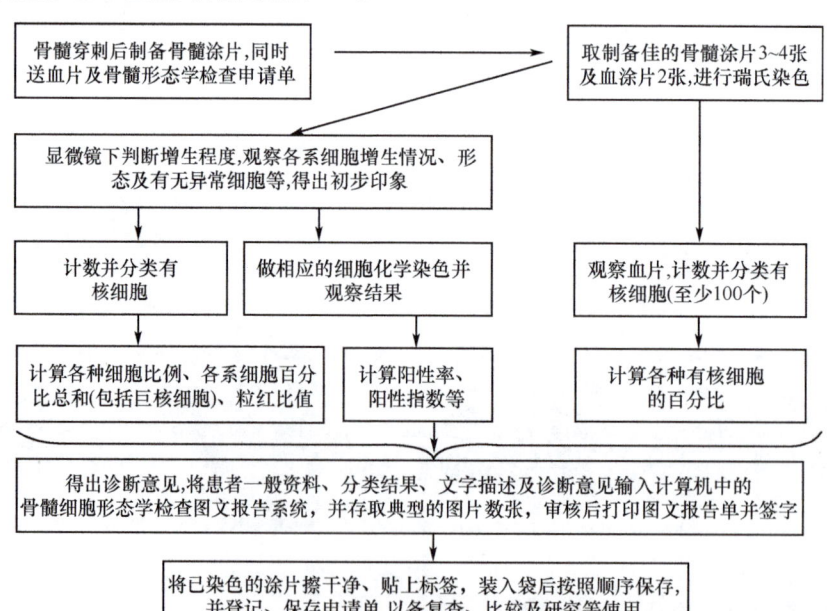

图 3-5　骨髓细胞形态学检查流程

复查的患者一般不需要做细胞化学染色,是否同时送检血涂片可根据具体情况来决定。

6. 骨髓象检查注意事项

(1) 细胞形态学变化多样,确认细胞时不能单凭一、两个特点下结论,而应综合细胞大小、核质比例、核的形状、染色质结构、核仁、胞质着色和颗粒等条件全面分析判断。

(2) 同一患者的骨髓涂片,因涂片的制备、染色、观察部位的不同,其显微镜下的细胞形态差别较大。如染色偏深,其显微镜下细胞核染色质结构及颗粒偏粗,胞质色偏深;如染液偏酸或偏碱,其显微镜下细胞偏红或偏蓝;如涂片制备偏厚,其细胞变小、胞质量变少、细胞结构不清楚。因此检查时应至少观察两张涂片。

(3) 血细胞的发育是一个连续的过程,为了便于识别被人为地划分成若干阶段,在实际观察中常会遇到一些细胞介于上、下两个阶段之间,一般将其归入成熟方向的下一阶段。

(4) 急性白血病时,各系统原始细胞虽各有特征,但有时极为相似,很难鉴别。此时应注意观察伴随出现的幼稚细胞、成熟细胞,与其比较,推测原始细胞的归属。同时需结合细胞化学染色、血涂片细胞形态观察结果等。

(5) 在特殊情况下,光学显微镜下个别介于两个系统之间的细胞,甚难鉴别,此时可采用大数归类法(即归入数量较多的细胞系列中)。例如,介于原粒细胞与原淋巴细胞之间的细胞,一般情况原粒细胞较原淋巴细胞易见,故归入原粒细胞;介于淋巴细胞与红细胞之间的细胞亦归为红细胞;若确诊为浆细胞性白血病、淋巴细胞白血病或红白血病时,则应将这些细胞随确诊而划分其归属;实在难以确定类型的细胞,可列为"分类不明细胞",应通过细胞化学染色、骨髓病理、电镜或集体读片等方法弄清楚类别,或作形态描述记录、照相记录、动态观察,以待进一步明确。

(四)正常骨髓象

由于骨髓标本采集部位不同、被检者个体的差异、检验人员掌握各种细胞的程度及细胞划分标准的不同,各单位健康人骨髓中各种细胞的参考范围变化较大,尤其是巨核细胞。目前关于正常骨髓象全国尚无统一的参考范围。但大致正常骨髓象应具备以下特点:

(1) 骨髓增生程度有核细胞增生活跃,粒/红细胞比例为 2:1~4:1。

(2) 粒细胞系统约占有核细胞的 50%~60%。其中原粒细胞小于 2%,早幼粒细胞小于 5%,中、晚幼粒细胞均小于 15%,成熟粒细胞中杆状核多于分叶核。嗜酸粒细胞小于 5%,嗜碱粒细胞小于 1%。

(3) 红细胞系统中幼红细胞约占有核细胞的 20%,其中原红细胞小于 1%,早幼红细胞小于 5%,以中、晚幼红细胞为主,平均各约 10%。

(4) 淋巴细胞系统约占 20%,小儿偏高,可达 40%,原淋巴细胞和幼淋巴细胞极罕见。

(5) 单核细胞和浆细胞系统一般均小于 4%,均系成熟阶段的细胞。

(6) 巨核细胞系统通常在 1.5cm×3cm 的片膜上,可见巨核细胞 7~35 个,其中原巨核细胞 0,幼巨核细胞 0~5%,颗粒型巨核细胞 10%~27%,产血小板型巨核细胞 44%~60%,裸核型巨核细胞 8%~30%。

(7) 其他细胞可见到极少量网状细胞、内皮细胞、组织嗜碱细胞等骨髓成分。不易见到核分裂象，不见异常细胞和寄生虫。成熟红细胞的大小、形态、染色正常。

（五）骨髓象分析

1. 骨髓有核细胞增生程度 包括增生极度活跃、明显活跃、活跃、减低及极度减低。由于增生程度分级是一种较粗的估算方法，受多种因素的影响（如取材情况、年龄、观察部位、血膜厚薄等），所以判断其意义时要考虑到各方面因素对它的影响。

（1）增生极度活跃：反映骨髓造血功能亢进，常见于各种急性白血病、慢性粒细胞白血病、淋巴瘤白血病等。

（2）增生明显活跃：反映骨髓造血功能旺盛，常见于缺铁性贫血、巨幼细胞性贫血、溶血性贫血、失血性贫血、特发性血小板减少性紫癜、骨髓增生异常综合征、慢性淋巴细胞白血病、慢性髓细胞白血病、真性红细胞增多症、原发性血小板增多症、类白血病反应、化疗后恢复期等。

（3）增生活跃：反映骨髓造血功能基本正常，常见于正常骨髓象、传染性单核细胞增多症、不典型再生障碍性贫血、多发性骨髓瘤、骨髓部分稀释、骨髓造血功能较差的贫血等。

（4）增生减低：反映骨髓造血功能降低，常见于再生障碍性贫血、阵发性睡眠性血红蛋白尿症、骨髓增生低下、低增生性白血病、骨髓部分稀释、化疗后等。

（5）增生极度减低：反映骨髓造血功能衰竭，常见于再生障碍性贫血、骨髓稀释、化疗后等。

2. 粒红比值改变

（1）粒红比值增加：由粒细胞增多或有核红细胞减少所致。常见于各种粒细胞白血病、类白血病反应、纯红细胞性再生障碍性贫血等。

（2）粒红比值正常：粒细胞和有核红细胞比例正常或两系细胞同时增加或减少。常见于健康人骨髓、多发性骨髓瘤、再生障碍性贫血、传染性单核细胞增多症、特发性血小板减少性紫癜、原发性血小板增多症、骨髓纤维化等。

（3）粒红比值下降：由粒细胞减少或有核红细胞增多所致。常见于粒细胞缺乏症、缺铁性贫血、巨幼细胞性贫血、铁粒幼红细胞性贫血、溶血性贫血、红白血病、红血病、真性红细胞增多症、急性失血性贫血。

3. 粒细胞系统的细胞数量改变

（1）粒细胞增多

1）以原粒细胞增多为主：见于急性粒细胞白血病（原粒细胞≥20%）、慢性粒细胞白血病急变期（原粒细胞≥20%）、急性粒-单核细胞白血病。

2）以早幼粒细胞增多为主：见于急性早幼粒细胞白血病（颗粒增多的早幼粒细胞≥20%）、粒细胞缺乏症恢复期；早幼粒细胞型白血病反应。

3）以中性中幼粒细胞增多为主：见于急性粒细胞白血病M_{2b}型、慢性粒细胞白血病、粒细胞型白血病反应。

4）以中性晚幼粒、杆状核粒细胞增多为主：见于慢性粒细胞白血病、粒细胞型类白血病反应、药物中毒（汞中毒、洋地黄中毒等）、严重烧伤、急性失血、严重手术创伤后等。

5）嗜酸粒细胞增多：见于变态反应性疾病即过敏性疾病、寄生虫感染、嗜酸粒细胞白血病、慢性粒细胞白血病（包括慢性期、加速期和急变期）、恶性淋巴瘤、高嗜酸粒细胞综合征、家族性粒细胞增多症、某些皮肤疾病等。

6) 嗜碱粒细胞增多：见于慢性粒细胞白血病（包括慢性期、加速期和急变期）、嗜碱粒细胞白血病、放射线照射反应等。

(2) 粒细胞减少：见于粒细胞缺乏症、再生障碍性贫血、急性造血停滞等。

4. 红细胞系统的细胞数量改变

(1) 有核红细胞增多

1) 以原红细胞和早幼红细胞增多为主：见于急性红血病、急性红白血病等。

2) 以中幼红细胞和晚幼红细胞增多为主：见于溶血性贫血、缺铁性贫血、巨幼细胞性贫血、急性失血性贫血、特发性血小板减少性紫癜（急性期）、真性红细胞增多症、铅中毒、红白血病等。

3) 巨幼红细胞或巨幼样变幼红细胞增多：见于巨幼细胞性贫血、急性红血病、急性红白血病、骨髓增生异常综合征、白血病化疗后、铁粒幼红细胞性贫血等。

4) 铁粒幼红细胞增多：见于铁粒幼红细胞性贫血、骨髓增生异常综合征。

(2) 有核红细胞减少：见于纯红细胞再生障碍性贫血、急性粒细胞白血病未分化型、急性单核细胞白血病未分化型、慢性粒细胞白血病、化疗后等。

5. 巨核细胞系统的细胞数量改变

(1) 巨核细胞增多：见于骨髓增生性疾病（包括真性红细胞增多症、慢性粒细胞白血病、原发性血小板增多症、骨髓纤维化早期）、急性巨核细胞白血病、全髓白血病、特发性血小板减少性紫癜、Evans 综合征、脾功能亢进、急性大出血、急性血管内溶血等。

(2) 巨核细胞减少：见于再生障碍性贫血、急性白血病、慢性中性粒细胞白血病、化疗后等。

6. 单核细胞系统的细胞数量改变

(1) 以原始及幼稚单核细胞增多为主：见于急性单核细胞白血病（原始及幼稚单核细胞≥20%、慢性髓细胞白血病急单变、急性粒单核细胞白血病。

(2) 以成熟单核细胞增多为主：见于慢性单核细胞白血病、慢性粒单核细胞白血病、单核细胞型类白血病反应、某些感染等。

7. 淋巴细胞系统的细胞数量改变

(1) 以原淋巴细胞及幼淋巴细胞增多为主：见于急性淋巴细胞白血病、慢性粒细胞白血病急淋变、淋巴瘤白血病、慢性淋巴细胞白血病急性变等。

(2) 以成熟淋巴细胞增多为主：见于慢性淋巴细胞白血病、淋巴瘤白血病、再生障碍性贫血、淋巴细胞型类白血病反应、传染性淋巴细胞增多症、传染性单核细胞增多症、某些病毒感染、巨球蛋白血症、淀粉样变等。

8. 其他血细胞数量改变

(1) 浆细胞增多：见于多发性骨髓瘤、浆细胞白血病、再生障碍性贫血、过敏性疾病、结缔组织疾病、恶性淋巴瘤、急性单核细胞白血病、肝硬化、巨球蛋白血症、寄生虫感染、粒细胞缺乏症、慢性细菌性感染等。

(2) 组织细胞增多：见于嗜血细胞综合征、感染性疾病、恶性贫血、多发性骨髓瘤等。

目标检测

选择题

1. 骨髓取材成功的骨髓片一般有下列特点，但哪一项除外
   A. 有丰富的骨髓小粒
   B. 有较多的幼红、幼粒和巨核细胞
   C. 中性杆状核粒细胞比中性分叶核粒细胞多
   D. 有较多肥大细胞和脂肪细胞
   E. 有核细胞数比外周血高

2. 临床上骨髓增生程度，通常的表示方式为
   A. 粒细胞：成熟红细胞
   B. 有核细胞：全部血细胞
   C. 有核细胞：成熟红细胞
   D. 粒细胞：有核红细胞
   E. 有核红细胞：全部血细胞

3. 临床上最常见的骨髓穿刺部位是什么
   A. 胸骨   B. 肋骨
   C. 髂骨   D. 胫骨
   E. 脊突

4. 临床上下列哪种情况不宜做骨髓穿刺检查
   A. 不明原因发热   B. 严重出血
   C. 不明原因血象异常 D. 不明原因骨痛
   E. 不明原因肝脾大

5. 下列哪项不符合正常骨髓象特征
   A. 有核细胞增生活跃
   B. 粒红比值（2～4）：1
   C. 可见少量网状细胞和分裂期细胞
   D. 原淋巴细胞 <2%
   E. 原粒细胞 <2%，早幼粒细胞 <5%

6. 骨髓活检不符合典型骨髓增生异常综合征特点的是
   A. 骨髓增生减低或极度减低
   B. 红系病态造血
   C. 未成熟白细胞增多
   D. 检出不典型微巨核细胞
   E. 肥大细胞、浆细胞、网状纤维增多

7. 骨髓增生活跃是指什么
   A. 20～50/HP   B. 30～60/HP
   C. 50～80/HP   D. 50～100/HP
   E. 60～100/HP

8. 关于骨髓增生程度，错误的是
   A. 通常在低倍镜下判断骨髓增生程度
   B. 可根据骨髓中有核细胞与成熟红细胞的比例判断增生程度
   C. 骨髓增生活跃可见于正常人和某些贫血
   D. 骨髓有核细胞增生程度通常分为五级
   E. 骨髓增生明显活跃时，成熟红细胞与有核细胞之比为 50：1

9. 关于骨髓穿刺部位，下列说法中错误的是
   A. 2～3 岁以下的婴幼儿可选取胫骨头内侧进行穿刺
   B. 髂骨后上棘为临床上首选的穿刺部位
   C. 取材部位不同，骨髓检查结果可能会有所不同
   D. 因胸骨骨髓液丰富，临床上胸骨穿刺最为常用
   E. 定位穿刺临床上常用于骨髓转移癌、多发性骨髓瘤等疾病

10. 下列哪项不是骨髓穿刺成功的指标
    A. 抽出骨髓瞬间，患者可有特殊的酸痛感
    B. 可见骨髓小粒
    C. 镜下可见骨髓特有细胞，如巨核细胞、浆细胞、各类有核细胞等
    D. 骨髓中杆状核粒细胞/分叶核粒细胞比值小于外周中此项比值
    E. 可见脂肪滴

（范海燕）

第四章 细胞化学染色检验

学习目标
1. 掌握：正常骨髓细胞的形态学特征、骨髓象分析方法、正常骨髓象特征；常用的细胞化学染色方法。
2. 熟悉：常用的细胞化学染色的临床应用。
3. 了解：骨髓活体组织检查的临床应用。

细胞化学染色（cytochemical stain）是以细胞形态学为基础，结合运用化学反应的原理对血细胞内的各种化学物质（包括酶类、脂类、糖类、铁、蛋白质、核酸等）作定性、定位、半定量分析的方法，以前又称为组织化学染色。细胞化学染色的种类有很多，本章主要介绍过氧化物酶染色（peroxidase，POX）、酯酶染色（non-specific esterase，NSE）、中性粒细胞碱性磷酸酶染色（neutrophilic alkaline phosphatase，NAP）、铁染色（ferric stain）及过碘酸-雪夫染色（periodic acid-Schiff reaction，PAS）等。

一、过氧化物酶染色

（一）原理

血细胞中所含的过氧化物酶主要是髓过氧化物酶（myeloperoxidase，MPO）。过氧化物酶（POX）染色从前常用的方法是复方联苯胺法（Washburn 法）。1985 年血液学国际标准化委员会（ICSH）推荐三种方法：二氨基联苯胺法（DAB）、过氧化物酶氨基-甲基卡巴唑染色法及二盐酸联苯胺法。DAB 法的原理是：血细胞内的 POX，在 H_2O_2 存在的情况下，氧化二氨基联苯胺，形成金黄色不溶性沉淀，定位于细胞质内酶所在的活性部位。Washburn 法的原理是：血细胞所含的过氧化物酶催化过氧化氢，释放出新生态氧，将无色的四甲基联苯胺氧化为联苯胺蓝，与亚硝基铁氰化钠（硝普钠）结合，形成稳定的蓝黑色颗粒，并沉淀于胞质中。

（二）结果判断

根据细胞质中阳性颗粒的有无、多少分为（-）至（++++）。
（-）：胞质内无阳性颗粒。
（±）：胞质内有细小、分布稀疏的阳性颗粒。
（+）：胞质内阳性颗粒较粗，常呈局灶性分布，约占胞质 1/4。
（++）：胞质内阳性颗粒粗大，分布较密，占胞质 1/4～1/2。
（+++）：胞质内阳性颗粒粗大，团块状分布，占胞质 1/2～3/4，颗粒之间有空隙。

（++++）：胞质内充满粗大的阳性颗粒，有时颗粒可覆盖在核上。

（三）正常血细胞的染色反应

1. 粒细胞系 分化差的原粒细胞为阴性，分化好的原粒细胞至中性成熟粒细胞均呈阳性；随着细胞的成熟，阳性反应的程度逐渐增强；嗜酸粒细胞阳性最强；嗜碱粒细胞阴性。

2. 单核细胞系 大多数细胞呈阴性或弱阳性，其阳性颗粒少而细小。

3. 其他细胞系 淋巴细胞系、红细胞系及巨核细胞系的细胞均呈阴性，浆细胞、组织细胞也呈阴性，吞噬细胞有时呈阳性（图 4-1）。

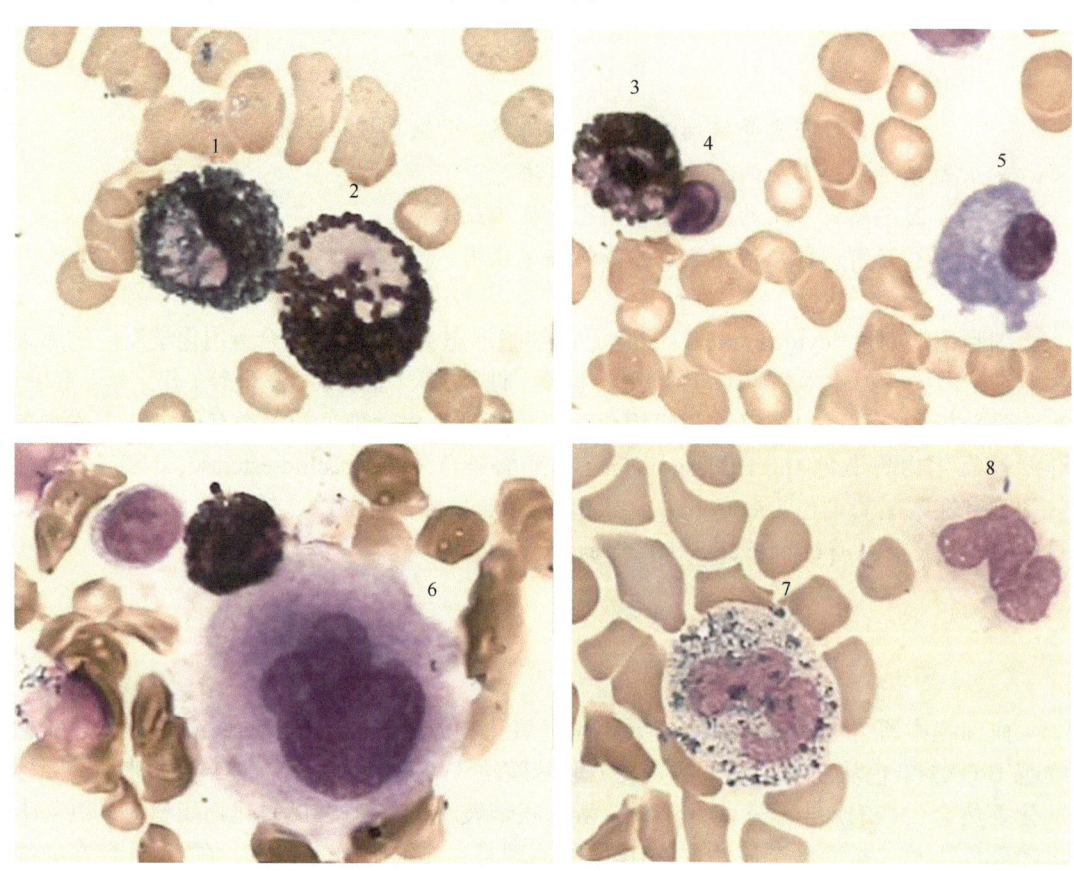

图 4-1　POX 染色（×1000）

1. 中性中幼粒细胞：强阳性； 2. 嗜酸性中幼粒细胞：强阳性； 3. 成熟粒细胞：强阳性； 4. 晚幼红细胞：阴性； 5. 浆细胞：阴性； 6. 巨核细胞：阴性； 7. 单核细胞：弱阳性； 8. 退化细胞：阴性

（四）临床意义

POX 染色是首选帮助鉴别急性白血病的类型的重要细胞化学染色方法。

1. 急性淋巴细胞白血病 原淋巴细胞及幼淋巴细胞均呈阴性。但实际上急性淋巴细胞白血病患者骨髓中可残留少许的原粒细胞，而出现"原淋巴细胞"呈阳性的现象。故 FAB 分型规定急性淋巴细胞白血病患者 POX 的阳性率 <3%。

2. 急性粒细胞白血病 原粒细胞阳性或阴性，但常阳性，为（+）～（++）。

3. 急性早幼粒细胞白血病 早幼粒细胞呈强阳性，为（+++）～（++++）。

4. 急性单核细胞白血病 原单核细胞、幼单核细胞多数呈阴性或弱阳性。

5. 急性粒-单核细胞白血病 原单核细胞、幼单核细胞呈阴性或弱阳性，原粒细胞阳性或阴性。

6. 急性红白血病 原粒细胞呈阳性或阴性，原单核细胞呈阴性或弱阳性，有核红细胞呈阴性。

7. 中性成熟粒细胞 POX 活性下降 见于骨髓增生异常综合征、放射病、退化的中性粒细胞及某些白血病等。

（五）应用评价

(1) POX 染色是辅助判断急性白血病细胞类型的首选、最重要的细胞化学染色。在观察 POX 染色结果前，要先观察成熟粒细胞是否呈强阳性，以判断染色是否成功。

(2) POX 染色应报总阳性率（观察 100 个要辨认的细胞，其中阳性细胞所占的比例）。

(3) POX 染色的主要观察对象是白血病细胞，但由于 POX 染色片中的细胞结构不如瑞氏染色下清楚，加之阳性颗粒会覆盖在细胞核上，一定程度上影响正确辨认，所以 POX 阳性率的高低与实际有一定的误差。

(4) 复方联苯胺法（Washburn 法）因其底物具有致癌作用，目前少用。

(5) POX 染色的敏感性明显低于流式细胞术对 MPO 的测定，故 POX 染色阴性患者，需用流式细胞术确认。

二、酯酶染色

不同血细胞中所含酯酶的成分不同。根据酯酶特异性高低分为特异性酯酶（specific esterase，SE）和非特异性酯酶（nonspecific esterase，NSE）。特异性酯酶有氯乙酸 AS-D 萘酚酯酶（naphthol AS-D chloroacetate esterase，NAS-DCE）；非特异性酯酶根据 pH 不同分为有酸性非特异性酯酶（即酸性 α-醋酸萘酚酯酶，acid α-naphthol acetate esterase，ANAE）、碱性非特异性酯酶（即 α-丁酸萘酚酯酶，α-naphthol butyrate esterase，α-NBE）和中性非特异性酯酶。中性非特异性酯酶包括 α-醋酸萘酚酯酶（α-naphthol acetate esterase，α-NAE）和醋酸 AS-D 萘酚酯酶（naphythyol AS-D acetate esterase stains，NAS-DAE）等。下面主要介绍非特异性酯酶（NSE）染色。

（一）α-醋酸萘酚酯酶染色（α-NAE）染色

1. 原理 α-醋酸萘酚酯酶（α-NAE）存在于单核细胞、粒细胞和淋巴细胞中，是一种中性非特异性的脂酶。在 pH7.4 条件下，水解 α-醋酸萘酚并释放出 α-萘酚，进而与基质液中的重氮盐偶联形成不溶性有色沉淀，定位于胞质内酶所在的部位。本试验常用的重氮盐为坚牢蓝 B，形成的有色沉淀为棕黑色或灰黑色。

单核细胞系统的阳性可被氟化钠抑制，所以做 α-NAE 染色时，通常同时做氟化钠抑制试验。

2. 结果判断 染色阳性结果为胞质中出现棕黑色颗粒沉淀，根据细胞质中阳性颗粒的有无、多少分为 (-) 至 (++++)。

(-)：胞质无灰黑色或棕黑色颗粒，计 0 分。

(+)：胞质内出现浅灰色，极少黑色沉淀，计 1 分。

(++)：胞质内 1/2 区域出现灰黑色片状，计 2 分。

(+++)：胞质内布满有较多黑色颗粒沉淀或弥散灰黑色，颗粒间有空隙，计 3 分。

(++++)：胞质内呈较深的灰黑色或充满浓密的黑颗粒，计4分。

3. 正常血细胞的染色反应

（1）单核细胞系：分化差的原单核细胞呈阴性，分化好的原单核细胞呈阳性（常较强），幼单核细胞及单核细胞也呈阳性，阳性反应能被氟化钠抑制（图4-2）。所谓抑制是指氟化钠试验的抑制率大于50%，抑制率的计算公式为：

$$氯化钠抑制率 = \frac{抑制前阳性率或阳性积分 - 抑制后阳性率或阳性积分}{抑制前阳性率或阳性积分} \times 100\%$$

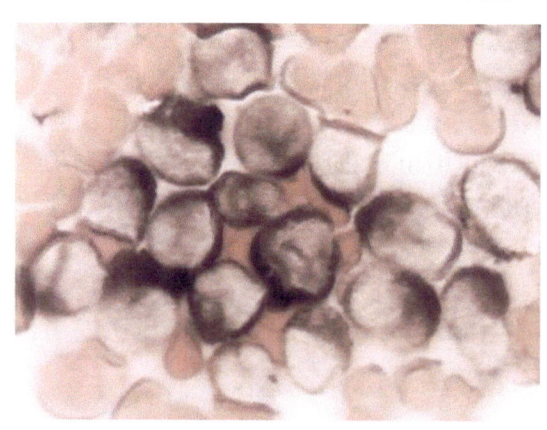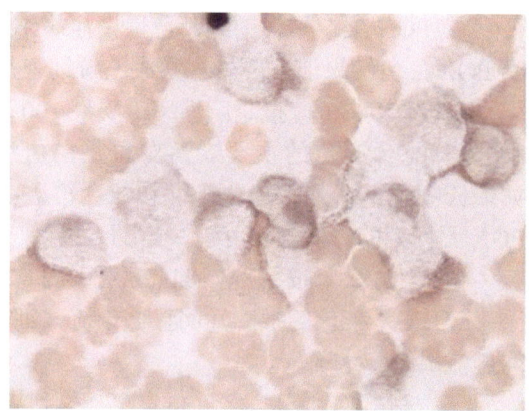

图4-2 急性单核细胞白血病的α-NAE染色及氟化钠抑制实验（×1000）

（2）粒细胞系：阴性或阳性，但阳性反应不被氟化钠抑制。

（3）淋巴细胞系：多数阴性，少数弱阳性，阳性反应不被氟化钠抑制。

（4）其他细胞：巨核细胞和血小板呈阳性，阳性反应不被氟化钠抑制。少数有核红细胞呈弱阳性，阳性反应不被氟化钠抑制；浆细胞呈阴性。

4. 临床意义 主要用于辅助鉴别急性白血病细胞类型。

（1）急性单核细胞白血病：细胞大多数呈阳性且较强，阳性反应能被氟化钠抑制。

（2）急性粒细胞白血病：原粒细胞呈阴性或阳性，阳性反应不能被氟化钠抑制。

（3）急性早幼粒细胞白血病：早幼粒细胞呈强阳性，阳性反应不能被氟化钠抑制。

（4）急性淋巴细胞白血病：原淋巴细胞及幼淋巴细胞呈阴性或阳性，阳性反应不能被氟化钠抑制。

（5）急性粒-单核细胞白血病：原粒细胞呈阴性至阳性，阳性反应不被氟化钠抑制；原单核细胞及幼单核细胞呈阳性，单系细胞阳性反应能被氟化钠抑制。

（二）乙酸AS-D萘酚酯酶染色（NAS-DAE）和氟化钠抑制试验

1. 原理 血细胞内的乙酸AS-D萘酚酯酶与重氮盐偶联，形成不溶性蓝色沉淀，定位于胞质内。氟化钠抑制试验是以相同方法制备2份基质液，其中一份加入适量氟化钠，另一份不加氟化钠作对照。将已固定的2张相同标本的涂片混入这2种不同基质液中，分别作乙酸AS-D萘酚酯酶染色。用油镜观察计数100或200个被检细胞，分别计算出抑制前和抑制后的阳性率和阳性积分，计算抑制率。

2. 结果判断 染色阳性结果为胞质中出现蓝色颗粒沉淀，根据细胞质阳性颗粒的有无、多少分为（-）至（++++）。

(-)：胞质无蓝色颗粒，计 0 分。

(+)：胞质内出现浅蓝色，极少蓝色沉淀，计 1 分。

(++)：胞质内 1/2 区域出现蓝色片状，计 2 分。

(+++)：胞质内布满蓝色颗粒沉淀或弥散蓝色，计 3 分。

(++++)：胞质内较深的蓝色或充满浓密的蓝色颗粒，计 4 分。

3. 正常血细胞的染色反应　粒细胞系统中，原粒细胞呈阴性或阳性，早幼粒细胞至中性成熟粒细胞均为阳性，且阳性反应不被氟化钠抑制。其他血细胞染色结果基本同 α-NAE 染色。

4. 临床意义　基本同 α-NAE 染色。

5. 应用评价　因 NAS-DAE 染色与 α-NAE 染色属于同一类细胞化学染色，临床上通常只选择其中一种。

（三）碱性 α- 丁酸萘酚酯酶（α-NBE）染色

1. 原理　血细胞内的 α- 丁酸萘酚酯酶（α-NBE）在碱性条件下水解基质液中的 α- 丁酸萘酚，释放出 α- 萘酚，后者与基质液中的重氮盐偶联形成不溶性的有色沉淀，定位于细胞质内酶所在的部位。本试验常用的重氮盐为坚牢紫酱 GBC，形成的有色沉淀为红色。α-NBE 主要存在于单核细胞中，其阳性产物能被氟化钠抑制，而其他细胞系列的阳性产物不能被氟化钠抑制。

2. 结果判断　阳性结果为胞质中出现红色颗粒。

3. 正常血细胞的染色反应

(1) 粒细胞系统：各期粒细胞均呈阴性。

(2) 单核细胞系统：分化差的原单核细胞呈阴性，分化好的原单核细胞呈阳性，幼稚及成熟的单核细胞呈阳性，阳性反应能被氟化钠抑制。

(3) 淋巴细胞系统：外周血的 T 淋巴细胞、非 T 非 B 淋巴细胞可呈阳性，B 淋巴细胞呈阴性。

(4) 其他细胞：巨核细胞、幼红细胞、浆细胞呈阴性或弱阳性；组织细胞也可呈阳性，但不被氟化钠抑制。

4. 临床意义　与 α-NAE 染色的临床意义相同。

(1) 辅助鉴别急性白血病细胞类型：①急性单核细胞白血病：单核系细胞大多数呈阳性，阳性反应能被氟化钠抑制；②急性粒细胞白血病：原粒细胞一般呈阴性；③急性早幼粒细胞白血病：早幼粒细胞常呈阴性；④急性粒单细胞白血病：部分白血病阳性，部分白血病细胞阴性；⑤急性淋巴细胞白血病：原淋巴细胞及幼淋巴细胞一般呈阴性。

(2) 急性单核细胞白血病有时须与恶性组织细胞病相鉴别，异常组织细胞也可呈阳性，但阳性反应不能被氟化钠抑制。

5. 应用评价　α-NBE 染色的敏感性不如 α-NAE，而特异性较 α-NAE 高，是急性白血病常用的细胞化学染色。

（四）酸性 α- 乙酸萘酚酯酶（ANAE）染色

1. 原理　血细胞内的酸性 α- 乙酸萘酚酯酶（ANAE）在 pH 弱酸性条件下水解基质液中的 α- 乙酸萘酚，释放出 α- 萘酚，与重氮盐六偶氮付品红形成不溶性的红色沉淀，定位于细胞质内酶所在的部位。

2. 结果判断　阳性结果为胞质中出现红色颗粒。

3. 正常血细胞的染色反应

（1）单核细胞系统：常呈弥散型强阳性，阳性反应能被氟化钠抑制。

（2）淋巴细胞系统：T 淋巴细胞呈阳性，B 淋巴细胞多数呈阴性。

（3）其他细胞：粒系细胞一般为阴性或弱阳性，阳性反应不被氟化钠抑制。

4. 临床意义

（1）可粗略鉴别 T、B 淋巴细胞：成熟 T 淋巴细胞呈点样颗粒或块状阳性反应，点样反应是成熟 T 淋巴细胞的标志；而 B 淋巴细胞大多呈阴性，偶见稀疏、弥散的细小颗粒。ANAE 染色也可用来检测正常生理状态或某些病理情况下机体的细胞免疫功能。

（2）鉴别其他急性白血病细胞类型：基本同 α-NAE 染色。

（3）其他：多发性骨髓瘤、多毛细胞白血病细胞多为阳性；恶性组织细胞病呈强阳性；霍奇金淋巴瘤 RS 细胞呈阳性。

5. 应用评价　ANAE 染色临床上主要用于鉴别 T、B 淋巴细胞，目前已逐渐被流式细胞术所取代。

三、中性粒细胞碱性磷酸酶（NAP）染色

NAP 染色的方法有 Gomori 钙-钴法和 Kaplow 偶氮偶联法。前者操作较繁琐，且所需时间长，而后者的试剂盒操作方便，染色时间短，故目前国内常用偶氮偶联法。

（一）原理

成熟中性粒细胞碱性磷酸酶在 pH9.6 左右的碱性环境中，能水解磷酸萘酚钠，释放出磷酸与萘酚，萘酚与重氮盐（如固酱紫）偶联，生成不溶性有色沉淀，并定位于胞质中。

（二）结果判断

NAP 主要存在于中性成熟粒细胞（包括中性杆状核粒细胞和分叶核粒细胞），故成熟中性粒细胞呈阳性反应（坚牢蓝 RR 阳性为紫黑色颗粒，坚牢紫酱 GBC 为棕红色沉淀），其他细胞基本呈阴性。油镜下计数 100 个成熟中性粒细胞，分 5 级计分（表 4-1）。100 个细胞中阳性细胞总数即为阳性率，100 个细胞中阳性细胞的积分和即为 NAP 积分（图 4-3）。

表 4-1　NAP 阳性程度判断及积分计算方法

计分	阳性程度	判定要点	阳性总数
0 分	-	胞质中无染色	n_0
1 分	+	胞质中稍有颗粒和弥散沉淀，面积≤1/4	n_1
2 分	++	胞质中含有中等量颗粒和较深色沉淀，面积≤1/2	n_2
3 分	+++	胞质中充满染色沉淀，颗粒间有空隙或胞质 3/4 面积充满致密的染色颗粒	n_3
4 分	++++	胞质中充满极致密的染色沉淀，密度高，甚至将核遮盖	n_4
积分	$Z = 1 \times n_1 + 2 \times n_2 + 3 \times n_3 + 4 \times n_4$		

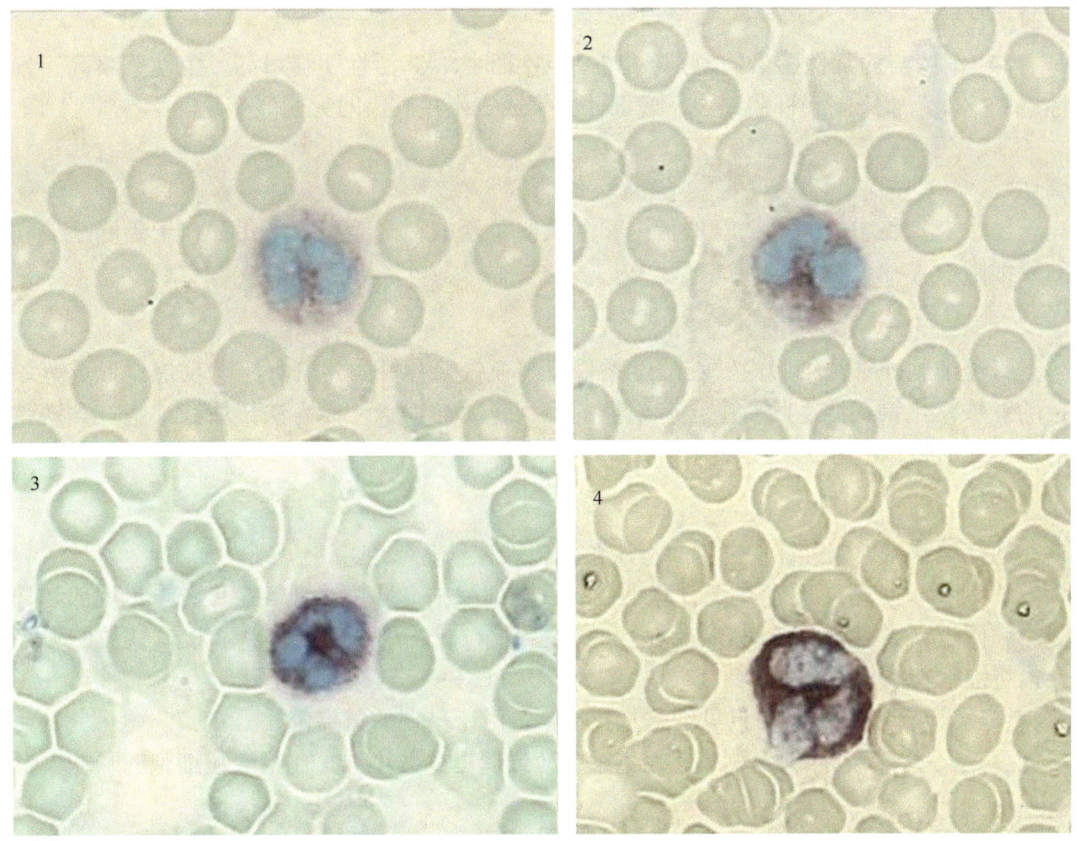

●● 图 4-3 中性粒细胞碱性磷酸酶染色（×1000）●●
1. NAP（+）；2. NAP（++）；3. NAP（+++）；4. NAP（++++）

（三）参考区间

阳性率 <40%；NAP 的积分值为 30～130 分。

（四）临床意义

不同疾病其NAP活性有变化。而且有些生理性因素可使酶活性发生改变，如应激状态、月经前期、妊娠期、新生儿等可使 NAP 活性增加。

1. NAP 积分增加 见于细菌性感染、类白血病反应、再生障碍性贫血、某些骨髓增殖性疾病（如骨髓纤维化、真性红细胞增多症、原发性血小板增多症）、慢性粒细胞白血病急变期、急性淋巴细胞白血病、慢性淋巴细胞白血病、恶性淋巴瘤、骨髓转移癌、肾上腺糖皮质激素及雄激素治疗后等。

2. NAP 积分下降 慢性粒细胞白血病慢性期、阵发性睡眠性血红蛋白尿症、骨髓增生异常综合征、恶性组织细胞病等。

3. NAP 染色对下列疾病的鉴别诊断有一定参考价值

（1）慢性粒细胞白血病与中性粒细胞类白血病反应的鉴别：前者无继发感染时 NAP 活性明显下降，积分值常为零。但急性变时常明显增高。类白血病反应时则显著增高。

（2）PNH 与再生障碍性贫血的鉴别：前者 NAP 活性常降低，后者 NAP 活性常增高。

（3）急性白血病细胞类型的鉴别：急性淋巴细胞白血病时活性增高，急性粒细胞白血病时活性降低。

(4) 细菌与病毒性感染的鉴别：化脓性感染时 NAP 活性明显增高，急性感染高于慢性感染，球菌感染高于杆菌感染，病毒性感染或寄生虫感染时无明显变化。

四、铁染色（ferric stain）

正常人骨髓中的储存铁以铁蛋白和含铁血黄素的形式储存，主要存在于骨髓小粒和幼红细胞中。

（一）原理

骨髓细胞外铁及细胞内铁在酸性条件下与亚铁氰化钾发生普鲁士蓝反应，形成蓝绿色的亚铁氰化铁沉淀。胞质中含有铁粒的中、晚幼红细胞，称为铁粒幼红细胞；含铁粒的成熟红细胞，称为铁粒红细胞。

（二）结果判断

幼红细胞核染成鲜红色，胞质呈淡黄色，铁粒呈蓝绿色。

1. 细胞外铁　主要存在于骨髓小粒的巨噬细胞中，低倍镜观察涂片，注意尾部和骨髓小粒附近，寻找蓝绿色的颗粒，呈弥漫性、颗粒状、小珠状或块状。根据铁粒的大小及量将细胞外铁分为 (-)、(+)、(++)、(+++)、(++++) 五级标准（图4-4）。

(-) 全片无铁粒可见，只见细胞基底经染色后所呈现的黄棕色。

(+) 全片有少数针尖大小的蓝绿色铁颗粒或偶见少数小珠（比嗜酸粒细胞的颗粒大者

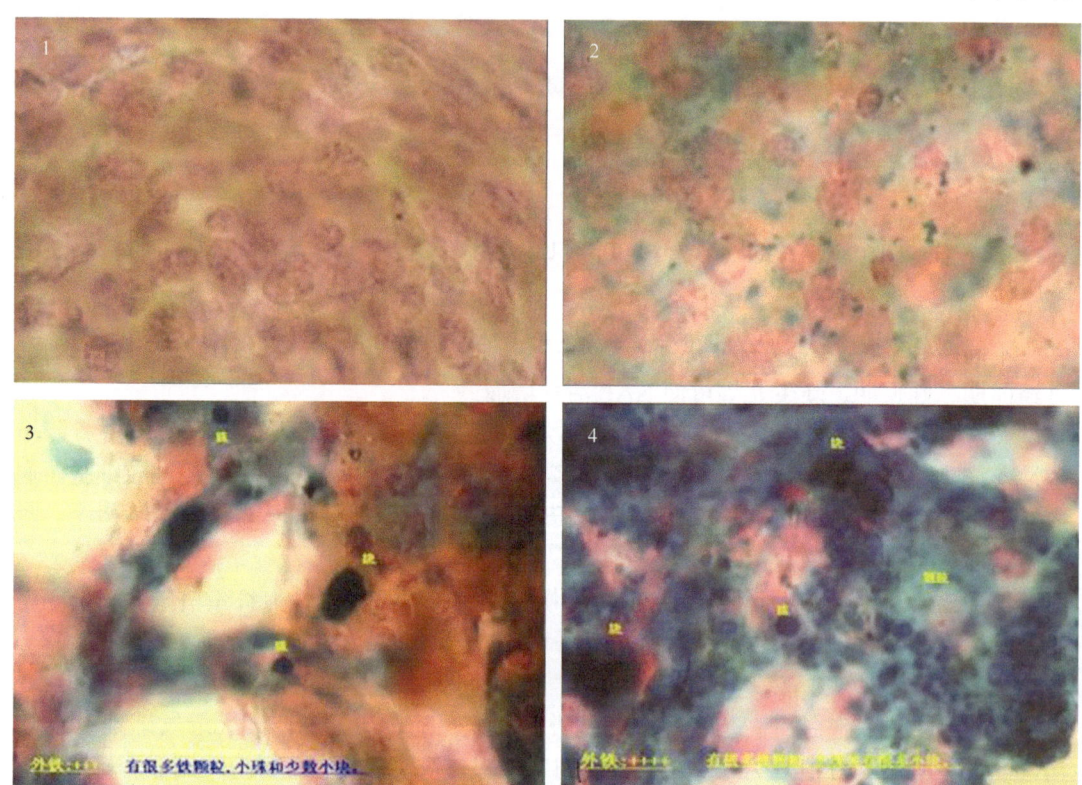

●●图 4-4　细胞外铁染色（×100）●●
1.外铁 (-)；2.外铁 (+)；3.外铁 (+++)；4.外铁 (++++)

称为小珠)。

（++）全片有较多的铁颗粒和小珠。

（+++）全片有许多铁颗粒、小珠和少数小块。

（++++）有全片极多铁颗粒、小珠，并有许多深蓝色小块，密集成堆。

2. 细胞内铁 是指存在于中幼红细胞、晚幼红细胞及红细胞中的铁（包括铁粒幼红细胞、铁粒红细胞）。在油镜下计数 100 个有核红细胞，记录胞质内含蓝绿色铁粒细胞（铁粒幼红细胞）（图 4-5）的百分率。铁粒幼红细胞是指胞质中出现蓝色铁颗粒的幼红细胞，可分为五型。

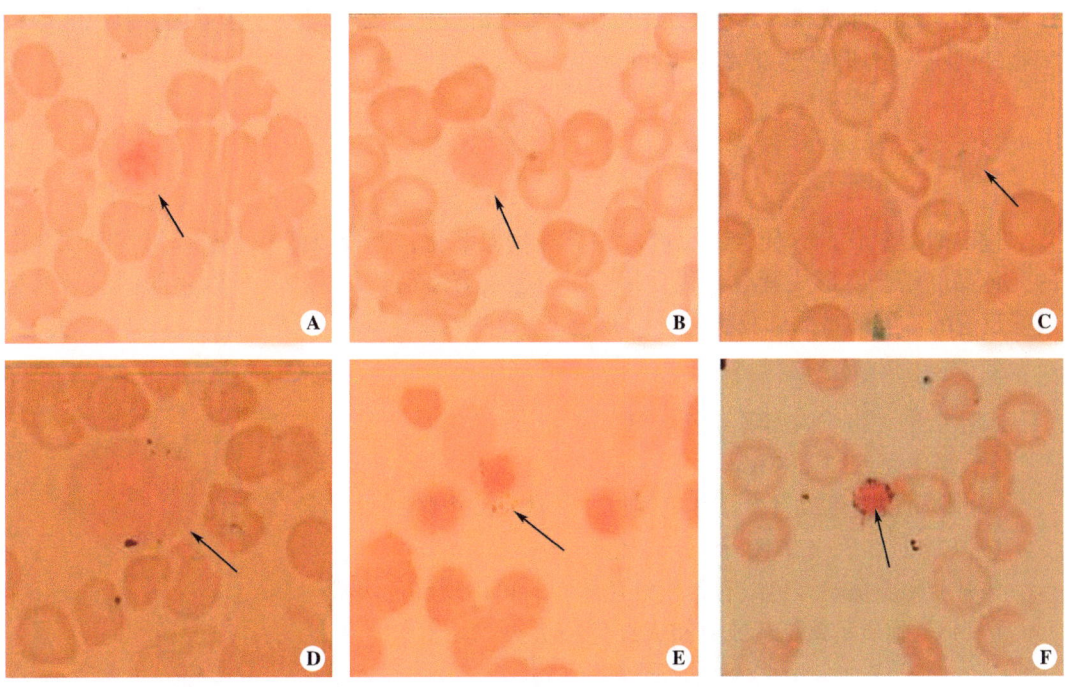

●● 图 4-5 骨髓幼红细胞内铁反应程度判断 ●●
A. 阴性；B. Ⅰ型；C. Ⅱ型；D. Ⅲ型；E. Ⅳ型；F. 环形铁粒幼红细胞（铁染色；×1000）

Ⅰ型：胞质内有 1～2 个小铁粒。

Ⅱ型：胞质内有 3～5 个小铁粒。

Ⅲ型：胞质内有 6～10 个小铁粒，或 1～4 个粗大铁粒。

Ⅳ型：胞质内有 10 个以上小铁粒，或 5 个以上粗大铁粒。

Ⅴ型：（环形铁粒幼红细胞）：是指幼红细胞胞质中含有铁颗粒 6 个以上，铁粒围绕核周 1/2 以上者。

（三）参考区间

1. 细胞外铁 （+）～（++）。

2. 细胞内铁 铁粒幼红细胞阳性率在 12%～44%。以Ⅰ型为主。

（四）临床意义

铁染色是临床应用最广泛的细胞化学染色之一，主要用于缺铁性贫血和环形铁粒幼红细胞增多性贫血的诊断和鉴别诊断。

1. 缺铁性贫血 其细胞外铁阴性，细胞内铁阳性率明显下降或为零。经铁剂治疗有效后，其细胞内铁、外铁增多。因此铁染色可作为诊断缺铁性贫血及指导铁剂治疗的重要方法。

2. 铁粒幼细胞性贫血 铁粒幼红细胞增多。其中的环形铁粒幼红细胞增多，有时可见到铁粒红细胞，细胞外铁也明显增多。因此铁染色可作为诊断本病的重要方法。

3. 骨髓增生异常综合征 伴环形铁粒幼红细胞增多的难治性贫血，其环形铁粒幼红细胞大于15%，细胞外铁也常增加。

4. 非缺铁性贫血 溶血性贫血、巨幼细胞性贫血、再生障碍性贫血、多次输血后和白血病等，细胞外铁和内铁正常或增加；感染、肝硬化、慢性肾炎、尿毒症、血色病等，细胞外铁明显增加而铁粒幼红细胞可减少。

五、过碘酸-雪夫反应（PAS染色）

（一）原理

过碘酸是氧化剂，使含乙二醇的多糖类物质氧化，形成双醛基。醛基与雪夫试剂中的无色品红结合，形成紫红色化合物，附着在含有多糖类的胞质中。红色的深浅与细胞内能反应的乙二醇基的量成正比。

（二）结果判断

阳性结果为胞质内出现红色颗粒、块状或呈弥漫状红色。

(-) 胞质无色，无颗粒。

(+) 胞质淡红色或有少量红色颗粒，通常<10个颗粒。

(++) 胞质红色或有10个以上红色颗粒。

(+++) 胞质呈暗红色或有粗大红色颗粒，可出现红色块状。

(++++) 胞质呈紫红色或有粗大红色块状。

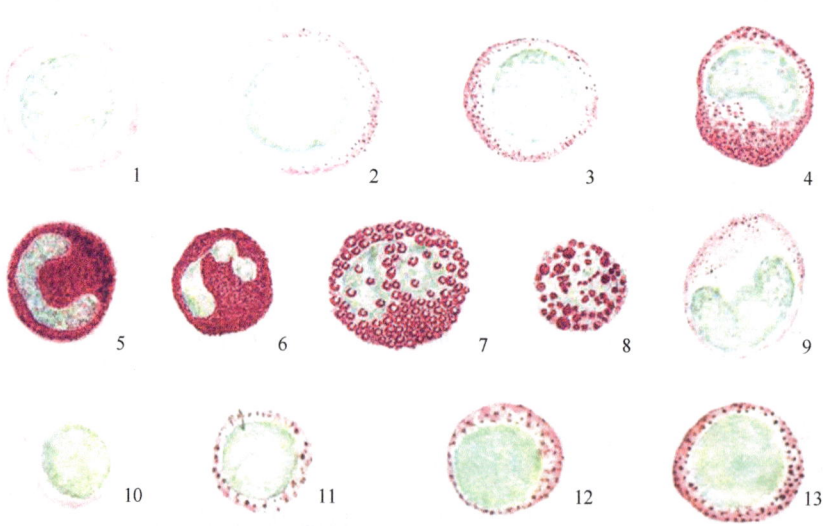

•• 图4-6 PAS染色 ••

1. 原粒细胞(-)；2. 早幼粒细胞(+)；3. 中性中幼粒细胞(++)；4. 中性晚幼粒细胞(+++)；5. 中性杆状核粒细胞(++++)；6. 中性分叶核粒细胞(++++)；7. 嗜酸性分叶核粒细胞(+++)；8. 嗜碱粒细胞(+++)；9. 单核细胞(±)；10. 淋巴细胞(-)；11. 淋巴细胞(+)；12. 淋巴细胞(++)；13. 淋巴细胞(+++)

（三）正常血细胞的染色反应

1. 粒细胞系统　原粒细胞为阴性反应（图4-6）；自早幼粒细胞至中性分叶核粒细胞均呈阳性反应，并随细胞的成熟，阳性反应的程度逐渐增强。嗜酸粒细胞的颗粒本身不着色，而颗粒之间的胞质呈红色；嗜碱粒细胞为阳性反应，阳性反应物质为大小不一的紫红色颗粒。

2. 红细胞系统　幼红细胞和红细胞均呈阴性反应。

3. 单核细胞系统　分化差的原单核细胞为阴性反应，其他单核细胞为阳性反应。绝大多数阳性反应物质呈细颗粒状，有时在胞质的边缘处阳性反应颗粒较粗大。

4. 淋巴细胞　大多数淋巴细胞为阴性反应，少数淋巴细胞可呈阳性反应，阳性反应物质呈粗颗粒状或块状。

5. 巨核细胞和血小板　巨核细胞为阳性反应，阳性反应物质为红色颗粒状，有时为红色块状。血小板为阳性反应，阳性反应物质为细颗粒状，有时为红色小块状。

6. 其他细胞　浆细胞一般为阴性反应，少数可呈阳性反应，阳性反应物质为红色细胞颗粒状。巨噬细胞可呈阳性反应，阳性反应物质为红色细颗粒状。

（四）临床意义

1. 红细胞系统　①红血病或红白血病时幼红细胞可呈阳性反应，有时阳性反应强且阳性率高，有时红细胞也呈阳性反应。②缺铁性贫血、珠蛋白生成障碍性贫血及骨髓增生异常综合征时幼红细胞可呈阳性反应。有时红细胞也可呈阳性反应。③巨幼细胞性贫血、溶血性贫血、再生障碍性贫血和白血病等疾病时，幼红细胞为阴性反应，有时仅个别幼红细胞呈阳性反应。

2. 白细胞系统　急性淋巴细胞白血病时，白血病性原淋巴细胞的阳性反应物质为红色粗颗粒状或红色块状，底色不红；急性粒细胞白血病时，白血病性原粒细胞的阳性反应物质呈均匀分布的红色细颗粒状或呈均匀红色；急性单核细胞白血病时，白血病性原单核细胞的阳性反应物质呈红色细颗粒状，弥散分布，有时在胞质的边缘处颗粒较粗大。

3. 其他细胞　①帮助鉴别不典型巨核细胞和霍奇金细胞或Reed-Sternberg细胞，前者呈强阳性反应，后者呈弱阳性或阴性反应。②帮助鉴别戈谢细胞和尼曼-匹克细胞，前者呈强阳性反应，后者是弱阳性反应，且空泡中心为阴性反应。③帮助鉴别白血病细胞和腺癌骨髓转移的腺癌细胞，后者呈强阳性反应，阳性反应物质为红色细颗粒状或粗颗粒状，有时呈红色块状。

六、组织化学染色小结

各种白细胞细胞化学染色结果比较见表4-2。

表4-2　各种血细胞细胞化学染色结果比较

细胞化学染色	内铁	NAP	POX	NAS-DAE	PAS
原红细胞、早幼红细胞	-			- ~ +	
中、晚幼红细胞	- ~ +			- ~ +	
原粒细胞	-		- ~ ++		- ~ +
早幼粒细胞			++ ~ ++++	++ ~ +++	+
中性粒细胞	-	- ~ ++++	+++ ~ ++++	+ ~ ++	++ ~ +++

续表

细胞化学染色	内铁	NAP	POX	NAS-DAE	PAS
嗜酸粒细胞	-	-	+++	-	+ ~ ++
嗜碱粒细胞	-	-	-	●-	- ~ ++
单核系细胞	-	-	- ~ +	+ ~ ++++	+
淋巴系细胞	-	-	-	- ~ +	+
巨核细胞	-	-	-	- ~ +	++ ~ +++
浆细胞	-	-	-	-	- ~ ++
肥大细胞	-	-	-	-	++
毛细胞	-	-	-	- ~ +	- ~ +

注：●加氟化钠阳性可被抑制

目标检测

选择题

1. 血细胞作过氧化酶染色，下列反应结果不正确的是
   A. 早幼粒细胞阳性 B. 嗜碱粒细胞阳性
   C. 幼单细胞弱阳性 D. 淋巴细胞阴性
   E. 红细胞系阴性

2. 为了鉴别慢性粒细胞性白血病与类白血病，下列首选试验是
   A. SB 染色   B. PAS 染色
   C. NAP 积分测定 D. ACP 染色
   E. POX 染色

3. 下列情况过氧化物酶染色阳性的为
   A. 巨核细胞 B. 粒细胞
   C. 淋巴细胞 D. 浆细胞
   E. 红细胞

4. 骨髓细胞检查以晚幼红细胞增生为主，细胞内铁、外铁明显减少或消失，常见于
   A. 缺铁性贫血
   B. 珠蛋白生成障碍性贫血
   C. 铁粒幼红细胞性贫血
   D. 溶血性贫血
   E. 巨幼细胞性贫血

5. 骨髓原始细胞过氧化物酶染色阴性反应的是
   A. 急性粒细胞白血病
   B. 急性单核细胞白血病
   C. 急性淋巴细胞白血病
   D. 慢性粒细胞白血病
   E. 急性早幼粒细胞白血病

6. 急粒与急单白血病的主要鉴别点是
   A. 过氧化物酶阳性程度
   B. Auer 小体粗细
   C. 血清溶菌酶升高程度
   D. α- 醋酸萘酚染色可否被氟化钠抑制
   E. 无法判断

7. 下列哪项检查有助于急粒与急单的鉴别
   A. POX   B. NSE
   C. PAS   D. 观察有无奥氏小体
   E. 铁粒染色

8. 为了鉴别小原粒性白血病与急性淋巴细胞性白血病，下列首选试验是
   A. POX 染色   B. PAS 染色
   C. NAP 染色   D. NAS-DCE 染色
   E. 铁染色

（欧阳惠君）

第二篇 红细胞疾病及其检验

第五章 贫血概述

学习目标
1. 掌握：贫血的定义、分类及实验室检查方法。
2. 熟悉：红细胞相关理论基础知识及贫血的诊断方法。
3. 了解：贫血的临床表现。

第 1 节 贫血的分类和临床表现

贫血（anemia）是由多种原因引起外周血单位容积内血红蛋白（Hb）浓度、红细胞计数（RBC）及血细胞比容（HCT）低于本地区相同年龄和性别的人群的参考值下限的一种症状。贫血可原发于造血器官疾病，也可能是某些系统疾病的表现。

一、贫血的分类

基于不同的临床特点，贫血的分类方法不同，主要根据细胞形态学、骨髓增生程度及病因和发病机制进行分类，不同的分类方法各有其优缺点。临床上将形态学分类和病因病机分类相结合，对贫血的分类更加趋于完善。

（一）根据外周血形态检查结果对贫血进行分类

外周血常规检查是最基本的也是最重要的检查，镜下对血涂片上红细胞形态的认真观察，可发现红细胞有无形态、着色、结构、排列异常，有无有核红细胞及白细胞和血小板形态异常等，对贫血的诊断和鉴别诊断极为重要。根据外周血红细胞的形态检查结果对贫血有 3 种分类方法。

1. 根据红细胞 MCV、MCH、MCHC 对贫血的形态学分类（表 5-1）

表 5-1 根据 MCV、MCH、MCHC 对贫血的形态学分类

贫血形态学类型	MCV(fl)	MCH(pg)	MCHC(g/L)	病因举例
正常细胞性贫血	82~100	27~34	316~354	急性失血、溶血、造血功能低下、白血病
小细胞低色素性贫血	<82	<26	<316	缺铁性贫血、慢性失血、珠蛋白生成障碍性贫血
单纯小细胞性贫血	<82	<26	316~354	感染、中毒，慢性炎症、尿毒症
大细胞性贫血	>100	>34	316~354	维生素 B_{12}、叶酸缺乏，如巨幼细胞贫血

本法分类的优点：提示贫血的可能病因，对小细胞低色素性贫血及大细胞性贫血的

病因估计有较大帮助。要求 Hb、RBC、HCT 的测定结果必须准确可靠，才能计算出准确的平均值参数，否则将导致分类错误或结果自相矛盾，难以解释。缺点：过于简单，难以估计正细胞性贫血的病因。

2. 根据红细胞 MCV 和 RDW 对贫血的形态学分类（表 5-2）

表 5-2　根据红细胞 MCV 和 RDW 对贫血的形态学分类

红细胞形态	RDW	MCV	疾病举例
正细胞均一性	RDW 正常	MCV 正常	急性失血、溶血、遗传性球形红细胞增多症，慢性疾病
大细胞均一性	RDW 正常	MCV ↑	再生障碍性贫血，MDS，肝病性贫血
小细胞均一性	RDW 正常	MCV ↓	轻型珠蛋白生成障碍性贫血，慢性疾病性贫血
正细胞不均一性	RDW ↑	MCV 正常	早期造血物质缺乏，骨髓纤维化，铁粒幼细胞性贫血
小细胞不均一性	RDW ↑	MCV ↓	缺铁性贫血，HbH 病，红细胞碎片
大细胞不均一性	RDW ↑	MCV ↑	巨幼细胞贫血，自身免疫性贫血，MDS，化疗后

3. 镜下红细胞形态异常（须占一定的比例）提示的贫血类型（表 5-3）

表 5-3　异常形态红细胞对贫血疾病类型的提示

红细胞形态异常	主要疾病	其他疾病
小细胞低色素性红细胞	缺铁性贫血，珠蛋白生成障碍性贫血	慢性失血，铁粒幼细胞性贫血
大红细胞	巨幼细胞贫血	溶血性贫血，骨髓纤维化
球形红细胞	遗传性球形红细胞增多症，自身免疫性溶血性贫血	微血管病性溶血性贫血，低磷酸盐血症
靶形红细胞	珠蛋白生成障碍性贫血，HbC/S 病，HbE 病；不稳定血红蛋白病	缺铁性贫血，脾切除术后，肝病
椭圆形红细胞	遗传性椭圆形红细胞增多症	巨幼细胞性贫血，骨髓纤维化
泪滴形红细胞伴有有核红细胞	骨髓纤维化	骨髓病性贫血，巨幼细胞性贫血，重型珠蛋白生成障碍性贫血，MDS
镰形红细胞	镰形红细胞贫血	血红蛋白病
口形红细胞	遗传性口形红细胞增多症	遗传性球形红细胞增多症、轻型珠蛋白生成障碍性贫血
裂红细胞及碎片	微血管病性溶血性贫血	不稳定血红蛋白病，人工心瓣膜
棘形红细胞	肾衰竭，重症肝病	PK 缺乏症，β- 脂蛋白缺乏症
嗜多色性红细胞	溶血性贫血	各种增生性贫血
嗜碱性点彩红细胞	铅中毒	汞、锌、铋中毒巨幼细胞性贫血
豪-乔小体	重度贫血	巨幼细胞性贫血、脾切除等
卡波环	溶血性贫血	巨幼细胞性贫血、白血病等
红细胞缗钱状排列	多发性骨髓瘤，巨球蛋白血症	冷凝集素综合征及其他球蛋白增多性疾病

以上三种贫血的分类方法可综合分析应用，结合临床资料多数贫血可基本明确诊断。部分病例虽然不能明确病因及诊断，但可帮助确定进一步的检查方向。

（二）根据骨髓有核细胞增生程度及形态学特征对贫血的分类

根据骨髓象细胞形态学特征对贫血的分类见表 5-4。

表 5-4　根据骨髓象细胞形态学特征对贫血的分类

类型	疾病举例
增生性贫血	溶血性贫血，失血性贫血，缺铁性贫血
增生不良性贫血	再生障碍性贫血，纯红细胞再生障碍性贫血
骨髓红系成熟障碍（无效生成）	巨幼细胞性贫血，缺铁性贫血，铁粒幼细胞性贫血，MDS，慢性疾病性贫血

（三）根据血清中可溶性转铁蛋白受体（sTfR）、血清铁蛋白（SF）和网织红细胞（Ret）的测定结果对贫血的分类

根据 sTfR、SF、Ret 的测定结果对贫血的分类见表 5-5。

表 5-5　根据 sTfR、SF、Ret 的测定结果对贫血的分类

sTfR	SF	Ret	贫血类型
↑	↓	正常	缺铁性贫血
↓	↑	↓	增生障碍性贫血
↑	↑	正常	无效生成性贫血
↑	↑	↑	溶血性贫血

（四）根据贫血的病因及发病机制对贫血的分类

通常分为三大类：红细胞生成减少；红细胞破坏过多；失血，见表 5-6。

表 5-6　根据贫血的病因及发病机制对贫血的分类

病因和发病机制	常见疾病
红细胞生成减少	
骨髓造血功能障碍	
干细胞增殖分化障碍	再生障碍性贫血，纯红细胞再生障碍性贫血，骨髓增生异常综合征等
骨髓被异常组织侵害	骨髓病性贫血（白血病、骨髓瘤、癌转移、骨髓纤维化）
骨髓造血功能低下	继发性贫血（肾病、肝病、感染性疾病、内分泌疾病等）
造血物质缺乏或利用障碍	
铁缺乏和铁利用障碍	缺铁性贫血、铁粒幼细胞性贫血等
维生素 B_{12} 或叶酸缺乏	巨幼细胞性贫血等
红细胞破坏过多	
红细胞内在缺陷	
红细胞膜异常	遗传性球形、椭圆形、口形红细胞增多症，阵发性睡眠性血红蛋白尿 (PNH)
红细胞酶异常	葡萄糖-6-磷酸脱氢酶缺乏症，丙酮酸激酶缺乏症等
血红蛋白异常	珠蛋白生成障碍性贫血，异常血红蛋白病，不稳定血红蛋白病

续表

病因和发病机制	常见疾病
红细胞外在异常	
免疫溶血因素	自身免疫性，药物诱发，新生儿同种免疫性，血型不合输血等
理化感染等因素	微血管病性溶血性贫血，化学、物理、生物因素致溶血
其他	脾功能亢进
红细胞丢失过多	急性失血性贫血、慢性失血性贫血

不同的贫血分类方法各有其优缺点，临床上将红细胞形态学和病因病机分类相结合应用，以期更好地进行贫血的诊断和治疗。

▶▶ 二、贫血的临床表现

贫血的临床表现主要是因器官组织缺氧和机体对缺氧的代偿机制所引起。其临床症状有无及严重程度，取决于各器官组织缺氧的程度、产生贫血的原因、贫血的发展速度、患者的机体状况、对缺氧的代偿能力和适应能力。贫血所导致的临床症状和体征可涉及全身各系统，其共同的临床表现主要有：

（一）一般表现

一般表现主要是疲乏无力，皮肤、黏膜（常观察唇黏膜、睑结膜）和甲床苍白等。

（二）心血管及呼吸系统症状

心悸、气短，心率加快及呼吸加深，在运动和情绪激动时更明显，重者心脏扩大，甚至心力衰竭。

（三）神经系统症状

头痛，头晕，目眩，耳鸣，畏寒，嗜睡，精神委靡不振，反应迟钝等。

（四）消化系统症状

食欲减退，恶心，消化不良，腹胀，腹泻和便秘等。

（五）泌尿生殖系统症状

肾脏浓缩功能减退，可有多尿、蛋白尿等轻微的肾功能异常表现。妇女可有月经不调等。

（六）其他

皮肤干燥，毛发无光泽，严重者可因视网膜血管扩张或出血而影响视力。遗传性溶血性贫血患者常有反复出现的下肢溃疡。

不同类型的贫血，由于病因及发病机制的不同，常有其特有的临床表现，如溶血性贫血常见黄疸、脾大等。

第 2 节 贫血的诊断

贫血的实验室检查有血常规检查、红细胞形态观察、网织红细胞计数、骨髓细胞形态学及病理组织学检查、病因检查等。其诊断过程为：①确定有无贫血；②贫血的严重程度；

③查清贫血的病因，结合临床资料，明确诊断。

一、确定有无贫血

根据 Hb、RBC、HCT 的测定值确定有无贫血。

（一）国内成人贫血的诊断标准

成人贫血的诊断标准见表 5-7。

表 5-7　成人贫血的诊断标准

	成年男性	成年女性
血红蛋白 (g/L)	< 120	< 110(孕妇< 100)
红细胞计数 ($\times 10^{12}$/L)	< 4.0	< 3.5
血细胞比容 (L/L)	< 0.40	< 0.35

（二）国外诊断贫血的标准

贫血的血红蛋白诊断标准较为统一，都以世界卫生组织（WHO）制定的贫血标准（1972 年）为准。在海平面地区，血红蛋白按以下水平诊断贫血（表 5-8）：

表 5-8　世界卫生组织制定的贫血的血红蛋白诊断标准（1972 年）

	6个月~6岁儿童	6~14岁儿童	成年男性	成年女性（非妊娠）	妊娠妇女
血红蛋白 (g/L)	< 110	< 120	< 130	< 120	< 110

（三）小儿贫血的诊断标准

根据世界卫生组织资料和 1986 年联合国儿童基金会的建议：出生 10 天内新生儿 Hb 小于 145g/L；1 个月以上 Hb 小于 90g/L；4 个月以上 Hb 小于 100g/L；6 个月~6 岁者 Hb 小于 110g/L；6~14 岁者 Hb 小于 120g/L，即可诊断为贫血。

以上诊断标准的地区以海平面计，海拔每增高 1000m，Hb 升高约 4%。海拔在 3500m 以上的高原地区占我国国土面积 1/6，其贫血诊断标准应另补充规定。

二、贫血程度划分

（一）成人贫血程度划分

根据 Hb 浓度，成人贫血程度划分为 4 级。
轻度：Hb 介于参考值下限至 91g/L，症状轻微。
中度：Hb61~90g/L，体力劳动时心慌气短。
重度：Hb31~60g/L，休息时感心慌气短。
极重度：Hb≤30g/L，常合并贫血性心脏病。

（二）小儿贫血程度的划分

(1) 6 个月以上小儿同成人标准。
(2) 新生儿和 6 个月以内小儿不照此标准。

三、查明贫血的原因

贫血的诊断以查明贫血的性质和病因最为重要,在分析各项的实验室检查结果的同时,一定要紧密结合临床资料,进行综合分析,主要有:

(一)临床资料搜集和分析

1. 详细了解患者的病史　包括饮食习惯,药物史及有无接触有毒、有害物质,有无出血史(女性患者要询问其月经史及有无月经过多),有无其他慢性疾病,家庭成员贫血史,输血史,地区流行性疾病等。

2. 详细的体格检查　注意有无肝、脾、淋巴结肿大,注意皮肤、黏膜是否苍白,有无紫癜、黄疸等。

(二)贫血的病因检查

贫血病因检查包括有溶血性贫血的实验室检查、有关临床基础检验、生化检验、微生物及免疫学检验、寄生虫学检验、组织病理学检查、核素检验等实验室检查和其他相关检查,如内镜检查、B超、X线检查、CT、磁共振检查等。

(三)常见贫血的实验室检验项目

贫血的诊断过程是在详细了解患者病史和仔细体格检查的基础上,先进行血液学的一般检查,根据检查结果,分析确定贫血的类型,结合临床资料,得出初步的诊断意见和明确进一步的检查方向。然后再有的放矢地选择最直接、最有效、最有价值、最经济的病因检查项目及项目组合和检验步骤。当确定贫血的形态学分类时,进一步分析诊断如下:

1. 小细胞低色素性贫血　首选有关铁代谢的检验项目,如铁蛋白(SF)、血清铁(SI)、骨髓铁染色等。①铁缺乏,多数为缺铁性贫血,如结合临床资料可找到其病因,即明确诊断,骨髓检查并非必须;如原因不明应做骨髓检查和进一步的病因检查。②如为高铁血症,应作骨髓细胞学检查和骨髓铁染色,细胞外铁增高,细胞内铁环形铁粒幼细胞超过10%~15%以上,为铁粒幼细胞贫血。③正常或增高,可见于血红蛋白病,如珠蛋白生成障碍性贫血或不稳定性血红蛋白病,应做进一步相关检查。④SI降低、SF正常或增高,多数为慢性疾病导致的继发性贫血,根据临床情况做进一步检查。

2. 正细胞性贫血　首选网织红细胞检查。①增高,结合病史、红细胞形态、胆色素代谢等的检查结果,多为急性失血性贫血或溶血性贫血。②正常或减低,应做骨髓细胞学检查和(或)骨髓活检;如骨髓象大致正常,可见于:肾病性贫血,内分泌异常致贫血(包括甲状腺功能低下、肾上腺皮质功能低下、性腺功能低下、垂体功能低下等);如骨髓增生低下可见于造血功能障碍性贫血;如骨髓被浸润,见于白血病、骨髓瘤、癌转移、骨髓纤维化等。③明显减低,骨髓单纯红细胞系增生障碍,为纯红细胞再生障碍性贫血。

3. 大细胞性贫血　首选网织红细胞检查。①明显增高,见于急性失血后贫血、溶血后贫血及巨幼细胞贫血治疗后。②轻度增加或减低,应做骨髓细胞学检查;骨髓检查有巨幼细胞造血,见于叶酸和维生素B_{12}缺乏的巨幼细胞贫血及其他原因引起的巨幼细胞贫血;骨髓检查如有红系细胞的类巨幼样变,并有粒系和巨核系异常增生及病态造血,见于红白血病和骨髓增生异常综合征;骨髓检查如无巨幼细胞造血,见于部分甲低、肝病性贫血和部分MDS患者等。

(欧阳惠君)

第六章 再生障碍性贫血

学习目标
1. 掌握：再生障碍性贫血的定义、血液学特点。
2. 熟悉：再生障碍性贫血发病机制、诊断依据。
3. 了解：急、慢性再生障碍性贫血的临床表现。

案例 6-1

患者王某，女，30岁。入院前4周得了严重的结肠炎，医生给她开了氯霉素（250mg/粒），她每天吃8粒，服药约1周。停药约1周后，患者全身皮肤出现自发性的出血点，因血小板减少症和血尿，收入院。查体：全身散在瘀点、瘀斑，巩膜不黄，肝脾未及。

实验室检查：①血常规：血红蛋白70g/L，红细胞数 2.2×10^{12}/L，网织红细胞0.04%，白细胞总数 1.05×10^9/L。白细胞分类：中性分叶核粒细胞9%，成熟淋巴细胞90%，单核细胞1%，血小板 20.0×10^9/L。②尿常规：血尿。③大便常规：大便呈柏油状。

骨髓细胞分类计数结果如下：

细胞种类	百分比 (%)	细胞种类	百分比 (%)
中性杆状核粒细胞	2.5	中性分叶核粒细胞	11.0
中幼红细胞	0.5	晚幼红细胞	1.5
单核细胞	1.0	巨噬细胞	1.0
网状细胞	2.5	浆细胞	3.0
巨核细胞	全片仅见1个		

骨髓在显微镜下的形态提示造血功能几乎完全衰竭。

患者接受了维生素 B_{12}、叶酸和输新鲜血治疗，但无效。

问题：
1. 该案例中的患者可能患什么病？
2. 本案例中引起该病的原因可能是什么？
3. 可采用什么措施治疗该病？

一、概述

再生障碍性贫血（aplastic anemia，AA），简称再障，是一组因化学、物理、生物因素及不明原因所致造血功能衰竭的综合征。按其发病原因，分为先天性再障（Fanconi anemia，FA）和获得性再障两种，通常所说的再障是指后者。获得性再障，分为原发性再障和继发性再障两类，约各占一半，前者往往原因未明。其特征是造血干细胞和（或）造血微环境功能障碍，造血红髓被脂肪替代，导致全血细胞减少，进行性贫血、出血和感染，而肝、脾、淋巴结不肿大。患者以青壮年居多，男性多于女性。本病的病因和发病机制复杂。继发性再障的病因主要有：

1. 药物和化学因素　如氯霉素、解热镇痛药、治疗肿瘤的细胞毒药物、苯及衍生物、杀虫剂等。

2. 感染因素　如肝炎病毒、EB 病毒等。

3. 电离辐射　如 X 线、放射性核素等。

4. 内分泌因素　如垂体功能减退症及其他因素如妊娠并发 AA。

AA 的发病机制往往是多方面因素作用的结果，目前公认的有：

1. 造血干细胞异常　应用细胞培养技术发现 AA 患者的造血干细胞/祖细胞的数量减少，并有质的异常，增殖分化障碍。

2. 造血微环境缺陷　包括基质细胞和神经体液调节因子等的缺陷，影响了造血干细胞的增殖分化。

3. 免疫机制异常　部分患者存在 T 淋巴细胞介导的免疫抑制，与活化的细胞毒性 T 淋巴细胞和造血负调控因子水平增高（如干扰素、白细胞介素-2 等）有密切关系，可抑制自身或正常人的骨髓造血细胞增殖。

4. 遗传倾向　AA 虽非典型遗传性疾病，但有一定的遗传倾向，患者对致病因素的易感性可能与遗传因素有关。

临床上根据其病程及表现将再障分为重型再障和非重型再障两型。

1. 重型再障 (SAA)　起病急骤，进展迅速，病情严重，可以贫血、出血或发热起病。贫血多呈进行性加重，出血与感染的表现突出。多数患者有发热，体温在39℃以上，以呼吸道感染最常见，其次有消化道、泌尿生殖道及皮肤、黏膜感染等。感染菌以革兰阴性杆菌、金黄色葡萄球菌和真菌为主，常合并败血症。出血倾向严重，部位广泛，除皮肤、黏膜外，还常有内脏出血。

皮肤出血点或大片瘀痕，有鼻出血、牙龈出血、眼结膜出血等。深部脏器出血时可见呕血、咯血、便血、阴道出血、眼底出血和颅内出血，出血量较多，后者常危及患者的生命。严重感染可加重出血，出血容易继发感染，出血和感染又加重贫血。此型治疗效果不佳，病程短。

2. 非重型再障 (NSAA)　起病及进展较缓慢。病情较重型轻。贫血往往是首发和主要表现。贫血呈慢性过程，常见面色苍白、乏力、头昏、心悸、活动后气短等，输血后症状改善。出血较轻，以皮肤、黏膜为主。除妇女易有阴道出血外，很少有内脏出血，出血较易控制。感染以呼吸道多见，合并严重感染者少见。

▶▶ 二、实验室检查

（一）血象

以全血细胞减少为主要特征，但红细胞、粒细胞、血小板减少的程度和先后顺序各病例有所不同（图6-1）。贫血为正细胞性，网织红细胞绝对值明显减少，也见不到嗜多色性红细胞和有核红细胞。各类白细胞都减少，其中以中性粒细胞减少尤为明显，而淋巴细胞比例相对增多。血小板不仅数量减少，而且体积小和颗粒减少，功能减低。重型再障：血红蛋白下降较快，网织红细胞 <1%，绝对值 <15×10⁹/L；中性粒细胞绝对值常 <0.5×10⁹/L；血小板 <20×10⁹/L，常 <10×10⁹/L；非重型再障：血红蛋白下降较缓慢，网织红细胞、白细胞与中性粒细胞和血小板数常较重型再障为高。

（二）骨髓象

1. 重型再障 骨髓穿刺和制片后均可见脂肪滴明显增多，骨髓液稀薄，有核细胞增生极度低下。造血细胞（粒系、红系、巨核系细胞）明显减少，且不见早期幼稚细胞，巨核细胞常缺如；非造血细胞（包括淋巴细胞、浆细胞、肥大细胞等）比例增高，有时淋巴细胞比例高达 80%。如有骨髓小粒，染色后镜下为空网状结构或为一团纵横交错的纤维网，其中造血细胞极少，大多为非造血细胞（图 6-1）。

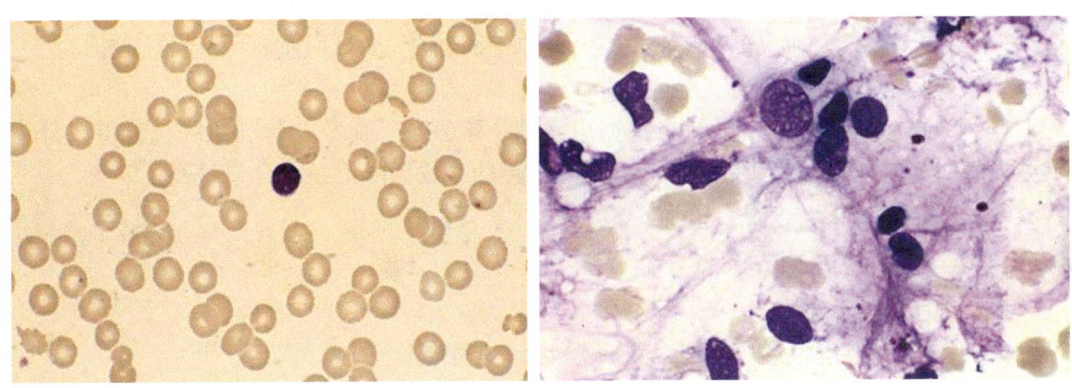

●● 图 6-1 再障血片、骨髓片（瑞 - 姬染色；×1000）●●
骨髓造血岛成空网状，仅见成纤维细胞、淋巴细胞、网状细胞和大量网状纤维，未见造血细胞

2. 非重型再障 受累骨髓呈向心性发展，骨髓有散在的增生灶，故常因穿刺部位不同，骨髓象表现也不一致。需多部位穿刺或进行骨髓活检，才能获得较明确的诊断。多数病例骨髓增生减低，三系造血细胞减少，其中幼红细胞和巨核细胞减少明显；非造血细胞比例增加，常 >50%。如穿刺遇增生灶，骨髓可增生活跃，红系可有代偿性增生，以核高度固缩的"炭核"样晚幼红细胞多见，这可能因红系成熟停滞、晚幼红细胞脱核障碍所致；粒系减少，主要见到的是晚幼粒和成熟型粒细胞，胞质中的颗粒常粗大；骨髓小粒改变同重型再障相似，但以脂肪细胞较多见。

（三）骨髓病理组织学检验

骨髓增生减低，造血组织与脂肪组织容积比降低（小于 0.34）。造血细胞减少（特别是巨核细胞减少），非造血细胞比例增加，并可见间质水肿、出血甚至液性脂肪坏死。骨髓活检对再障的诊断具有重要价值。

（四）其他检验

（1）骨髓铁染色可见细胞内、外铁均增加；血清铁增高；血清可溶性转铁蛋白受体（sTfR）减少。

（2）溶血检查 CD55，CD59 正常。

（3）中性粒细胞碱性磷酸酶活性增高，与 PNH 降低不同。

（4）造血祖细胞培养有助于了解患者的发病机制和治疗方案的选择。

（5）免疫功能的检查，T4/T8 比值异常。

三、诊断

（一）我国现行再生障碍性贫血的诊断标准

1987年第四届全国再生障碍性贫血学术会议确定我国现行再生障碍性贫血的诊断标准如下：

(1) 全血细胞减少，网织红细胞绝对值减少。

(2) 一般无肝脾大。

(3) 骨髓至少1个部位增生减低或重度减低（如增生活跃，须有巨核细胞明显减少），骨髓小粒非造血细胞增多（有条件者应做骨髓活检等检查）。

(4) 能排除引起全血细胞减少的其他疾病，如阵发性睡眠性血红蛋白尿症、骨髓增生异常综合征中的难治性贫血、急性造血功能停滞、骨髓纤维化、急性白血病、恶性组织细胞病等。

(5) 一般抗贫血药物治疗无效。

诊断为再生障碍性贫血后，再根据患者的临床表现、血象、骨髓象综合分析区分为重型再障和非重型再障，其各自诊断标准及再障的疗效标准请参见有关专著。

（二）先天性再生障碍性贫血（范可尼贫血，FA）诊断

(1) 年幼儿童（5～10岁）。

(2) 智力低下。

(3) 伴先天性畸形（身材矮小、小头畸形和骨骼畸形等）。

(4) 全血细胞减少，骨髓增生不良，可考虑此病。往往其家族中有此类患者，染色体检查的结果是诊断本病的重要依据。

（三）鉴别诊断

再生障碍性贫血需与下列疾病鉴别：

1. 阵发性睡眠性血红蛋白尿 (PNH) AA与PNH不发作型鉴别较困难，但后者出血及感染均较轻，中性粒细胞碱性磷酸酶积分不增高；网织红细胞绝对值常大于正常，骨髓中红系增生较明显；细胞内、外铁均减少；经溶血性疾病的实验室检查可确诊。

2. 骨髓增生异常综合征 (MDS) AA与MDS中的难治性贫血（RA）鉴别也较困难。但RA骨髓增生，以病态造血为特征，可见红细胞大小不等，易见大红细胞、有核红细胞、异型白细胞及小巨核等。

3. 再生障碍危象 见本章第二节。

4. 其他疾病 骨髓纤维化、急性白血病、嗜血细胞综合征、骨髓转移癌、巨幼细胞性贫血、脾功能亢进等疾病都可有外周血的三系减少，但患者体征中的脾大、淋巴结肿大、骨压痛；外周血有幼红细胞和幼白细胞；骨髓象特征都与AA明显不同。

> **链接**
>
> 单纯红细胞再生障碍性贫血(pure red cell aplasia, PRCA)是骨髓中只有红细胞系统造血障碍为特征的一组异质性综合征。表现为外周血红细胞、血红蛋白显著减少，而白细胞和血小板计数正常；骨髓中幼红细胞显著减少，粒系、巨核系增生正常。按其病因学分为先天性和获得性两大类。PRCA有一般贫血的症状，无出血、发热及肝脾大，诊断主要是根据其血象和骨髓象中单纯的红细胞系的减少，网织红细胞显著减少，而粒系和巨核细胞系正常而确定，无病态造血和髓外造血；有关溶血性贫血的实验室检查均为阴性。

第七章 再生障碍危象

案例 7-1

患者，女性，45岁，患自身免疫性贫血1年，1周前有感冒、咳嗽，1天前突然寒战、高热，全身皮肤及口腔黏膜出血。

血常规：血红蛋白60g/L，白细胞$0.8×10^9$/L，分类中性粒细胞25%，成熟淋巴细胞74%，血小板$15×10^9$/L，网织红细胞0.3%。骨髓检查：骨髓象显示有核细胞增生减低，粒系、红系及巨核细胞均明显减少，成熟淋巴细胞占68%。

问题：
1. 该案例中的患者可能患什么病？
2. 请列出对该病的诊断依据。
3. 该病的外周血细胞形态变化怎样？

▶▶ 一、概述

再生障碍危象（aplastic crisis），简称再障危象，是由于多种原因所致的骨髓造血功能急性停滞，本病亦可称为急性造血功能停滞。血中红细胞及网织红细胞减少或全血细胞减少。此病可在短期内恢复。

再障危象患者在原有疾病，如慢性溶血性贫血、非溶血性血液疾病或非血液系统疾病的基础上，常先有短暂的上呼吸道感染或胃肠炎，有时也发生于非典型肺炎、腮腺炎和传染性单核细胞增多症患者。故认为感染，特别是病毒感染可能是本病的主要原因，如微小病毒B19感染。此外，有些药物也能引起再障危象，如氯霉素、苯妥英钠、磺胺类药物、秋水仙碱等。

该病的临床表现不一，除原发疾病的症状外，当只有红系造血停滞时，患者可突然出现贫血或原有贫血突然加重、乏力加剧；当有粒细胞系造血停滞和血小板减少时，可伴有高热或原有发热加重和有出血倾向。本病预后良好，多数患者在1~2周内恢复。治疗目的在于帮助患者度过危象期，及时、正确的诊断很重要。

▶▶ 二、实验室检查

（一）血象

Hb、RBC、HCT明显减少，Hb常低至20~30g/L，网织红细胞急剧下降或为0，红细胞形态由原发病决定。当伴有粒细胞减少时，淋巴细胞比例明显升高，粒细胞胞质内可见中毒颗粒。有的患者可见异型淋巴细胞和偶见组织细胞。当伴有巨核细胞造血停滞时，可有血小板明显减少。

(二)骨髓象

多数增生活跃,有的增生减低或重度减低。当只有红系造血停滞时,正常幼红细胞难见,粒红比值明显增高,在骨髓涂片中可见巨大原红细胞(giant proerythroblast)是其突出特点。该细胞圆形或椭圆形,直径为30~50μm,形态特征与正常原红细胞相似,粒系和巨核细胞系大致正常。当伴有粒系造血停滞时,正常粒细胞明显减少,可见巨大早幼粒细胞。当伴血小板减少时,可见巨核细胞数量减少,多为颗粒型巨核细胞,无血小板形成,有退行性变。有的患者红系、粒系、巨核细胞系均造血停滞,骨髓增生重度减低,造血细胞明显减少,非造血细胞比例明显增高,同急性再生障碍性贫血相似。但部分病例可见异型淋巴细胞和反应性组织细胞增多,可偶见早期粒系、红系细胞。

▶▶ 三、诊断

本病的诊断须结合患者的病史、用药史、血象、骨髓象进行综合分析。如见到具有特征性的巨大原红细胞和巨大早幼粒细胞、反应性的异型淋巴细胞和组织细胞增多等,具有提示性的诊断价值。

急性造血停滞需与下列两种疾病鉴别:①重型再生障碍性贫血;②纯红细胞再生障碍性贫血。

> **链 接**
>
> 阵发性睡眠性血红蛋白尿(paroxysmal nocturnal hemoglobinuria,PNH)是一种获得性造血干细胞基因突变引起红细胞膜缺陷所致的克隆性溶血性疾病。临床表现为与睡眠有关的间歇溶血发作,以血红蛋白尿为主要特征,多为慢性血管内溶血,可伴有全血细胞减少和反复血栓形成。实验室检查:半数以上患者骨髓中三系增生活跃,尤以红系造血旺盛;外周血检查,贫血几乎为所有患者的表现,呈正细胞正色素或低色素性贫血,网织红细胞增高,可见有核红细胞及红细胞碎片。白细胞和血小板多减少,半数患者表现为全血细胞减少。PNH易发生溶血再障危象。

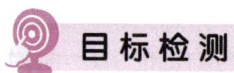

目标检测

选择题

1. 下列关联组合错误的是
   A. 大红细胞—维生素B_{12}或叶酸缺乏
   B. 靶形红细胞—珠蛋白生成障碍性贫血
   C. 红细胞小细胞低色素性—IDA
   D. 卡波环—AA
   E. 镰刀形红细胞—HbS病

2. 除哪项外,骨髓检查可出现巨幼红细胞或类巨幼红细胞增多
   A. IDA   B. 恶性贫血
   C. 缺乏维生素B_{12} D. 白血病治疗后
   E. 缺乏叶酸

3. 某骨髓象特征为:增生重度减低。粒、红两系均严重减少,淋巴细胞相对增多,巨核细胞不易找到。浆细胞、组织嗜碱细胞增多。最可能是
   A. 急性失血性贫血   B. 恶性贫血
   C. 急性再生障碍性贫血 D. 缺铁性贫血
   E. 铁粒幼细胞性贫血

4. 外周血中一般无幼稚细胞出现的疾病是
   A. 慢性白血病   B. 急性白血病
   C. 急性红白血病   D. 再生障碍性贫血
   E. 增生性贫血

5. 某患者,乏力,肝脾不大,全血细胞减少,骨

髓增生低下，巨核细胞减少，非造血细胞增多，本病最有可能的诊断是

A. 巨幼红细胞贫血　　B. 缺铁性贫血

C. 溶血性贫血　　　　D. 再生障碍性贫血

E. 慢性病贫血

6. 下列哪项检查不符合再生障碍性贫血的诊断

A. 无肝脾大及淋巴结肿大

B. 外周血有核红细胞减低

C. 巨核细胞减少

D. 先累及髂骨，然后向心性发展，最后累及脊柱及胸骨

E. 网织红细胞升高

7. 表现为再生障碍危象的是

A. 慢性溶血者突发全血细胞和网织红细胞减少

B. 急发全身症状，发热，休克，出现血红蛋白尿症

C. 急发全血细胞减少，网织红细胞 >5%，出现肾衰竭

D. 红细胞数、血红蛋白量骤降，出现血红蛋白血症

E. 全血细胞减少，网织红细胞不减少

8. 不属再生障碍性贫血的发病机制是

A. 造血干细胞损伤　　B. 造血微环境损伤

C. 免疫性造血抑制　　D. DNA 合成障碍

E. 放射因素

9. 下列选项不属于再生障碍性贫血特征的是

A. 造血干细胞和（或）造血微环境功能障碍

B. 红髓常常被脂肪替代

C. 全血细胞减少

D. 进行性出血、贫血和感染

E. 肝、脾、淋巴结肿大

10. 某女，30 岁，乏力，四肢散在瘀斑，肝脾不大，Hb：45g/L，RBC：1.06×10^{12}/L，WBC：2.0×10^9/L，N：32%，L：68%，PLT：25×10^9/L，骨髓增生低下，巨核缺无。可能诊断为

A. 粒细胞减少症　　　B. 再生障碍性贫血

C. 巨幼红细胞贫血　　D. 急性白血病

E. 珠蛋白生成障碍性贫血

（欧阳惠君）

第八章 铁代谢障碍性贫血

第1节 铁代谢

学习目标
1. 掌握：铁代谢，归纳铁代谢检查项目。
2. 熟悉：铁代谢检查项目的临床意义。
3. 了解：铁代谢检查的应用评价。

▶ 一、概述

铁是人体所需要的最重要微量元素之一，是合成血红蛋白、肌红蛋白的原料，同时也是细胞呼吸酶（如细胞色素酶和过氧化物酶）的重要组成成分，是人体正常生理活动不可缺少的物质。

（一）铁的分布

铁在人体内的分布很广，几乎所有组织都含有铁，以肝、脾含量最丰富。健康人体内铁的总量为 3~5g（男性约为 50mg/kg，女性约为 40mg/kg）。大部分铁在血红蛋白中（所占比例最大约为 65%），少量存在于肌红蛋白、各种酶和血浆中，呈运输状态的铁仅占全身铁的极小部分。多余的铁以铁蛋白（ferritin）和含铁血黄素（hemosiderin）的形式储存于肝、脾、骨髓等处，储存铁的多少，因各人的情况不同差别较大。

（二）铁的来源

人体所需的铁，一方面来源于食物，食物中的铁（多为高铁）被还原成亚铁（Fe^{2+}）在胃肠道被吸收，食物中含铁量较高的有海带、紫菜、木耳、香菇、动物肝等，而乳类、瓜果含铁量较低，用铁的炊具烹调食物可使食物中的铁含量增加；另一方面，体内红细胞衰老破坏所释放出的铁，经处理后可作为铁的来源而被再利用，每天约有 6.3g 血红蛋白（含铁 21mg）被处理。铁的吸收量主要取决于体内铁储存量及红细胞生成的速度。

（三）铁的吸收

铁在胃肠道被吸收，亚铁（二价）比高价铁（三价）易于吸收，食物中的铁主要是高价铁，胃蛋白酶和游离盐酸使食物中的铁游离出来，并在维生素C等还原物质作用下，将高价铁还原成亚铁，有利于铁的吸收。铁的主要吸收部位在十二指肠及小肠上 1/4 段被吸收，铁能吸收量主要取决于体内铁储存量及红细胞生成的速度。为保持体内铁的动态平衡，健康成年男性及无月经的妇女，每天需吸收铁 0.5～1mg；月经期妇女需 1～2mg；孕妇需 2～5mg；婴儿需 0.5～1.5mg。

（四）铁的转运

吸收入血浆中的亚铁被氧化成高铁后，与血浆中的转铁蛋白相结合，1 分子转铁蛋白能结合 2 个三价铁离子，将铁运送至利用和储存场所。幼红细胞和网织红细胞膜上有丰富的转铁蛋白受体，它与转铁蛋白结合成受体-转铁蛋白复合物后，通过细胞的胞饮作用进入胞质中，复合物在胞质中释放铁，转铁蛋白则返回细胞表面，再回到血浆中。

（五）铁的利用

进入胞质内的铁转移至线粒体后在血红素合成酶催化下，与原卟啉结合成血红素，再与珠蛋白合成血红蛋白。血红蛋白的合成主要发生在中、晚幼红细胞内，网织红细胞尚能合成血红蛋白，而成熟红细胞则不再合成。当红细胞被破坏，血红蛋白先被氧化成高铁血红蛋白，尔后血红素与珠蛋白分解，被释放出来的铁几乎全部在巨噬细胞中。

（六）铁的储存

铁主要储存在肝、脾和骨髓中。储存铁的主要形式铁蛋白和含铁血黄素。铁蛋白分子的形状近似球形，包括：一个是不含铁的蛋白质外壳，称去铁蛋白；另一个为中心腔，含铁多少不一，核心最多可容纳约 4500 个铁原子，具有巨大储铁能力。含铁血黄素是铁蛋白脱去部分蛋白质外壳的聚合体，是铁蛋白变性的产物，也是储存铁的一种形式，但比铁蛋白中的铁难以动员和利用。含铁血黄素存在于巨噬细胞等多种细胞中，由于其在幼红细胞外，所以称为细胞外铁。幼红细胞中存在的细颗粒铁蛋白聚合体，称为细胞内铁，这种幼红细胞称为铁粒幼细胞。在铁代谢平衡的情况下，储存铁很少动用，当机体缺铁时，首先是储存铁被消耗，可通过转铁蛋白的运输而动用，并由此可足够合成全身 1/3 的血红蛋白。当储存铁耗尽后再继续缺铁时才会出现贫血。

（七）铁的排泄

正常人铁的排泄量很少，主要由肠道脱落的细胞从粪便排出体外，少量由胆汁、尿液、皮肤和汗液排泄。成年男性平均每天排泄约 1mg，成年女性由于月经、妊娠、哺乳等原因，平均每天排泄约 2mg，故妇女失铁的机会比健康男子多。铁的代谢过程见图 8-1。

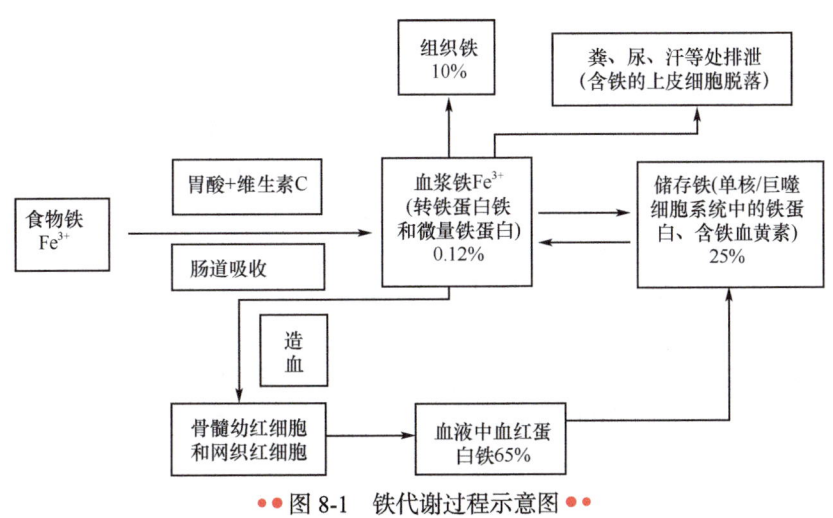

图 8-1　铁代谢过程示意图

二、铁代谢检查

（一）血清铁蛋白测定

血清铁蛋白测定（measurement of serum ferritin，SF）多采用放射免疫分析法、电化学发光免疫分析法，现介绍电化学发光免疫分析法。

1. 原理 一定量生物素化抗铁蛋白单克隆抗体（一抗）和三联吡啶钌标记的抗铁蛋白单克隆抗体（二抗），加入待检血清，血清中的铁蛋白与双抗体结合，形成抗原抗体复合物，使与链霉亲和素包被的磁性微粒结合，结合的磁性微粒被工作电极下的磁铁吸附于电极表面，未结合的游离物均被洗弃，检测电极通电产生化学发光，产生的光子强度与抗原抗体复合物的量呈线性关系，仪器自动从标准曲线中得出检测结果。

2. 参考值 男性 15～200μg/L，女性 12～150μg/L。

3. 临床意义

（1）降低：常见于缺铁性贫血早期、失血、慢性贫血和营养缺乏等。

（2）增高：见于铁粒幼细胞贫血、肝疾病、血色病、过量输血、急性感染、恶性肿瘤等。

（二）血清转铁蛋白测定

血清转铁蛋白测定（measurement of serum transferrin，Tf）常用的测定方法有免疫散射比浊法、免疫透射比浊法、放射免疫法和电泳免疫扩散法等。

1. 原理 免疫散射比浊法：利用抗人转铁蛋白抗体与血清中的转铁蛋白结合形成抗原抗体复合物，其散射光的强度与抗原抗体复合物的浊度成正比，与标准曲线比较，即可计算出转铁蛋白浓度。

2. 参考值 2.0～3.6g/L。

3. 临床意义

（1）转铁蛋白增高：见于缺铁性贫血、慢性失血和妊娠。

（2）转铁蛋白降低：见于急性白血病、肾病综合征、肝硬化、恶性肿瘤、炎症等。

（三）血清铁测定

略，见《生物化学检验技术》。

（四）血清总铁结合力测定

血清总铁结合力（total iron binding capacity，TIBC）是指血清中转铁蛋白全部与铁结合后铁的总量，可反映血清中铁蛋白的水平。

1. 原理 血清中加入已知过量的铁标准液，是血清中转铁蛋白与铁结合达到饱和，再用吸附剂（轻质碳酸镁）除去多余的铁，以测定血清铁的方法测定铁的含量，即为总铁结合力。总铁结合力减去血清铁即为未饱和铁结合力（UIBC）。血清铁与血清总铁结合力的百分比称为转铁蛋白饱和度（transferrin saturation，TS）。

2. 参考值 男性：50～77μmol/L，女性：54～77μmol/L。

3. 临床意义

（1）增高：常见于缺铁性贫血、急性肝炎、红细胞增多症等。

（2）降低或正常：见于铁粒幼细胞贫血、恶性肿瘤、再生障碍性贫血、慢性感染、溶血性贫血、肾病综合征等。

（五）血清可溶性转铁蛋白受体测定

血清可溶性转铁蛋白受体测定（soluble serum transferring receptor，s-TfR）常采用酶联免疫双抗体夹心法。

1. 原理 包被于固相上的特异多克隆清转铁蛋白受体抗体与待测血清中转铁蛋白受体结合，形成抗原抗体复合物，再加入酶标记的特异性多克隆转铁蛋白受体抗体，与抗原抗体复合物进行特异性结合，洗去未结合的酶标记的多克隆抗体，加入底物显色剂，其颜色深浅与转铁蛋白受体的量成正比。

2. 参考值 12.5~26.5nmol/L，各实验室应根据试剂盒说明书上的参考值进行判断。

3. 临床意义

（1）升高：常见于缺铁性贫血和溶血性贫血。

（2）降低：见于再生障碍性贫血、慢性病性贫血、肾衰竭等。

本测定用于 EPO 治疗各类贫血的疗效观察和剂量调整、观察骨髓移植后的骨髓重建情况及肿瘤化疗后骨髓抑制和恢复情况。

第 2 节 缺铁性贫血

学习目标

1. 掌握：缺铁性贫血的定义、发展阶段、缺铁性贫血的实验室检查。
2. 熟悉：缺铁性贫血的发病机制、诊断和鉴别诊断。
3. 了解：该病的临床表现。

案例 8-1

患者，女，28 岁，因面色苍白、头晕、乏力 1 年余，加重伴心慌 1 个月来诊。无便血、黑便、尿色异常、鼻出血和齿龈出血。睡眠好，体重无明显变化。既往体健，无胃病史，无药物过敏史。月经初潮 14 岁，7 天/27 天，末次月经半月前，近 2 年月经量多，半年来更明显。

入院检查：T 36℃，P 104 次/分，R18 次/分，Bp 120/70mmHg，一般状态好，贫血貌，皮肤黏膜无出血点，浅表淋巴结不大，巩膜不黄，口唇苍白，舌乳头正常，心肺无异常，肝脾不大。

B 超检查：子宫内有 3.5cm×4.4cm 的实质性包块。

血常规检查：Hb 60g/L，RBC $3.0×10^{12}$/L，MCV 70fl，MCH 25pg，MCHC 30%，WBC $6.5×10^9$/L，PLT $260×10^9$/L，网织红细胞 1.5%。大小便常规：尿蛋白（-），镜检（-），大便潜血（-）。铁代谢检查：血清铁 50 g/dl。

问题：

1. 该患者诊断为何种贫血？
2. 诊断依据是什么？
3. 进一步确诊需做的检查是什么？

一、概述

缺铁性贫血（iron deficiency anemia，IDA）是指各种原因引起机体对铁的需要量增加和（或）铁吸收减少，导致体内储存铁缺乏，用于合成血红蛋白的铁不足所引起的贫血。缺铁性贫血是临床上最常见的一种贫血，占各类贫血的50%～80%，发生率占世界人口的10%～20%，尤其在发展中国家的育龄期妇女和婴幼儿中发病率很高。

造成缺铁的常见原因有：需铁量增加而摄入不足，多见于婴幼儿、青少年、妊娠和哺乳期；铁吸收障碍，常见于胃酸缺乏、胃大部分切除术后、萎缩性胃炎及其他胃肠道疾患等；铁丢失过多，如慢性胃肠道失血、月经过多、慢性血管内溶血，咯血和肺泡出血等。

缺铁性贫血是体内慢性渐进缺铁的发展过程，根据贫血病情的发展，可将缺铁分为三期：储存铁缺乏、缺铁性红细胞生成和缺铁性贫血。

缺铁性贫血的临床表现由原发疾病的临床表现、贫血的症状、缺铁的特殊表现组成。贫血常见症状有面色苍白、乏力、易倦、头晕、头痛、眼花、耳鸣、心悸、气短、食欲缺乏和腹胀等；缺铁表现的症状如口角炎、舌乳头萎缩、皮肤干燥、黏膜苍白、吞咽困难、毛发无光泽易折、指甲无光泽脆薄而平坦，重者形成反甲；少数患儿表现为生长发育迟缓、智力低下、精神行为异常如易激动、注意力不集中、异食癖等；约10%患者有轻度脾大。

二、实验室检查

1. 血象 轻度贫血时，红细胞计数可正常，但血红蛋白降低，为正细胞正色素性或正细胞低色素性贫血，红细胞大小不均，RDW 增加。严重贫血时，显小细胞低色素非均一性贫血，MCV（常≤72fl）、MCH 和 MCHC 均明显下降，RDW 增高；红细胞以小细胞为主，中心淡染区明显扩大，且大小不等；可出现少量靶形红细胞、椭圆形红细胞。红细胞直方图峰值左移，底部增宽。网织红细胞多正常或轻度增加（≤5%），白细胞和血小板一般正常，慢性失血者血小板可增加，钩虫感染引起者可有嗜酸粒细胞增加。

2. 骨髓象 骨髓增生活跃或明显活跃，红系增生明显，占30%左右，粒红比值降低；红系以中、晚幼红细胞为主，部分中、晚幼红细胞体积偏小，胞质少而着色偏蓝（表明血红蛋白合成不足），边缘不整，呈锯齿状如破布状。胞核小，染色质致密，深紫红色，表现为"老核幼浆"的核质发育不平衡现象。粒细胞系相对减少，各阶段比例及形态基本正常，巨核细胞、淋巴细胞和单核细胞基本正常（图8-2）。

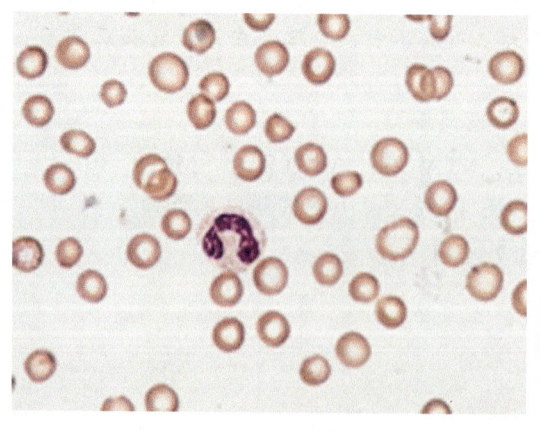
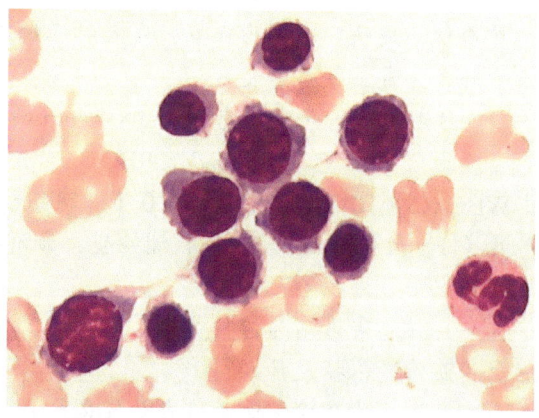

图8-2 血片、骨髓片（瑞-姬染色；×1000）

3. 骨髓铁染色　细胞外铁消失，细胞内铁明显减少或缺如，颗粒变小，染色变浅。本法是诊断缺铁性贫血的一种直接、可靠的方法（图8-3）。

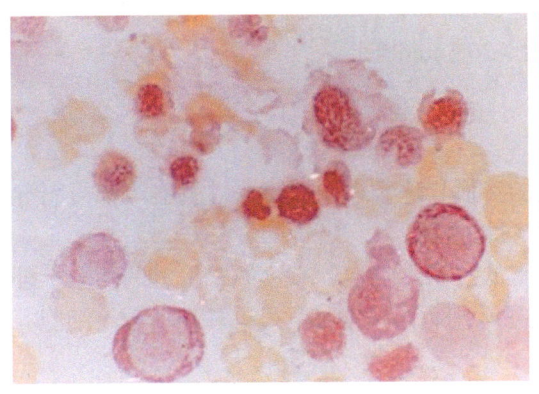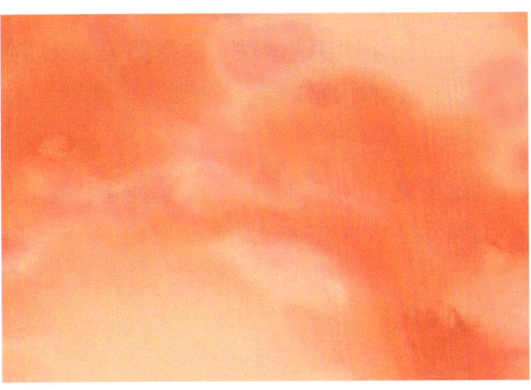

●●图8-3　内铁阴性，外铁阴性（铁染色；×1000）●●

4. 铁代谢检查　血清铁蛋白，血清铁、转铁蛋白饱和度均明显降低，血清总铁结合力、可溶性转铁蛋白受体和红细胞游离原卟啉均升高。

5. 其他检查　红细胞寿命检查显示缺铁性贫血患者红细胞的寿命缩短；铁动力学检查显示，缺铁性贫血患者对铁的利用加快，利用率增高。另外导致缺铁的各种病因或原发病的相关检查也很重要，如粪便的潜血检查、虫卵检查、尿液检查，肝肾功能检查及生化、免疫学检查，B超、胃肠道的X线、胃镜检查等。

▶▶ 三、诊断与鉴别诊断

（一）诊断

1. 储存铁缺乏期诊断　符合以下任何一条即可诊断。

（1）血清铁蛋白<12μg/L。

（2）骨髓铁染色显示，骨髓小粒可染铁消失。

2. 缺铁性红细胞生成期诊断　符合储存铁缺乏诊断标准，同时有以下任何一条者即可诊断。

（1）转铁蛋白饱和度<0.15。

（2）骨髓铁染色显示：骨髓小粒可染铁消失，铁粒幼红细胞<15%。

（3）红细胞游离卟啉（FEP）>0.9μmol/L（全血），或锌原卟啉（ZPP）>0.96μmol/L（全血），或FEP/Hb>4.5μg/gHb。

（4）血清可溶性转铁蛋白受体（sTfR）浓度>26.5nmol/L。

3. 缺铁性贫血期诊断　符合下列第1条和第2～9条中任何两条以上者即可诊断。

（1）小细胞低色素性贫血，血红蛋白男性<120g/L，女性<110g/L，孕妇<100g/L；MCV<80fl，MCH<26pg，MCHC<320g/L；红细胞形态可有明显低色素表现。

（2）有明确的缺铁病因和临床表现。

（3）血清（血浆）铁<8.95μmol/L，总铁结合力>64.44μmol/L。

（4）转铁蛋白饱和度<0.15。

（5）骨髓铁染色显示骨髓小粒可染铁消失，铁粒幼红细胞<15%。

(6) 红细胞游离原卟啉（FEP）>0.9μmol/L（全血），或锌原卟啉（ZPP）>0.96μmol/L（全血），或 FEP/Hb>4.5μg/gHb。

(7) 血清铁蛋白 <12g/L。

(8) 血清可溶性运铁蛋白受体（sTfR）浓度 >26.5nmol/L。

(9) 铁治疗有效。

（二）鉴别诊断

维生素 B_6 反应性贫血、慢性铅中毒引起的贫血、珠蛋白生成障碍性贫血等都可引起小细胞低色素性贫血，缺铁性贫血须与这些疾病相鉴别。

1. 慢性铅中毒引起的贫血　属轻度小细胞低色素性贫血，有金属铅接触的病史，外周血中嗜碱性点彩红细胞增多，骨髓片铁染色显示细胞内铁增加，可见环形铁粒幼细胞，血、尿中铅的含量升高。

2. 维生素 B_6 反应性贫血　属小细胞性低色素性贫血，骨髓细胞检查幼红细胞有巨幼样改变，骨髓铁染色显示细胞内、外铁正常，血清铁、转铁蛋白饱和度升高，但总铁结合力降低，维生素 B_6 治疗有效。

3. 珠蛋白生成障碍性贫血　属遗传性疾病，因血红蛋白的珠蛋白肽链生成减少所致的贫血，脾大。血片中可见靶形红细胞，骨髓铁染色细胞内、外铁均增加。血清铁、铁蛋白和转铁蛋白饱和度增加。血红蛋白电泳可出现异常的血红蛋白区带。

四、治疗

1. 病因治疗　应尽可能地去除导致缺铁的病因，病因治疗是治疗缺铁性贫血的首要原则。

2. 铁剂的补充　口服铁剂是补充铁的主要方法，常用铁剂有硫酸亚铁、多糖铁复合物等，为了帮助铁剂吸收，同时应该加用维生素 C。

> **链接**
>
> 铁过载（iron overload）又称铁负荷过多，是指由于铁在体内过度沉积，并导致重要脏器（尤其是心脏、肝脏、垂体、胰腺和关节）的结构损害和功能障碍。按发病原因的不同，铁过载分为原发性铁过载（遗传性血色病）、继发性铁过载（长期红细胞输注所致的铁过载），原发性是先天性代谢障碍导致体内铁过度蓄积，为常染色体隐性遗传病；继发性铁过载常见于珠蛋白生成障碍性贫血、MDS 等患者因长期反复输血导致铁过度沉积。目前尚无有效的治疗方法，确诊后须尽快减轻体内铁负荷，使体内铁含量达到正常或接近正常水平，这是延长生存期，使组织损害逆转的最好方法。

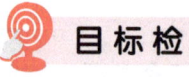

目标检测

选择题

1. 在下列缺铁性贫血的临床表现中，属于组织缺铁表现的是
   A. 头晕　　　　　B. 眼花
   C. 心悸　　　　　D. 异食癖

2. 下列哪项是判断体内铁储存量最敏感的指标
   A. 血清铁　　　　B. 总铁结合力
   C. 骨髓可染铁　　D. 血清铁蛋白

3. 缺铁性贫血血液学特点的是
   A. 成熟红细胞大小不等，可见大红细胞
   B. 幼红细胞百分比常 >30%
   C. 幼红细胞有"核老浆幼"表现

D. 幼红细胞有"核幼浆老"表现
4. 诊断缺铁性贫血检查不包括的是
   A. 红细胞脆性试验   B. 铁代谢检查
   C. 骨髓检查   D. 铁染色检查
5. 缺铁性贫血分期正确的是
   A. 储存铁缺乏期、红细胞生成减少期、缺铁性贫血期
   B. 铁缺乏期、缺铁性贫血期
   C. 储存铁缺乏期、红细胞生成减少期、红细胞生成缺乏期
   D. 以上均不对
6. 呈典型小细胞低色素性贫血，可见于缺铁性贫血何期
   A. 储存铁缺乏期   B. 缺铁性贫血期
   C. 红细胞生成减少期 D. 任何时期均可见
7. 骨髓以中晚幼红增生为主，细胞内、外铁明显减少，最常见于以下哪种疾病
   A. 缺铁性贫血   B. 巨幼细胞性贫血
   C. 铁粒幼红细胞性贫血 D. 溶血性贫血
   E. 珠蛋白生成障碍性贫血
8. 细胞外铁呈阴性，铁粒幼红细胞占13%，可能是
   A. 正常骨髓象   B. 缺铁性贫血
   C. 难治性贫血
   D. 珠蛋白生成障碍性贫血
9. 血清铁浓度降低见于
   A. 铁负荷过重   B. 造血不良
   C. 慢性溶血   D. 缺铁性贫血
10. 下述表述正确的是
    A. 总铁结合力可直接检测
    B. 测总铁结合力需先测血清铁
    C. 测总铁结合力时不需用重质碳酸钙作吸附剂
    D. 总铁结合力就是饱和铁结合力
11. 关于缺铁性贫血正确的是
    A. 红细胞苍白区缩小
    B. 血清转铁蛋白饱和度 <15%
    C. 血清总铁结合力减低
    D. 铁蛋白 >12μg/L

（杨　芳）

第 3 节　铁粒幼细胞性贫血

学习目标

1. 掌握：铁粒幼细胞性贫血的定义、实验室检查。
2. 熟悉：本病的发病机制。
3. 了解：本病的临床表现及鉴别诊断。

案例 8-2

患者，女，58岁，头晕、乏力，胸闷气促半年入院。最近半个月进行性加重。1年前在医院检查诊断"肺结核"，行抗痨治疗。

查体：神清，慢性病容，重度贫血貌；双肺呼吸音清，心相对浊音界稍向左下扩大，心率73次/分，心尖区可闻3级收缩期杂音，呈吹风样；心肺腹阴性。

实验室检查：WBC2.9×10^9/L，RBC4.8×10^{12}/L，Hb73g/L，PLT201×10^9/L。血清铁30.21μmol/L，未结合铁8.65μmol/L，总铁结合力39.1μmol/L，血清铁蛋白379.4ng/ml，铁饱和度79.23%。

骨髓细胞学检查：红系增生明显活跃，以中、晚幼红细胞为主，环形铁粒幼红细胞30%，粒系及巨核数量及形态正常。

问题：患者的临床诊断是什么，诊断依据是什么？

一、概述

铁粒幼细胞性贫血（sideroblastic anemia，SA）是多种原因导致铁与原卟啉Ⅸ不能结合生成亚铁血红素，使血红蛋白合成不足和无效造血而出现的贫血。由于幼红细胞中的铁储存在线粒体中，而线粒体绕核排列，故形成环形铁粒幼红细胞。同时，铁过多又导致幼红细胞的损伤，造成原位溶血和无效红细胞生成。其特征为：呈低色素性贫血、高铁血症、骨髓红系增生、细胞内铁和外铁明显增多，出现大量环形铁粒幼红细胞（≥15%）。

临床上按病因分为遗传性和获得性两大类，遗传性病例较为少见，获得性又分为原发性原因不明，现已归入骨髓增生异常综合征，继发性病因：①药物和毒物的作用，如硫唑嘌呤、异烟肼、氯霉素、氮芥、铅中毒和慢性酒精中毒等；②继发于其他疾病，如类风湿关节炎、恶性肿瘤、白血病、恶性贫血、慢性感染和尿毒症等。

铁粒幼细胞贫血的临床表现呈进行性贫血，部分患者出现黄疸和肝脾大。

二、实验室检查

1. 血象　红细胞和血红蛋白均不同程度下降，典型特征是红细胞具有双形性特征，即同时具有低色素和正色素两种细胞群。红细胞大小不均，以小细胞低色素为主，可见异形、靶形红细胞、有核红细胞及嗜碱性点彩红细胞增多，尤其是继发性铅中毒者更为明显。网织红细胞正常或轻度增多，白细胞和血小板正常或减低。

2. 骨髓象　有核细胞增生活跃，红系明显增生，以中幼红细胞为主，幼红细胞形态异常，可有巨幼样变、双核、核固缩，胞质量减少或呈泡沫状。粒系细胞相对减少，原发性患者可见粒系的病态造血。巨核细胞一般正常（图8-4）。

3. 骨髓铁染色　该实验对诊断非常重要，铁染色显示细胞内、外铁均明显增加，铁粒幼红细胞明显增多，颗粒增加变粗，环形铁粒幼红细胞占15%以上为本病特征，有时可高达30%~90%，并可见含有铁颗粒的成熟红细胞（图8-5）。

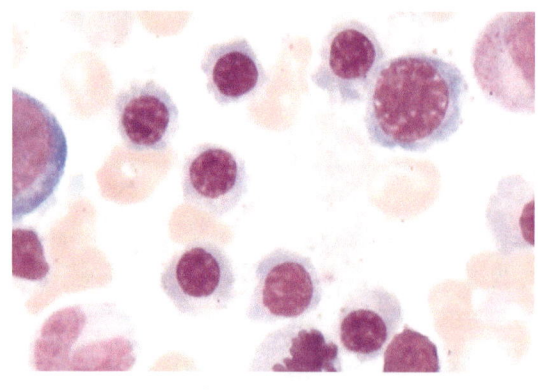

●●图8-4　铁粒幼细胞性贫血骨髓象●●

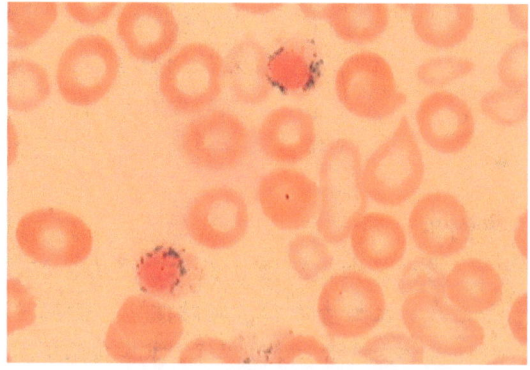

●●图8-5　环形铁粒幼红细胞（骨髓铁染色）●●

4. 铁代谢检验　血清铁、血清铁蛋白、转铁蛋白饱和度均明显增高，转铁蛋白饱和度甚至达到饱和。血清总铁结合力正常或减低，转铁蛋白受体降低，红细胞游离原卟啉多增高。

三、诊断与鉴别诊断

（一）诊断

呈小细胞低色素或双形性贫血；骨髓红系明显增生，细胞内、外铁明显增加，环形铁粒幼红细胞≥15%；血清铁蛋白、血清铁、转铁蛋白饱和度增高，总铁结合力正常或下降。诊断为铁粒幼细胞性贫血后，还需结合患者的病史和临床表现确定其临床类型。

（二）鉴别诊断

1. 缺铁性贫血 见本章第二节。

2. 珠蛋白生成障碍性贫血 有阳性家族史；血片中可见靶形红细胞；血红蛋白电泳可见异常的血红蛋白带；骨髓铁染色细胞内、外铁正常或增多，但环形铁粒幼红细胞<15%。

3. 红白血病 早期，血片中可见各阶段的幼红细胞；骨髓增生明显活跃，以红系为主。原始细胞≥20%，幼红细胞≥50%，伴形态异常的病态造血，骨髓铁染色环形铁粒幼红细胞不增多。

▶ 四、治疗

铁粒幼细胞性贫血尚无特殊治疗方法，对获得性病例应寻找诱发因素并停止接触，同时可以辅助以下治疗：

（1）大剂量使用维生素B_6。

（2）使用雄性激素。

（3）适当使用肾上腺皮质激素。

（4）可使用除铁制剂，减少体内过多铁的堆积。

（5）贫血重者可酌情输注红细胞或全血。

> **链 接**
>
> 难治性贫血伴环形铁粒幼细胞（MDS-RAS）是骨髓增生异常综合征（MDS）的一种，病因不明，MDS-RAS发病率占MDS的3%～11%，以老年男性居多，表现为中度贫血，伴有铁过载症状。其特征为：红系出现形态发育异常，骨髓中环形铁粒幼细胞≥15%，粒系和巨核系可出现不同程度形态发育异常。

目标检测

选择题

1. 下列不符合铁粒幼细胞性贫血的是
   A. 转铁蛋白受体降低
   B. 红细胞
   C. 血清总铁结合力正常或减低
   D. 红细胞游离原卟啉多增高

2. 下列合符铁粒幼细胞性贫血特点的是
   A. 血清铁低
   B. 血清铁蛋白低
   C. 转铁蛋白饱和度均明显增高
   D. 转铁蛋白饱和度减低

3. 铁粒幼细胞性贫血血象特点
   A. 同时具有低色素和高色素两种细胞群
   B. 红细胞具有双形性特征
   C. 红细胞大小不均，以大细胞低色素为主
   D. 网织红细胞明显增多

4. 铁粒幼细胞性贫血铁染色结果
   A. 骨髓外铁阴性，内铁15%阳性
   B. 骨髓外铁+++，环形铁粒幼红细胞占30%
   C. 骨髓内外铁均阴性
   D. 骨髓外铁+++，内铁100%阴

5. 铁粒幼细胞性贫血的特点是
   A. 骨髓红系增生，细胞内铁和外铁明显增多，出现大量环形铁粒幼红细胞（≥15%）
   B. 呈高色素性贫血
   C. 呈正色素性贫血
   D. 储存铁不足

（杨　芳）

第九章 巨幼细胞性贫血

学习目标
1. 掌握：维生素 B_{12} 和叶酸代谢特点。
2. 熟悉：维生素 B_{12} 和叶酸代谢检查项目的临床意义。
3. 了解：维生素 B_{12} 和叶酸代谢检查的操作过程。

案例

患者，男性，40岁，胃溃疡多年，因头晕、恶心、腹胀、全身乏力、四肢发麻、食欲不振等不适来院就诊。

体格检查：一般情况可，贫血貌，舌鲜红平滑，全身皮肤未见出血及瘀斑，无黄染，咽无出血，扁桃体不大，颈部、腋窝、腹股沟淋巴结肿大，心肺腹无特殊，神经系统正常。

血常规检查：Hb70g/L，RBC2.2×10^{12}/L，MCV120fl，MCHC340g/L，WBC3.4×10^9/L，PLT65×10^9/L。

问题：
1. 初步诊断是什么？其诊断依据是什么？
2. 如果进一步诊断还需做什么检查？检查可能有什么表现？

第1节 概述

DNA 合成障碍性贫血是指因叶酸、维生素 B_{12} 或其他原因引起 DNA 合成障碍所致的一类贫血。外周血红细胞平均体积（MCV）、平均血红蛋白含量（MCH）高于正常，且骨髓中出现不同数量的巨幼红细胞为此类贫血的共同特点。

维生素 B_{12} 和叶酸代谢

（一）叶酸代谢

叶酸广泛存在于植物、动物制品中，新鲜的绿叶蔬菜含量丰富，柠檬、香蕉、瓜类、香菇、酵母及动物内脏等也含大量叶酸。人类不能合成叶酸，必须从食物中获得。某些肠道细菌也可合成少量叶酸。叶酸被吸收后，在肝脏还原以甲基氢叶酸等形式储存。

(二)维生素 B_{12} 代谢

人类维生素 B_{12} 主要来自食物，动物的肝、肾、肉类、禽蛋、乳类和海洋生物等含量丰富。食物中的维生素 B_{12} 在胃内盐酸和胃蛋白酶的作用下分离，与来自唾液的 R-蛋白结合，在十二指肠中胰蛋白的作用下，与胃壁细胞分泌的内因子（intrinsic factor，IF）结合为"$VitB_{12}$-IF 复合物"，与肠黏膜中的特殊受体结合后被吸收入血，再与转钴蛋白结合转运到组织中或储存在肝细胞中。

(三)维生素 B_{12} 和叶酸在 DNA 合成中的作用

四氢叶酸和维生素 B_{12} 均为细胞核 DNA 合成过程中重要的辅酶（图 9-1）。维生素 B_{12} 和叶酸缺乏导致幼红细胞内 DNA 合成速度减慢，细胞增殖的 S 期延长，使细胞分裂障碍，造血效能降低；而 RNA 和红蛋白的合成不受影响，细胞质发育正常，导致核质发育不平衡，形成细胞体积变大、"老质幼核"的巨幼红细胞，这种变化也可出现在其他核细胞中。

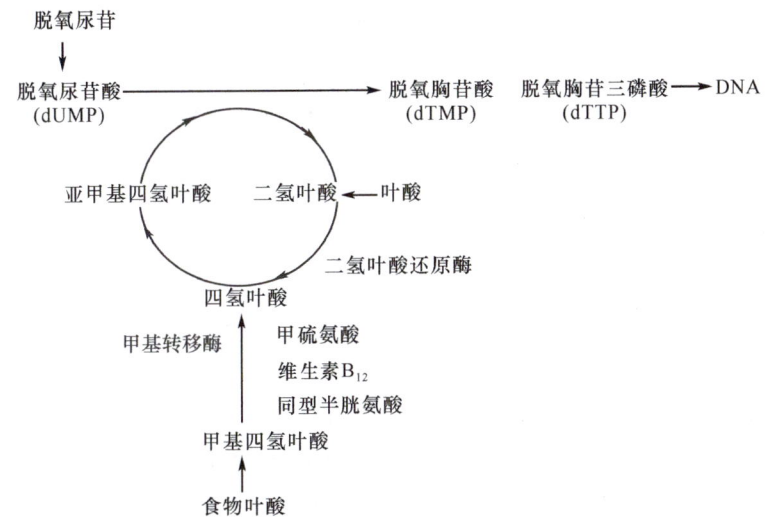

图 9-1　叶酸与维生素 B_{12} 的代谢作用及对 DNA 合成的影响

第 2 节　巨幼细胞贫血

▶▶ 一、概述

巨幼细胞性贫血（megaloblastic anemia，MgA）是由于叶酸和（或）维生素 B_{12} 缺乏或其他原因引起的细胞核 DNA 合成障碍所致的贫血。其特点是骨髓中粒系、红系、巨核系细胞呈巨幼变，外周血表现为大细胞性贫血，并有中性粒细胞核右移。

根据本病的流行病学调查，西方人的巨幼细胞性贫血以缺乏维生素 B_{12} 为主。我国的巨幼细胞性贫血以缺叶酸为主，可能与营养条件、饮食结构及烹调习惯有关。

(一)发病原因

1. 叶酸缺乏的原因

（1）摄入量不足：如食物中缺少新鲜蔬菜，过度烹煮或腌制食物可使叶酸丢失。乙醇可干扰叶酸的代谢，酗酒者常会有叶酸缺乏。小肠（尤其是空肠段）炎症、肿瘤手术切除后，热带口炎性腹泻均可导致叶酸的吸收不足。

（2）需要量增加：妊娠、哺乳、慢性反复溶血、慢性炎症、感染、甲状腺功能亢进症及白血病、恶性肿瘤等，叶酸的需要量都会增加，如补充不足就会发生叶酸缺乏。

（3）药物：甲氨蝶呤、乙胺嘧啶、苯妥英钠、苯巴比妥及柳氮磺吡啶等均可影响叶酸的吸收。

2. 维生素 B_{12} 缺乏的原因　维生素 B_{12} 的缺乏多与胃肠道疾病或功能紊乱有关。

（1）摄入减少：绝对素食者和老年人、萎缩性胃炎容易有维生素 B_{12} 摄入减少。由于维生素 B_{12} 每天的需要量极少且可由肠肝循环再吸收，维生素 B_{12} 缺乏的发生常需若干年后才出现。故由于膳食中摄入不足而致贫血者较叶酸为少。

（2）内因子缺乏：主要见于恶性贫血患者和全胃切除术后。恶性贫血患者有特发性胃黏膜萎缩和内因子抗体存在，对食物中的维生素 B_{12} 及胆汁中维生素 B_{12} 的重吸收均有障碍，故易导致维生素 B_{12} 缺乏。

（3）吸收影响：回肠疾病或细菌、寄生虫感染、外科手术后的盲襻综合征等均可影响维生素 B_{12} 的吸收。

（4）其他：如先天性转钴蛋白Ⅱ缺乏、长期接触氧化亚氮（N_2O）均可影响维生素 B_{12} 的血浆转运和细胞内的转变、利用。

（二）临床表现

1. 贫血　临床表现为中度至重度贫血，可同时有白细胞和血小板减少，患者偶有感染及出血倾向。

2. 胃肠道症状　表现为反复发作的舌炎，舌面光滑，乳突及味觉消失，食欲不振。腹胀、腹泻及便秘偶见。

3. 神经系统症状　发生于维生素 B_{12} 缺乏，特别是恶性贫血的患者。主要是脊柱后、侧索和周围神经受损所致。表现为乏力、手足对称性麻木感觉障碍、下肢步态不稳、行走困难。小儿及老年人常表现脑神经受损的精神异常、抑郁、嗜睡或精神错乱。叶酸缺乏时多表现为精神症状，其机制尚不清楚，部分巨幼细胞性贫血患者的神经系统症状可出现在贫血之前。

（三）发病机制

维生素 B_{12} 和叶酸是细胞核 DNA 合成过程中重要的辅酶。当叶酸缺乏时，使由脱氧嘧啶核苷酸（dUMP）转为脱氧胸腺嘧啶核苷酸（dTMP）的生化反应受阻，从而 DNA 合成的必需物质脱氧胸腺核苷三磷酸（dTTP）缺乏，参加正常 DNA 合成 dTTP 被 dUTP 代替，DNA 合成受阻，最终导致细胞核发育停滞；但胞质合成 RNA 和血红蛋白不受影响，其发育正常，导致"核幼质老"的核质发育不平衡现象，形成细胞体积变大的巨幼红细胞。维生素 B_{12} 缺乏时，影响四氢叶酸的生成，从而使 dUMP 不能转化为 dTMP，dTTP 合成障碍，同样 DNA 合成受阻，细胞核发育迟缓，出现巨幼细胞贫血。多数巨幼红细胞在骨髓内发育成熟障碍而破坏，造成红细胞的无效生成，外周血中的红细胞寿命亦缩短从而导致贫血。粒细胞系和巨核细胞系也可发生类似的变化。

另外，维生素 B_{12} 又名氰钴胺，亦属水溶性 B 族维生素，维生素 B_{12} 在血液中的主要形式是甲基钴胺，在肝脏及其他组织内主要以腺苷钴胺的形式存在，腺苷钴胺能使甲基丙二酰辅酶 A 转变成琥珀酰辅酶 A。如果维生素 B_{12} 缺乏，大量的丙二酰辅酶 A 堆积，影响神经髓鞘形成，出现神经系统症状。

二、实验室检查

1. 血象　为大细胞正色素非均一性贫血，MCV/MCH 升高，MCHC 正常，RDW 升高；红细胞和血红蛋白的下降不平行，红细胞下降更明显。红细胞直方图峰值右移，底部增宽。血涂片上以大红细胞为主，形态明显大小不等，可见着色较深的巨红细胞，还可见椭圆形红细胞、嗜碱性点彩红细胞、Howell-Jolly 小体及有核红细胞等。白细胞计数正常或减低，核右移，分叶多者可达 6～9 叶或更多，偶见巨晚幼和巨杆状核中性粒细胞。网织红细胞绝对值减少。血小板数正常或减低，可见巨大血小板。有时三系减少，但红细胞减少的程度较重。

2. 骨髓象　骨髓增生活跃或明显活跃，红系增生显著，粒红比值减低，三系细胞均出现巨幼变为主要特征（图 9-2）。

（1）红细胞系：增生明显活跃，各阶段的幼红细胞均可出现巨幼样改变，常 >10%，原巨幼红细胞和早巨幼红细胞比例增高，其所占幼红细胞的比例可高达 30% 以上。巨幼样改变细胞特点为：胞体大，胞质量丰富，细胞核可见畸形、碎裂和多核，染色质细致、疏松，着色较淡；明显核浆发育不平衡，胞核成熟核早，即"核幼质老"的表现，由于发育成熟受阻。易见核分裂象和 Howell-Jolly 小体。

（2）粒细胞系：正常或略有增生，粒系细胞比例相对降低。中幼粒以下阶段可见巨幼变，以巨晚幼粒细胞和巨杆状核中性粒细胞多见，胞体巨大，胞质丰富，呈灰蓝色特异性颗粒减少，可见空泡，胞核肿胀，染色质结构疏松呈粗网状；分叶核粒细胞出现分叶过多表现，常为 5～9 叶，甚至达 12～15 叶以上，称为巨多叶核中性粒细胞。

（3）巨核细胞系：数量正常或减少，可见巨核细胞胞体过大，分叶过多（正常在 5 叶以下）与核碎裂，胞质内颗粒减少，可见大血小板及畸形血小板。

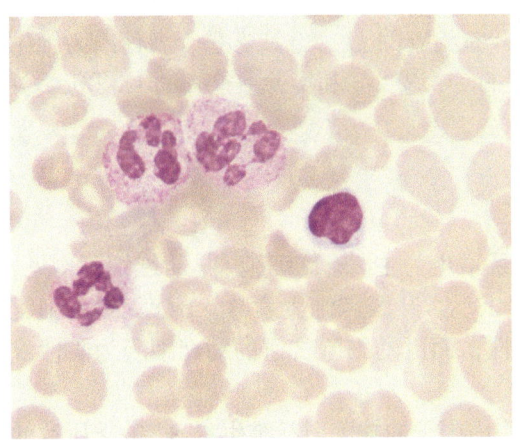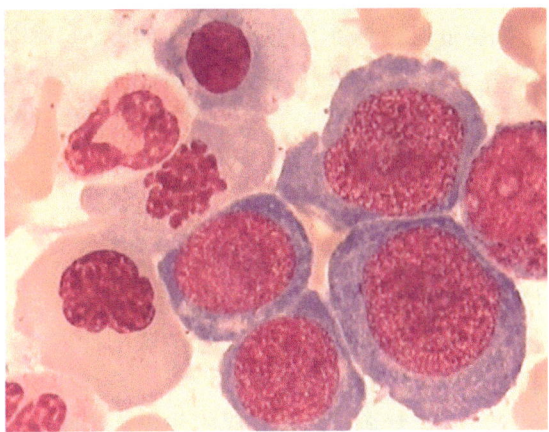

图 9-2　巨幼细胞性贫血血片、骨髓片（瑞-姬染色；×1000）

3. 细胞化学　骨髓铁染色：细胞内、外铁均增高；糖原染色：幼红细胞阴性，偶见弱阳性。

4. 叶酸检验

（1）血清叶酸测定：血清叶酸 <6.91nmol/L（<3ng/ml），红细胞叶酸 <227nmol/L（<100ng/ml）。血清叶酸受饮食影响较大，红细胞叶酸能反映机体叶酸的总体水平及组织叶酸水平，诊断价值更大。

(2) 血清高半胱氨酸测定：维生素 B_{12} 和叶酸缺乏时血清高半胱氨酸均升高。

5. 维生素 B_{12} 检验

(1) 血清维生素 B_{12} 测定：血清维生素 B_{12}<75pmol/L（<100pg/ml）为缺乏。

(2) 甲基丙二酸测定：维生素 B_{12} 缺乏患者的血清和尿中甲基丙二酸含量增高。

(3) 维生素 B_{12} 吸收试验：维生素 B_{12} 缺乏患者尿中排出量减少，主要用于对维生素 B_{12} 缺乏的病因诊断，如内因子缺乏，加入内因子可使结果正常。

(4) 诊断性治疗试验：巨幼细胞贫血患者对叶酸或维生素 B_{12} 的治疗很敏感，在用药约 48h 网织红细胞开始增加，5～10 天达高峰。该试验简便易行，准确性较高。

6. 其他检验 巨幼细胞贫血患者血清间接胆红素轻度增高。

三、诊断与鉴别诊断

（一）诊断

1. 临床表现 ①一般慢性贫血症状；②消化系统症状如口腔黏膜萎缩、舌面呈"牛肉样"舌（或称"镜面"舌）、食欲缺乏、恶心、腹胀或便秘；③神经系统症状，如肢体对称性远端麻木、深感觉障碍、味觉和嗅觉降低，重者可大、小便失禁。

2. 实验室检查 ①大细胞性贫血。②白细胞和血小板减少，中性分叶核粒细胞分叶过多（5 叶者常在 5% 以上，或 6 叶者 >1%）。③骨髓呈巨幼细胞贫血形态改变（巨幼红细胞 >10%，粒系和巨核系也有巨型变）。④血清叶酸 <6.91nmol/L，红细胞叶酸 <227nmol/L。⑤血清维生素 B_{12}<75pnmol/L 和红细胞叶酸 <227nmol/L。⑥血清维生素 B_{12}<29.6pnmol/L。⑦血清内因子阻断抗体阳性。⑧维生素 B_{12} 吸收试验，24h 尿中排出量 <4%，加内因子可恢复正常；用放射性核素双标记维生素 B_{12} 进行吸收试验，维生素 B_{12} 24h 排出量 <10%。

具备上述临床表现的①或②和实验室检查的①、③或②、④者诊断为叶酸缺乏的巨幼细胞贫血；具备上述临床表现的①、③和实验室检查的①、③或②、⑤者诊断为维生素 B_{12} 缺乏的巨幼细胞贫血；具备上述临床表现的①、②、③和实验室检查的①、③、⑥、⑦者怀疑有恶性贫血；⑧为恶性贫血确诊试验。

（二）鉴别诊断

巨幼细胞贫血需与下列疾病进行鉴别：

1. 急性红白血病（红血病期） 骨髓中以红系增生为主，原红细胞、早幼红细胞多见，伴有病态造血；粒系也异常增生，原始细胞≥20%。叶酸和维生素 B_{12} 治疗无效。细胞化学过碘酸-雪夫反应，幼红细胞阳性或强阳性，而巨幼细胞贫血的幼红细胞为阴性或弱阳性。

2. 恶性贫血 因胃基底部与胃体部腔壁细胞内因子的缺陷引起维生素 B_{12} 缺乏所致的巨幼细胞贫血，维生素 B_{12} 吸收试验阳性，加服内因子后可使结果恢复正常。

四、治疗

(1) 治疗基础疾病，去除病因。

(2) 对偏食与吃素者写出饮食改进方法，营养知识教育，纠正偏食及不良的烹调习惯。

(3) 补充叶酸或维生素 B_{12}，维生素 B_{12} 缺乏可应用肌内注射维生素 B_{12}，叶酸缺乏者可口服叶酸。

第九章 巨幼细胞性贫血

> **链接**
>
> MDS-RA 是骨髓增生异常综合征（myelodysplastic syndrome，MDS）中的一类的难治性贫血。骨髓增生异常综合征是造血干细胞骨髓内异常增生，常同时或先后出现红细胞、粒细胞和巨核细胞发育异常，病态造血导致进行性、难治性外周血红细胞、粒细胞和血小板减少，具有向白血病转化的高风险。

目标检测

选择题

1. 过碘酸-雪夫反应显示幼红细胞呈阳性反应的是
   A. 巨幼细胞贫血
   B. 缺铁性贫血
   C. 溶血性贫血
   D. 再生障碍性贫血

2. 下列关联描述正确的是
   A. 球形红细胞见于珠蛋白生成障碍贫血
   B. 大红细胞见于维生素 B_{12} 或叶酸缺乏
   C. 嗜碱点彩红细胞见于珠蛋白生成障碍贫血纯合子型
   D. 低色素小细胞见于巨幼细胞性贫血

3. 巨幼红细胞性贫血相关的论述中，正确的是
   A. 维生素 B_{12} 是 DNA 合成的必需营养素
   B. 细胞发育胞质落后于细胞核
   C. 叶酸缺乏导致 DNA 合成增多
   D. 血清铁缺乏导致 DNA 合成减少

4. 叶酸缺乏时，检验结果正确的是
   A. 血清叶酸 <13μg/L
   B. 叶酸吸收试验，尿排出 >26%，粪排出 <60%
   C. 外周血粒细胞出现巨型杆状核和核分叶过多
   D. 红细胞叶酸 >50μg/L

5. 以下情况中属于 DNA 合成障碍性贫血的是
   A. 增生不良性贫血
   B. 溶血性贫血
   C. 缺铁性贫血
   D. 巨幼细胞性贫血

6. 叶酸在 DNA 合成中的作用是
   A. 催化 5-甲基四氢叶酸生成四氢叶酸
   B. 缺乏时，则四氢叶酸减少，结果 DNA 合成障碍
   C. 具有转运"一碳团"如甲基、甲酰基等的作用
   D. 催化甲基丙二酸辅酶 A，转变为琥珀酸辅酶 A

7. 巨幼细胞性贫血时，不会出现的是
   A. 贫血轻重不一，为大细胞正色素性
   B. 中性粒细胞分叶过多，5 叶以上者 >3%
   C. 可见粒细胞巨形变
   D. 浆细胞增多

8. 下列哪项符合巨幼细胞性贫血血液学特点的是
   A. 红系增生低
   B. 幼红表现为"核老质幼"
   C. 幼红表现为"核幼质老"
   D. 幼红细胞质与核同步发育

（杨 芳）

第十章 溶血性贫血

> **学习目标**
> 1. 掌握：溶血性贫血的定义、分类、实验室检查。
> 2. 熟悉：溶血性贫血的诊断与鉴别诊断。
> 3. 了解：溶血性贫血的治疗现状。

案例

患者，女，36岁。因早晨排浓茶色尿液1天入院。10年前有过排浓茶色尿伴周身乏力史。入院查体：贫血貌，肝脾无肿大。

血常规：WBC 3.8×10^9/L，NE（%）0.82，RBC 2.46×10^{12}/L，HGB74g/L，PLT36×10^9/L。
尿常规：潜血（+）。血浆游离血红蛋白测定：86mg/L，尿含铁血黄素试验（+）。
问题：
1. 患者有无溶血存在？
2. 如有溶血，属于血管内还是血管外溶血？
3. 采用哪种辅助检查项目具有确诊价值？

第1节 概述

溶血性贫血（hemolytic anemia，HA）是由于各种原因引起红细胞破坏增加即寿命缩短，超过骨髓造血的代偿能力而发生的一类贫血性疾病。正常红细胞寿命约120天，如红细胞破坏在骨髓的代偿范围内（骨髓有6～8倍的红系造血代偿潜能），虽有溶血，但不出现贫血，称为代偿性溶血病。只有在红细胞的寿命缩短至15～20天时才会发生贫血。

（一）溶血性贫血的类型

溶血性贫血可以分为三类。按发病和病情可分为急性溶血性贫血和慢性溶血性贫血。按溶血场所可分为血管内溶血和血管外溶血，血管内溶血时红细胞主要在血液循环中破坏，血管外溶血时红细胞主要在单核/巨噬细胞中破坏。按病因和发病机制分为遗传性溶血性贫血和获得性溶血性贫血。

1. 遗传性溶血性贫血

（1）红细胞膜异常：遗传性红细胞膜缺陷，如遗传性球形细胞增多症、遗传性椭圆形细胞增多症、遗传性棘形细胞增多症、遗传性口形细胞增多症等。

(2) 红细胞酶缺乏

1) 戊糖磷酸途径酶缺陷，如葡萄糖 -6- 磷酸脱氢酶（G-6-PD）缺乏症等。

2) 无氧糖酵解途径酶缺陷，如丙酮酸激酶缺乏症等。

(3) 珠蛋白生成障碍

1) 珠蛋白肽链分子结构异常：不稳定血红蛋白病，血红蛋白病 S、D、E 等。

2) 珠蛋白肽链数量异常：珠蛋白生成障碍性贫血。

2. 获得性溶血性贫血

(1) 免疫性 HA

1) 自身免疫性 HA：温抗体型或冷抗体型（冷凝集素型、D-L 抗体型）；原发性或继发性（如 SLE、CLL、病毒或药物等）。

2) 同种免疫性 HA：如血型不符的输血反应、新生儿 HA 等。

(2) 血管性 HA

1) 微血管病性 HA：如血栓性血小板减少性紫癜、溶血尿毒症综合征（TTP/HUS）、弥漫性血管内凝血（DIC）、败血症等。

2) 瓣膜病：如钙化性主动脉瓣狭窄及人工心瓣膜、血管炎等。

3) 血管壁受到反复挤压：如行军性血红蛋白尿。

(3) 生物因素：蛇毒、疟疾、黑热病等。

(4) 理化因素：大面积烧伤、血浆中渗透压改变和化学因素如苯肼、亚硝酸盐类等中毒，可因引起获得性高铁血红蛋白血症而溶血。

(5) 获得性血细胞膜糖化肌醇磷脂（GPI）- 锚连膜蛋白异常：如阵发性睡眠性血红蛋白尿（PNH）。

(二) 溶血性贫血的临床表现

溶血性贫血的临床表现与溶血的急缓、程度和场所有关。急性溶血性贫血发病急骤，病情进展快，短期大量溶血引起寒战、发热、四肢腰背疼痛及腹痛，继之出现血红蛋白尿。其后出现黄疸和其他严重贫血的症状和体征。慢性溶血性贫血虽然红细胞被破坏，但由于骨髓造血代偿增生，在短期内无贫血症状，只有当病因长期持续存在，红细胞不断地破坏增多，超过骨髓代偿时，才会逐渐出现贫血，发病缓慢，病情较轻，表现为贫血、黄疸和脾大三大特征。

(三) 溶血性贫血的病理生理变化

1. 红细胞破坏、血红蛋白降解

(1) 血管内溶血：主要在血管内发生。受损的红细胞发生溶血，释放游离血红蛋白。游离血红蛋白 Hb 与血液中的结合珠蛋白 Hp 相结合。Hb-Hp 分子质量大，不能通过肾小球滤过，由肝细胞从血中清除。未结合的游离血红蛋白通过肾脏，从肾小球滤出，形成血红蛋白尿排出体外。部分血红蛋白在近端肾小管被重吸收，在近曲小管上皮细胞内分解为卟啉、铁及珠蛋白。反复血管内溶血时，铁以铁蛋白或含铁血黄素的形式沉积在上皮细胞内。例如，近曲小管上皮细胞脱落随尿排出，即形成含铁血黄素尿。

血管内溶血过程的实验室检查如下：

1) 血清游离血红蛋白血管内溶血时大于 40mg/L。

2）血清结合珠蛋白血管内溶血时低于0.5g/L。溶血停止3～4天后，结合珠蛋白才恢复原来水平。

3）血红蛋白尿尿常规示隐血阳性，尿蛋白阳性，红细胞阴性。

4）含铁血黄素尿（Rous试验）：镜检经铁染色的尿沉渣，在脱落上皮细胞内发现含铁血黄素。主要见于慢性血管内溶血。

（2）血管外溶血：是指红细胞在脾脏中被单核/巨噬细胞系统吞噬，释放出的血红蛋白分解为珠蛋白和血红素。珠蛋白被进一步分解利用，血红素则分解为铁和卟啉。铁可再利用，卟啉则分解为游离胆红素，后者经肝细胞摄取，与葡糖醛酸结合形成结合胆红素从胆汁中排出。胆汁中结合胆红素经肠道细菌作用，被还原为粪胆原，大部分随粪便排出。少量粪胆原又被肠道重吸收进入血循环，重吸收的粪胆原再次通过肝细胞重新随胆汁排泄到肠腔中去，形成"粪胆原的肠肝循环"，小部分粪胆原通过肾随尿排出，称之为尿胆原。

血管外溶血的实验室检查如下：

1）血清胆红素：以血清游离胆红素增高为主，结合胆红素少于总胆红素的15%。

2）尿常规：尿胆原增多，呈强阳性，而胆红素阴性。

3）粪胆原和尿胆原：粪胆原和尿胆原增高。

2. 红系代偿性增生 循环红细胞减少引起骨髓红系代偿性增生。骨髓涂片检查显示骨髓增生，红系比例增高，以中幼和晚幼红细胞为主，粒红比例可以倒置。部分红细胞含有核碎片，如Howell-Jolly小体和Cabot环。外周血网织红细胞比例增加，可达0.05～0.20。血涂片检查可见有核红细胞，在严重溶血时尚可见到幼粒细胞。

▶▶ 一、实验室检查

溶血性贫血的实验室检查传统上可分为三类：

1. 红细胞破坏过多或血红蛋白代谢产物增多的依据

（1）溶血性贫血时胆红素代谢变化：总胆红素增高。间接胆红素增高。结合胆红素正常。尿胆原增高呈阳性。尿胆素阳性，粪胆原、粪胆素阳性，尿胆红素正常。

（2）血浆游离血红蛋白在血管内溶血时升高，而血管外溶血时正常。

（3）血清结合珠蛋白减少或消失。大量血管内溶血时消失，大量血管外溶血时减少，但不消失。

（4）血浆血结素减少或消失一般见于血管内大量溶血。

（5）血浆出现高铁血红素白蛋白试验阳性见于严重血管内溶血，并且一次溶血后阳性可持续存在多天，对诊断尤其有价值。

（6）血红蛋白尿见于急性溶血发作后的第1～2次尿中。

（7）含铁血黄素尿即Rous试验在慢性血管内溶血可呈阳性，并持续数周，而溶血初期本试验暂可阴性。

（8）血浆乳酸脱氢酶（LDH）增多。

（9）红细胞受损的表现为外周血中出现球形红细胞和碎裂红细胞（如盔形、三角形、锯齿形红细胞）等。

（10）红细胞寿命缩短，测定需要特殊仪器设备和操作技术，且检查过程需时较长，故在临床工作中极少应用。

2. 红系造血代偿性增生的检查

（1）外周血网织红细胞计数增高。如能排除其他原因引起的网织红细胞增多，对诊断有重要意义，但必须结合患者具体情况全面考虑。

（2）外周血象出现有核红细胞和嗜多色性红细胞。

（3）骨髓细胞学检查显示增生性骨髓象，骨髓内正常的红系细胞增生明显增多，粒红比例减低或倒置，原红细胞及幼红细胞有丝分裂象增多，成熟红细胞大小不匀，出现嗜多色性红细胞、点彩红细胞、Howell-Jolly 小体和 Cabot 环等。

3. 用于鉴别诊断的各种溶血性贫血的特殊检查

（1）红细胞膜缺陷的实验室检查

1）红细胞渗透脆性试验：本试验测定红细胞对各种浓度低渗溶液的抵抗力。临床上红细胞渗透脆性增高多见于引起球形红细胞增多的疾病，如遗传性球形红细胞增多症（HS）、遗传性椭圆形红细胞增多症（HE）等。相反，红细胞渗透脆性减低可见于珠蛋白生成障碍性贫血、再生障碍性贫血危象、缺铁性贫血等。

2）酸化血清溶血试验（Ham 试验）：患者的红细胞由于膜的缺陷，对补体的敏感性增加，这些对补体敏感的红细胞能被正常血清所溶解，特别在血清酸性条件下（pH6.4 ~ 6.5）经37℃孵育，溶血更明显。阳性结果主要见于 PNH，本实验是确诊 PNH 最基本的试验，较敏感，特异性高，假阳性少。

3）蔗糖溶血试验：蔗糖溶液离子强度低，经温育后可促进补体与红细胞膜的结合，使对补体敏感的红细胞膜上形成小孔，蔗糖水进入红细胞内引起细胞膜破裂，发生溶血。本试验较酸溶血试验为敏感，但特异性不强，轻度阳性也可见于部分再生障碍性贫血、巨幼细胞贫血、AIHA 和 HS 等，故被用作 PNH 诊断的筛选试验，如呈阳性再做酸溶血试验以进行确诊。

4）血细胞表型分析：用血细胞膜糖化肌醇磷脂（GPI）- 锚连膜蛋白如 CD59 的单克隆抗体作分子探针，流式细胞术分析红细胞和白细胞膜 CD59 等分子表达量，并计数其缺乏表达细胞的数量对 PNH 诊断与鉴别诊断有重要意义。

5）红细胞膜蛋白电泳分析：将制备的红细胞膜样品进行 SDS-PAGE 电泳，根据样品中各蛋白分子质量的不同，分离到红细胞膜蛋白的电泳图谱，从而可见各膜蛋白组分百分率。

（2）红细胞酶缺陷的实验室检查

1）高铁血红蛋白还原试验：是在血液中加入亚硝酸盐使红细胞中的亚铁血红蛋白变成高铁血红蛋白，正常红细胞的 G-6-PD 催化戊糖旁路使 NADP 变成 NADPH，在递氢体亚甲蓝的参与下，高铁血红蛋白还原成亚铁血红蛋白。当 G-6-PD 缺乏时，高铁血红蛋白还原率下降，甚至不还原。通过比色测定高铁血红蛋白，可观察还原的多少和还原的速度，从而间接反映了 G-6-PD 的活性。本试验简单易行，敏感性较好但特异性稍差，在 HbH 病、不稳定血红蛋白病和 NADH 高铁血红蛋白还原酶缺乏时也会呈阳性，在高脂血症、巨球蛋白血症和标本不新鲜等可出现假阳性。

2）变性珠蛋白小体生成试验：变性珠蛋白小体试验可作为 G-6-PD 缺乏的筛检试验，G-6-PD 缺乏的患者血样加入乙酰苯肼于 37℃孵育 2 ~ 4h，乙酰苯肼可使血红蛋白氧化为高铁血红蛋白，高铁血红蛋白解离成高铁血红素和变性珠蛋白，变性珠蛋白聚合成变性珠蛋白小体，附于红细胞膜上。可用煌焦油蓝染色观察红细胞中含珠蛋白小体的情况。正常人含 5 个以上小体的红细胞小于 30%，而不稳定血红蛋白病、HbH 病、G-6-PD 缺乏症、硝基苯及苯胺等中毒均可呈阳性反应，即含有 5 个以上珠蛋白小体的红细胞大于 40%。该方法特异性较差，只能作为 G-6-PD 的筛检试验，对 G-6-PD 缺乏症的诊断还应作进一步的确诊试验。

3）葡萄糖-6-磷酸脱氢酶荧光斑点试验和活性测定：NADPH 在长波紫外线下可发出可见的荧光，G-6-PD 缺乏时 NADPH 生成减少或缺如，因此出现荧光延迟或不出现荧光。本方法是 ICSH 推荐用于筛选 G-6-PD 缺乏的方法，敏感性和特异性均较好。WHO 推荐的 Zinkham 法通过测定 NADP 还原为 NADPH 的速率，换算出 G-6-PD 的活性。本方法测定的活性包括 G-6-PD 和 6-磷酸葡萄糖酸脱氢酶（6-PGD）的总活性。

4）丙酮酸激酶荧光斑点试验和活性测定：PK 催化磷酸烯醇丙酮酸（PEP）转化为丙酮酸，丙酮酸在 LDH 催化下生成乳酸，同时将 NADH 氧化为辅酶Ⅱ（NAD），由于 NADH 在长波紫外线下可见荧光而 NAD 无荧光，因此反应后荧光逐渐消失。PK 活性定量测定原理同荧光斑点试验，由于 NADH 在 340nm 处有一吸收峰，因此可根据此吸光度的改变推算出 PK 活性。

(3) 红细胞血红蛋白异常的实验室检查

1）血红蛋白电泳：根据不同的血红蛋白带有不同的电荷，等电点不同，在一定的 pH 缓冲液中，血红蛋白的等电点小于缓冲液的 pH 时带负电荷，电泳时在电场中向阳极泳动，反之，Hb 带正电荷向阴极泳动。在一定电压下经过一定时间的电泳，不同的血红蛋白所带电荷不同、分子质量不同，其泳动方向和速度不同，可分离出各自的区带，同时对电泳出的各区带进行比色或电泳扫描，可进行各种血红蛋白的定量分析。血红蛋白电泳为定性试验，可以检测各种正常和异常血红蛋白的存在和相对的含量。方法简便易行，不需特别的试剂和仪器。除对轻型 β-珠蛋白合成障碍性贫血的诊断有意义外，在有异常血红蛋白带出现时，可作初步估计。

2）抗碱血红蛋白检测（HbF 测定）：在电泳图上难以分离和定量 HbF 和 HbA。但可以利用前者的抗碱能力比后者及 HbA_2 强这一特点，将 Hb 溶液经碱处理后，滤去发生变性而沉淀的 Hb，用分光光度计（540nm）测定留在溶液中的 HbF 浓度。正常成人 HbF 一般小于 2%，重型 β-珠蛋白生成障碍性贫血者可达 30%~90%。此方法简便实用。

3）HbF 酸洗脱试验：HbF 具有抗碱和抗酸作用，其抗酸能力也比 HbA 强。将血涂片于酸性缓冲液中孵育，含 HbF 的红细胞不被酸洗脱，可用伊红染色呈红色，而其他含 HbA 的红细胞被酸洗脱，不能被伊红着色。此方法主要用来鉴别 β-珠蛋白生成障碍性贫血及遗传性 HbF 持续综合征。

4）异丙醇沉淀试验：因不稳定血红蛋白较正常血红蛋白更容易解裂，在异丙醇这种能降低血红蛋白分子内部的氢键的非极性溶剂中，不稳定血红蛋白的稳定性下降，比正常血红蛋白更快地沉淀。在加入异丙醇后含有不稳定血红蛋白的溶血液很快浑浊，并形成绒毛状沉淀。实验结果阳性只能说明存在不稳定血红蛋白。本试验易出现假阳性，特异性较差，是不稳定血红蛋白的过筛试验。

5）热变性试验：亦称热不稳定试验，其根据不稳定血红蛋白比正常血红蛋白更容易遇热变性，观察血红蛋白液在 50℃时是否出现沉淀，对不稳定血红蛋白进行筛检。

6）红细胞包涵体试验：不稳定血红蛋白容易氧化变性沉淀。红细胞包涵体试验是将氧化还原染料煌焦油蓝液与新鲜血液一起孵育，不稳定血红蛋白易变性沉淀形成包涵体。本实验是不稳定血红蛋白特别是 HbH 诊断的过筛试验。

(4) 自身免疫性溶血性贫血（AIHA）的实验室检查：多采用抗球蛋白试验（Coombs试验）。免疫性溶血性贫血患者的血清中或红细胞膜上常有不完全抗体，这种不完全抗体能吸附在红细胞膜上，使红细胞致敏，但不能使红细胞凝集，能与相应的抗体（抗人球蛋白抗体）发生特异的抗原抗体结合反应，使致敏红细胞发生凝集。抗人球蛋白试验用于检测不完全抗体，有直接法和间接法两种，直接法是检测患者红细胞表面的不完全抗体，间接法用于检测患者血清中完全抗体。本试验一直以来是检测免疫性溶血性贫血的重要方法。直接抗球蛋白试验能敏感地测定吸附在红细胞膜上的不完全抗体和补体，是诊断AIHA的重要实验室指标。间接抗球蛋白试验一般不用于免疫性溶血性贫血的诊断，因为直接抗球蛋白试验阴性时，间接抗球蛋白试验阳性没有诊断意义。

▶▶ 二、诊断与鉴别诊断

（一）诊断

根据贫血、黄疸、脾大（称溶血三联征）等表现，考虑溶血性贫血的实验室检查，首先确定体内有无溶血存在（红细胞破坏过多的依据及红系造血代偿性增生的检查），然后判断溶血主要的部位，最后依据患者病史和临床检查资料分析溶血的病因，针对各种溶血性贫血的特殊检查，确定溶血的性质和类型（表10-1）。

表10-1 血管内溶血和血管外溶血的鉴别

特征	血管内溶血	血管外溶血
病因	获得性多见	遗传性多见
红细胞主要破坏场所	血管内	单核/吞噬细胞系统
病程	多为急性	常为慢性，急性加重
贫血、黄疸	常见	常见
肝、脾大	少见	常见
红细胞形态学改变	少见	常见
红细胞脆性改变	变化小	多有改变
血红蛋白血症	常100mg/L	轻度增高
血红蛋白尿	常见	无或轻度
尿含铁血黄素	慢性可见	一般阴性
骨髓再障危象	少见	急性溶血加重时可见
LDH	增高	轻度增高

（二）鉴别诊断

主要应与其他类型贫血和贫血伴有黄疸的疾病进行鉴别。

1. 缺铁性贫血 小细胞低色素性贫血，RDW增高，血清铁明显减少，总铁结合力增高，运铁蛋白饱和度下降。

2. 巨幼细胞性贫血 大细胞性贫血，血象、骨髓象检查的形态学特征对巨幼细胞性贫血有确定诊断的意义。

3. 先天性非溶血性黄疸 大多数病例的黄疸轻微，主要为血中非结合胆红素升高。

血清胆酸正常，其他肝功能试验正常。无溶血证据，红细胞脆性试验正常。尿胆红素阴性，粪中尿胆原量正常，尿中尿胆原量不增加。

4. 胆红素结合障碍 Grigler-Najiar 二氏综合征 血清未结合胆红素增高，血清胆红素定性试验呈间接阳性反应。尿内无胆红素，尿（粪）胆素原从粪和尿中排出明显减少。

第2节 遗传性球形红细胞增多症

▶▶ 一、概述

遗传性球形红细胞增多症（hereditary spherocytosis，HS）是一种红细胞膜蛋白异常的遗传性溶血性贫血。该病大部分呈常染色体显性遗传，研究显示第8号染色体短臂缺失，引起红细胞膜蛋白基因异常，影响收缩蛋白四聚体的形成，导致膜的结构和功能异常。红细胞膜通透性增加，钠、水过量进入细胞，使红细胞球形变，变形能力减退。同时其膜上 Ca-ATP 酶受到抑制，钙沉积在膜上，使膜的柔韧性降低。这类球形红细胞通过脾时极易碎裂形成溶血。该病 2/3 为成年发病，贫血、黄疸和脾大为主要临床表现，轻重程度不一。脾切除是目前治疗 HS 的唯一方法，且该治疗方法对所有类型的 HS 患者的贫血症状都有改善。

▶▶ 二、实验室检查

1. 血象（图 10-1） 血片中出现小球形红细胞为本病的细胞形态学特征。球形红细胞较正常红细胞小、厚，且深染，大小比较均一，直径变小，厚度增加，染色后细胞中央淡染区消失，多数患者小球形红细胞在 10% 以上，有的可高达 60%~70%，但有 20% 的患者缺乏典型的球形红细胞。网织红细胞增加，一般为 5%~10%。嗜多色性红细胞增多，外周血中可出现少数幼红细胞。

2. 骨髓象（图 10-1） 红细胞增生旺盛，粒红比值降低，红细胞系以中、晚幼红细胞为主，可占有核细胞的 25%~60%；当发生再障危象时，骨髓中红细胞系再生低下，有核红细胞减少。

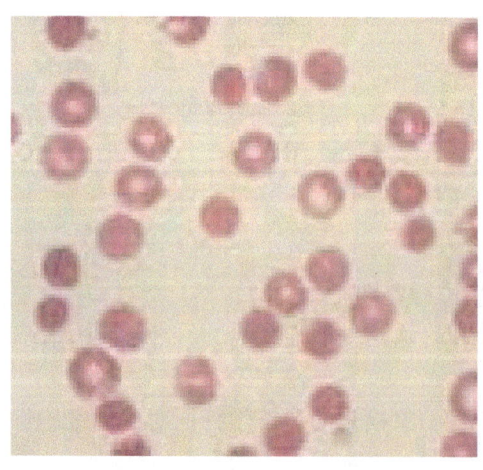
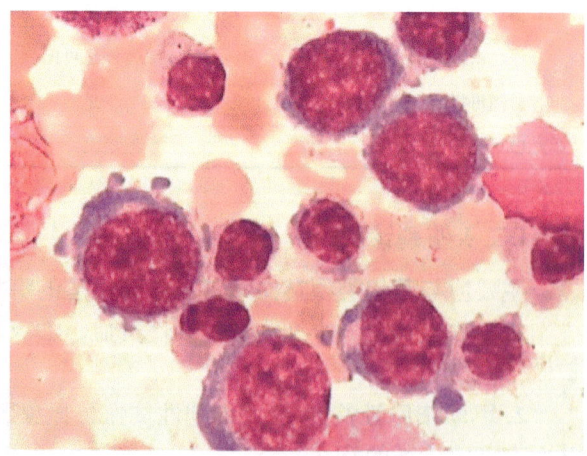

•• 图 10-1 球形红细胞增多症血片、骨髓片（瑞-姬染色；×1000）••

3. 红细胞渗透脆性试验　红细胞渗透脆性增高，常于 5.2～7.2g/L 的低渗盐水开始溶血，4.0g/L 完全溶血。

4. 红细胞膜电泳分析　红细胞膜蛋白各组分的百分率，80% 的患者可发现异常。

5. 红细胞膜蛋白定量测定　有一种或多种膜蛋白缺乏，采用放射免疫法测定每个红细胞膜蛋白的含量，是一种可靠的方法。

6. 分子生物学技术应用　应用 PCR 结合核苷酸测序检出膜蛋白基因的突变位点。

▶ 三、诊断与鉴别诊断

(1) 有 HA 的临床表现和血管外溶血为主的实验室依据。

(2) 外周血涂片中胞体小、染色深、中央淡染区消失的球形细胞增多（10% 以上）。

(3) 渗透性脆性试验提示渗透性脆性增加。0.51%～0.72% 的盐水中就开始溶血，在 0.36%～0.45% 时已完全溶血。红细胞于 37℃温育 24h 后再做渗透性脆性试验，有助于轻型病例的发现。

据以上三点即可诊断。如伴有常染色体显性遗传的家族史，红细胞膜蛋白电泳或基因检查发现膜蛋白的缺陷，更有利于诊断。应与化学中毒、烧伤、自身免疫性 HA 等引起的继发性球形细胞增多相鉴别。

▶ 四、治疗

脾切除对本病有显著疗效。术后球形细胞依然存在，但数天后黄疸及贫血即可改善。所以诊断一旦确定，年龄在 10 岁以上，无手术禁忌证，即可考虑脾切除。溶血或贫血严重时应加用叶酸，以防叶酸缺乏而加重贫血或诱发再障危象。贫血严重时需输浓缩红细胞。

第 3 节　红细胞葡萄糖-6-磷酸脱氢酶缺乏症

▶ 一、概述

葡萄糖-6-磷酸脱氢酶（glucose-6-phosphate dehydrogenase，G-6-PD）缺陷症是由于 G-6-PD 基因突变所致红细胞 G-6-PD 活性降低和（或）酶性质改变所致以溶血为主要表现的一类疾病。突变基因位于 X 染色体（Xq28），呈伴性不完全显性遗传，男多于女。基因呈复杂的多态性，可形成多种 G-6-PD 缺乏症的变异型。G-6-PD 缺乏症患者一旦受到氧化剂的作用，因 G-6-PD 的酶活性减低，还原型烟酰胺腺嘌呤二核苷酸磷酸（NADPH）和还原型谷胱甘肽（GSH）等抗氧化损伤物质缺乏，导致高铁血红素和变性珠蛋白包涵体（Heinz body）生成。后者在光学显微镜下为 1～2μm 大小的折光小体，大多分布在红细胞膜上。含有这种小体的红细胞，极易被脾索阻滞而被单核/巨噬细胞所吞噬。根据临床表现将 G-6-PD 缺乏症分以下 5 种类型：

1. 先天性非球形红细胞性溶血性贫血 (CN-SHA)　可在无诱因情况下出现慢性溶血，常于婴幼儿期即发病，约半数病例在新生儿期以高胆红素血症起病。重型者呈慢性溶血过程，具有黄疸、贫血、脾大三大特征。轻型者平时贫血较轻，无明显黄疸、脾大，每于感染或药物诱发溶血时出现溶血危象。可见大红细胞增多，红细胞大小不均和异形，间有嗜碱性点彩。

2. 蚕豆病 (favism)　在蚕豆收获的季节便是发病高峰的时期。多发生于小儿，母亲吃蚕豆可以通过哺乳使婴儿发病。发病急剧，多于食用蚕豆后数小时至数天发生急性血管内溶血。主要症状为倦怠、头晕、苍白、发热、恶心、呕吐、腹痛、烦渴、食欲减退、黄疸，尿色可呈茶色、红葡萄酒色、血红色、酱油色等。严重病例可有少尿、昏迷、抽搐、谵妄、脱水、酸中毒等表现。体检半数有肝大，少数病例脾大。尿检查大多有血红蛋白尿，少数表现为尿胆原及尿胆红素增多，有时可见红细胞、白细胞及颗粒管型。

3. G-6-PD 缺乏所致新生儿高胆红素血症 (neonatal hyperbilirubinemia due to G-6-PD deficiency) 在 G-6-PD 缺乏高发地区，G-6-PD 缺乏是新生儿高胆红素血症的主要原因。多在出生后 3 天内出现黄疸，黄疸的高峰在出生后 4～7 天出现，黄疸程度较重，一般在出生后 5～8 天起黄疸开始消退。

4. 药物性溶血 (drug induced hemolysis) G-6-PD 缺乏者服用氧化性药物后，可引起急性溶血。常于接触氧化性药物后 1～2 天起病，出现头晕、头痛、食欲减退、恶心、呕吐、倦怠，继而出现发热、黄疸、腹背疼痛、血红蛋白尿，尿色从茶色至酱油色不等。与此同时，出现进行性贫血，贫血程度不等，网织红细胞正常或轻度增加，还可出现肝脾大。少数严重病例可出现少尿、无尿，伴酸中毒和急性肾衰竭而死亡。停药后 10～40 天，红细胞破坏显著减慢，贫血逐渐恢复。引起 G-6-PD 缺乏症患者溶血的药物主要有：①抗疟药：伯氨喹、扑疟喹啉、戊奎等；②磺胺类药物：磺胺甲异噁唑、磺胺吡啶、对氨苯磺酰胺、磺胺醋酰等；③解热镇痛药：乙酰苯胺、氨基比林、保泰松等；④呋喃类：呋喃坦啶、呋喃唑酮、呋喃西林等；⑤其他：噻唑砜、萘啶酸、尼立达唑、三硝基甲苯、萘（樟脑）、亚甲蓝、川莲、甲苯胺蓝等。

5. 感染诱发的溶血性贫血 (infectious hemolytic anemia) 感染也可诱发 G-6-PD 缺乏者溶血发作，在感染后数天出现血管内溶血，通常表现轻微，但有时也可致严重溶血。诱发 G-6-PD 缺乏患者溶血的感染，常见的是细菌性肺炎、病毒性肝炎和伤寒，其他还有流行性感冒、传染性单核细胞增多症、钩端螺旋体病、水痘、腮腺炎、细菌性痢疾、坏死性小肠炎，以及沙门菌属、变形杆菌属、大肠埃希菌、B 链球菌、结核杆菌和立克次体感染等。G-6-PD 缺乏症除某些变异型可以发生慢性溶血外，大多数只有在某些诱发因素作用下才会出现溶血，根据急性溶血性贫血特征，有半月内食用蚕豆史或 2 天内有服用可疑药物史或感染、糖尿病酸中毒等诱因存在的证据，经筛选试验或酶活性测定有 G-6-PD 缺乏者即可确认。

▶▶ 二、实验室检查

1. 高铁血红蛋白还原试验 患者血标本加入亚甲蓝时，高铁血红蛋白还原低于正常值 (75%)，严重者低于 30%。本法简便，适用于过筛试验或群体普查。缺点是有假阳性。

2. 变性珠蛋白小体生成试验 在所采血中加入乙酰苯肼，37℃温育后再做甲紫或煌焦油蓝活体染色。G-6-PD 缺乏的红细胞内可见变性珠蛋白小体，计数大于 5% 有诊断意义。

3. 葡萄糖 -6- 磷酸脱氢酶 (G-6-PD) 活性测定 最为可靠，是主要的诊断依据。溶血高峰期及恢复期，酶的活性可以正常或接近正常。通常在急性溶血后 2～3 个月后复测可以比较正确地反映患者的 G-6-PD 活性。

▶▶ 三、诊断与鉴别诊断

①有伴性不完全显性遗传的家族史，自幼发病。②有 HA 的临床表现和实验室证据，

有 G-6-PD 活性缺乏的实验室检查结果。③抗人球蛋白试验阴性，外周血涂片无异形红细胞，温育后红细胞渗透脆性正常；无异常血红蛋白病，可排除其他溶血性贫血的可能。具备以上三点即可诊断红细胞 G-6-PD 缺乏症。

四、治疗

脱离可能诱发溶血的因素，如停止服用可疑的药物和蚕豆，不要接触樟脑丸，控制感染，注意纠正水电解质酸碱失衡和肾功能不全等。输红细胞及使用糖皮质激素可改善病情，慢性患者可使用叶酸。脾切除效果不佳。患本病的新生儿发生 HA 伴胆红素脑病，可换血，光疗或苯巴比妥注射。

第 4 节　血红蛋白病

血红蛋白是一种由血红素和珠蛋白组成的结合蛋白。珠蛋白有两种肽链，一种是 α 链，由 141 个氨基酸残基构成；另一种是非 α 链（β、γ 及 δ 链），各有 146 个氨基酸残基，各种肽链有固定的氨基酸排列顺序。α 链基因位于 16 号染色体，β、δ、γ 链基因位于 11 号染色体。每一条肽链和一个血红素连接，构成一个血红蛋白单体。人类血红蛋白由 2 对血红蛋白单体聚合而成。正常人出生后有三种血红蛋白：①血红蛋白 A（HbA）：为成人主要的血红蛋白，占 95% 以上，由一对 α 链和一对 β 链组成（$α_2β_2$）；②血红蛋白 A_2（HbA_2）：由一对 α 链和一对 δ 链组成（$α_2δ_2$），占血红蛋白的 2%～3%；③胎儿血红蛋白（HbF）：由一对 α 链和一对 γ 链组成（$α_2γ_2$），出生 6 个月后含量仅 1% 左右。血红蛋白病（hemoglobinopathies）是一组遗传性溶血性贫血，分为珠蛋白肽链分子结构异常和珠蛋白肽链合成数量异常（珠蛋白生成障碍性贫血）两大类。

（一）珠蛋白肽链分子结构异常

珠蛋白肽链分子结构异常多数不伴功能改变，以下几种有临床意义。

1. 镰状细胞贫血

（1）概述：因 β 珠蛋白链第 6 位谷氨酸被缬氨酸替代所致，成为异常的血红蛋白——HbS。这种变异的血红蛋白分子（HbS）在缺氧情况下分子间相互作用，成为溶解度很低的螺旋形多聚体，使红细胞扭曲成镰状细胞。这类细胞变形性差，在微循环内易被淤滞而破坏，发生 HA。患者出生后 3～4 个月即有黄疸、贫血及肝、脾大，发育较差。因镰状细胞阻塞微循环而引起的脏器功能障碍，可表现为腹痛、气急、肾区痛和血尿。患者常因再障危象、贫血加重、并发感染而死亡。体外重亚硫酸钠镰变试验时可见大量镰状红细胞，有助于诊断。杂合子红细胞内 HbS 浓度较低，除在缺氧情况下一般不发生镰变和贫血，临床无症状或偶有血尿、脾梗死等表现。

（2）实验室检查

1）血象：网织红细胞计数常在 10% 以上。血片上可看到多染性、嗜碱性点彩细胞增多，大小不均和异形细胞增多，并可见到 Howell-Jolly 小体、靶形细胞和有核红细胞。镰状形细胞通常很少见，在体外血液中加入还原剂可见到大量的镰状细胞。红细胞的渗透脆性明显减低。红细胞的生存时间缩短。当有感染或大量溶血时，白细胞计数及分类中中性粒细胞常常增多，并出现左移现象。血小板数大多正常，但可以显著增高。

2）骨髓象：骨髓检查常显示红系细胞显著增生，如有叶酸缺乏，可出现类巨幼改变。

在骨髓片中容易看到镰状的成熟红细胞。当骨髓发生再生障碍危象时，红系细胞显著减少，血液中网织红细胞可消失。

3）血红蛋白电泳：可见 HbS 带，位于 HbA 和 HbA_2 间，HbS 达 80%，HbF 增加至 2%～15%，HbA_2 正常，HbA 缺乏。

（3）诊断与鉴别诊断：根据种族和家庭史，血红蛋白电泳出现 HbS 为主要成分，镰变试验阳性。也可以采用多聚酶链反应 PCR 和限制性内切酶片段长度多态性 RFLP 方法作出基因诊断。

（4）治疗：本病无特殊治疗，宜预防感染和防止缺氧。溶血发作时可予供氧、补液和输红细胞等。

2. 血红蛋白 E 病

（1）概述：血红蛋白 E(HbE) 病是在 1954 年发现的，本病为 β 链第 26 位谷氨酸被赖氨酸替代的异常血红蛋白所致，为我国最常见的异常血红蛋白病。血红蛋白 E 病的临床症状和体征，分为 HbE 基因的纯合子状态、HbE 与 HbA 的杂合子状态、HbE 和珠蛋白生成障碍性贫血的双重杂合子状态三种类型。一般为轻度 HA，呈小细胞低色素性，易感染并使贫血加重。类型不同，临床表现轻重不一，实验室检查结果也有差异。

（2）实验室检查

1）血象：本病为小细胞低色素性（有时为正色素性）贫血。成熟红细胞体积小或正常，但靶状细胞可高达 50% 以上。网织红细胞计数 5% 左右。红细胞渗透脆性减低。

2）骨髓象：骨髓增生明显活跃，红细胞系统增生更为突出，原红细胞和早幼红细胞多见，中幼红细胞增生旺盛。其他系统细胞无显著异常。

3）血红蛋白电泳：HbE 明显增多。

4）异丙醇沉淀试验阳性、热变性试验弱阳性、变性珠蛋白小体阳性。

（3）诊断与鉴别诊断：通过血红蛋白电泳显示血红蛋白种类及含量来确定三种类型状态的血红蛋白 E。HbE 基因的纯合子状态：HbE 占 75%～92%，无 HbA，HbF 正常或轻度增加；HbE 与 HbA 的杂合子状态：HbE 占 30%～45%，其余为 HbA；HbE 和珠蛋白生成障碍性贫血的双重杂合子状态：Hb 明显增多，并具有珠蛋白生成障碍性贫血的血红蛋白电泳特征。

（4）治疗：轻者不需治疗，重者需长期输红细胞以维持生命。

3. 不稳定血红蛋白病

（1）概述：是由于控制血红蛋白肽链的基因突变，使某些维持稳定性的氨基酸被取代或缺失，导致血红蛋白结构不稳定，称为不稳定血红蛋白。不稳定血红蛋白易发生变性和沉淀，形成变性珠蛋白小体附着于红细胞膜上，使红细胞膜的变形性下降，在脾容易破碎，引起溶血性贫血。目前已发现有 130 余种不稳定血红蛋白。各种不稳定血红蛋白的不稳定程度各异，相应临床表现差异很大，可从完全无症状到伴显著脾大和黄疸的严重慢性溶血性贫血。

（2）实验室检查：本病诊断有重要意义的是变性珠蛋白小体检查、热变性试验和异丙醇试验为阳性，一般用异丙醇试验筛选、热变性试验和变性珠蛋白小体检查诊断。血象检查多为正细胞性贫血，红细胞大小不均，有异形和碎片，有时可见靶形红细胞，网织红细胞增加。血红蛋白电泳仅有部分病例可分离出异常血红蛋白区带。

（3）诊断与鉴别诊断：证明不稳定血红蛋白的存在是诊断本病的主要依据。应用变性珠蛋白小体试验、热变性试验和异丙醇试验可进行不稳定血红蛋白的常规检查，再结合临床表现进行诊断。应与红细胞 G-6-PD 缺乏症及其他血红蛋白病鉴别。

（4）治疗：控制感染和避免服用磺胺类及其他氧化药物，可防止病情加重。脾切除可使红细胞寿命延长，溶血减轻，但对重型患者可能无效。

（二）珠蛋白肽链合成数量异常

1. 概述　珠蛋白生成障碍性贫血是一组遗传性贫血，由于基因缺陷影响血红蛋白正常合成而发生。本病为常染色体遗传，多见于地中海沿岸和东南亚沿海地区，又称地中海贫血。轻型地中海贫血一般不需治疗。对诱发溶血的因素如感染等应积极防治。脾切除适用输血量不断增加，伴脾功能亢进及明显压迫症状者。采用输血疗法保证正常的生长发育。已有地中海贫血患者应用异基因骨髓移植获得成功的报道。产前基因诊断可有效预防严重地中海贫血胎儿出生，对计划生育和遗传保健有重要意义。

2. α地中海贫血　α珠蛋白基因缺失或缺陷导致α珠蛋白链合成减少或缺乏，称为α地中海贫血。主要分布在东南亚，特别是泰国及意大利、希腊等地中海地区。我国的广东、广西、海南、贵州、四川等地均为好发地区。

（1）静止型或标准型α地中海贫血：α链的合成为两对连锁的α珠蛋白基因所控制，如果 4 个 α 基因仅缺失 1 个，表现为静止型；如缺失 2 个则为标准型。新生儿期血红蛋白电泳 Hb Barts 低于 5%～15%，几个月后消失。患者无症状。经煌焦油蓝温育后，少数红细胞内有血红蛋白 H 包涵体。血红蛋白电泳无异常发现。

（2）血红蛋白 H（HbH）病：4 个 α 基因缺失 3 个则为血红蛋白 H（β_4）病。新生儿期血红蛋白电泳 Hb Barts 达 25%，发育中 Hb Barts 为 HbH 替代。贫血轻到中度，伴肝脾大和黄疸，少数贫血可达重度。感染或服用氧化剂药物后，贫血加重。红细胞低色素性明显，靶形细胞可见，多少不一。红细胞渗透性脆性降低。温育后煌焦油蓝染色可见大量 HbH 包涵体。HbH 在 pH 8.6 或 8.8 行血红蛋白电泳时，向阳极方向移动，泳速快于 HbA。

（3）血红蛋白 Bart 胎儿水肿综合征：父母双方均为α地中海贫血，胎儿 4 个 α 基因全部缺失。α链绝对缺乏，γ链自相聚合成 Hb Bart（γ_4）。临床上表现为血红蛋白 Barts 胎儿水肿综合征，是海洋性贫血中最严重的类型。胎儿苍白，全身水肿伴腹水，肝、脾显著肿大；血红蛋白电泳见 Hb Bart 占 80%～100%，Hb Barts 氧亲和力高，致使组织严重缺氧，胎儿多在妊娠 30～40 周于宫内死亡或产后数小时死亡。

3. β地中海贫血　β珠蛋白基因缺陷导致β珠蛋白链合成减少或缺乏，称为β地中海贫血。β地中海贫血是常染色体显性遗传。β地中海贫血可分成两种主要类型：一种完全不能产生β链，称为β_0地中海贫血；另一种β链尚能合成，但其产量不足，称为β地中海贫血。世界上至少有 1.5 亿人携带一种β珠蛋白基因缺陷，多见于地中海区域、中东各国和东南亚。在我国β地中海贫血最多见于西南和华南一带，其次为长江以南各地，北方很少见。患者α链相对增多，未结合的α链自聚成不稳定的聚合体，在幼红细胞内沉淀，形成包涵体，引起膜的损害而致溶血。γ和δ链代偿合成，致 HbA2（$\alpha_2\delta_2$）和 HbF（$\alpha_2\gamma_2$）增多，HbF 的氧亲和力高，将加重组织缺氧。

（1）轻型：临床可无症状或轻度贫血，偶有轻度脾大。血红蛋白电泳 HbA_2 大于 3.5%（4%～8%），HbF 正常或轻度增加（小于 5%）。父或母为地中海贫血杂合子。

（2）中间型：贫血中度，脾大。可见靶形细胞，红细胞呈小细胞低色素性，HbF 可达 10%。少数有轻度骨骼改变，性发育延迟。

（3）重型（Cooley 贫血）：患儿出生后半年逐渐苍白，贫血进行性加重，有黄疸及肝、脾大。生长发育迟缓,骨质疏松,甚至发生病理性骨折;额部隆起,鼻梁凹陷,眼距增宽,呈特殊面容。血红蛋白低于 60g/L,呈小细胞低色素性贫血。靶形细胞在 10%~35%。骨髓红系细胞极度增生,细胞外铁及内铁增多。血红蛋白电泳 HbF 高达 30%~90%,HbA 多低于 40% 甚至 0。红细胞渗透性脆性明显减低。X 线检查见颅骨板障增厚,皮质变薄,骨小梁条纹清晰,似短发直立状。父母双方都有 β 地中海贫血。

4. 实验室检查

(1) 血象(图 10-2):贫血轻重不一。靶形细胞增多(10%~35%),红细胞大小不均、异形、低色素和嗜碱性点彩都很明显。网织红细胞增高至 2%~15%。泪滴形细胞在脾切除前比切除后更易见到。红细胞渗透脆性显著减低。

(2) 骨髓象(图 10-2):红系细胞极度增多,铁染色显示细胞外铁、细胞内铁均增多。

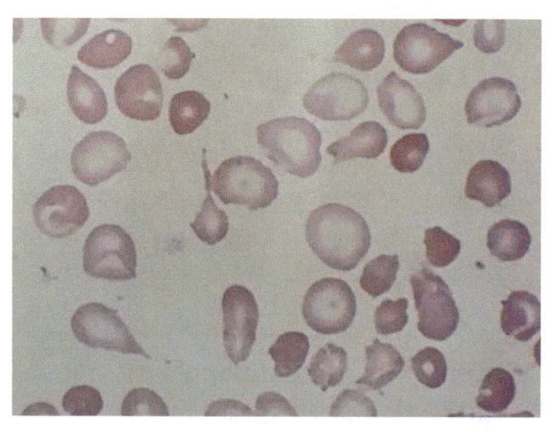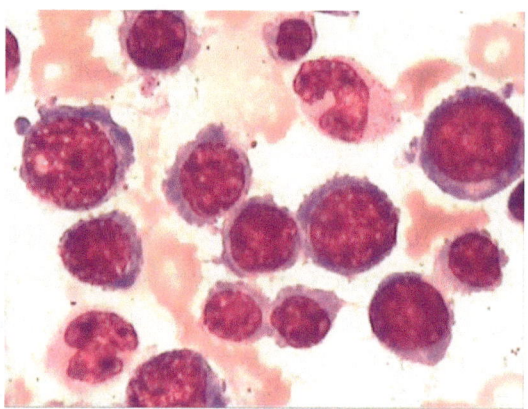

•• 图 10-2　地中海贫血血片、骨髓片(瑞-姬染色;×1000)••

(3) 血红蛋白电泳:β 地中海贫血患者 HbF 和 HbA_2 增加,α 地中海贫血患者 HbH 或 Hb Barts 增多。

(4) 铁蛋白检测:血清铁蛋白升高。

(5) 基因诊断:能在 DNA 水平,转录(mRNA)和转录后(蛋白)水平上对地中海贫血提出诊断意见。通过聚合酶链反应、基因探针及限制性内切酶图谱法等对外周血或脐血进行基因分析,可确定是否患病及具体的分子缺陷类型。通过对绒毛细胞或羊水细胞进行 DNA 检测,对胚胎脐血进行基因诊断可进行产前诊断以防止纯合子患儿的出生。

5. 诊断与鉴别诊断　根据临床特点和实验室检查,结合阳性家族史,一般可做出诊断。有条件时可做基因诊断。

本病须与下列疾病鉴别。①缺铁性贫血:轻型地中海贫血的临床表现和红细胞的形态改变与缺铁性贫血有相似之处,故易被误诊。但缺铁性贫血常有缺铁诱因,血清铁蛋白含量减低,骨髓外铁粒幼红细胞减少,红细胞游离原卟啉升高,铁剂治疗有效等可资鉴别。②传染性肝炎或肝硬化:因 HbH 病贫血较轻,还伴有肝脾大、黄疸,少数病例还可有肝功能损害,故易被误诊为黄疸型肝炎或肝硬化。但通过病史询问、家族调查及红细胞形态观察、血红蛋白电泳检查即可鉴别。

6. 治疗　轻型地中海贫血一般不需治疗。对诱发溶血的因素如感染等应积极防治。脾切除适用输血量不断增加,伴脾功能亢进及明显压迫症状者。青少年应采用高量输血疗法,保持血红蛋白在 110~130g/L,以保证比较正常的生长发育。为了减少输血反应,可使用滤去白细胞和血小板的浓集红细胞,并可用铁螯合剂去铁胺促进铁的排泄。已有地中海贫血患者应用异基因骨髓移植获得成功的报道。虽然轻型患者不需治疗，但患者两个轻型进行婚配，可能产生重型的纯合子患儿，产前基因诊断可有效预防严重地中海贫血胎儿出生，故对计划生育和遗传保健有重要意义。

第5节 自身免疫性溶血性贫血

▶▶ 一、概述

自身免疫性溶血性贫血（autoimmune hemolytic anemia，AIHA）系免疫识别功能紊乱，自身抗体吸附于红细胞表面而引起的一种溶血性贫血。根据致病抗体作用于红细胞时所需温度的不同，AIHA 分为温抗体型和冷抗体型两种。以温抗体型 AIHA 更为常见，是获得性溶血性贫血中最重要的一种，既可原发也可继发于其他疾病。原因不明的原发性 AIHA 占 45%。继发性的病因有：①感染，特别是病毒感染；②结缔组织病，如系统性红斑狼疮、类风湿关节炎、溃疡性结肠炎等；③淋巴增殖性疾病，如慢性淋巴细胞白血病、淋巴瘤、骨髓瘤等；④药物，如青霉素、头孢菌素、甲基多巴、氟达拉滨等。患者红细胞表面吸附有不完全抗体 [IgG 和（或）C3]，37℃最活跃，在单核/巨噬细胞系统破坏而形成血管外溶血。起病缓慢，成人多见，无性别差异。贫血程度不一，系正常细胞贫血，表现为虚弱及头昏。体征包括皮肤黏膜苍白，黄疸；轻、中度脾大，质较硬，无压痛；中度肝大（30%），肝质地硬，但无压痛。

▶▶ 二、实验室检查

1. 血象 外周血片可见球形细胞。1/3 的患者血片中可见数量不等的幼红细胞。网织红细胞增高，个别可高达 0.50。

2. 骨髓象 骨髓有核细胞增生，以幼红细胞增生为主。

3. 其他检查 直接法抗人球蛋白试验（Coombs 试验）是测定吸附在红细胞膜上的不完全抗体和补体较敏感的方法，是诊断 AIHA 的重要依据。根据加入的抗人球蛋白不同，可鉴别使红细胞致敏的是 IgG 抗体还是 C3 抗体。

▶▶ 三、诊断和鉴别诊断

如有溶血性贫血三联征，Coombs 试验阳性，近 4 个月内无输血或可疑药物服用史；冷凝集素效价正常，可以考虑温抗体型 AIHA 的诊断。Coombs 试验阴性，但临床表现较符合，糖皮质激素或切脾有效，除外其他溶血性贫血尤其是遗传性球形细胞增多症，可诊断为 Coombs 试验阴性的 AIHA。

本病与遗传性球形红细胞增多症相鉴别。温抗体型 AIHA，是由于抗体附着在红细胞表面，导致红细胞呈球形，而遗传性球形红细胞增多症，可有阳性家族史，但无抗自身红细胞的温抗体。

▶▶ 四、治疗

口服肾上腺糖皮质激素，红细胞数恢复正常后，维持治疗剂量 1 个月。温抗体型 AIHA 切脾后，术后有效率为 60%。如糖皮质激素和脾切除都不缓解者或者脾切除有禁忌者可以使用免疫抑制剂如达那唑、霉酚酸酯、硫唑嘌呤、环磷酰胺等；贫血较重者应输洗涤红细胞。继发性 AIHA 应积极寻找病因，治疗原发病。

第 6 节 阵发性睡眠性血红蛋白尿

一、概述

阵发性睡眠性血红蛋白尿（paroxysmal nocturnal hemoglobinuria，PNH）是一种获得性造血干细胞良性克隆性疾病。由于红细胞膜有缺陷，红细胞对激活补体异常敏感。PNH 患者的红细胞、粒细胞、单核细胞及淋巴细胞上糖化肌醇磷脂（GPI）锚连膜蛋白部分或全部丧失，提示 PNH 是一种造血干细胞水平基因突变所致的疾病。患者体内红细胞部分正常，部分是对补体敏感的 PNH 细胞。后者的数量决定了血红蛋白尿发作的频度。临床上表现为与睡眠有关、间歇发作的慢性血管内溶血和血红蛋白尿，可伴有全血细胞减少或反复血栓形成。PNH 是干细胞疾病，异基因骨髓移植有可能治愈本病。

二、实验室检查

1. 血象 因尿铁丢失过多，呈中到重度小细胞低色素性贫血。血片中有红细胞碎片。半数有全血细胞减少。

2. 骨髓象 骨髓增生活跃，尤以幼红细胞为甚。晚期增生低下。

3. 血管内溶血检查

4. 特异性血清学试验

（1）酸溶血试验（Ham 试验）：患者红细胞与含 5% 盐酸的正常同型血清混合，pH 6.4，37℃孵育 2 小时，溶血明显。本试验特异性高，敏感性差。

（2）蛇毒因子溶血试验：蛇毒因子能通过补体交替途径，使补体敏感的红细胞发生溶血。本试验特异性强，敏感性优于酸溶血试验。

（3）热溶血试验和蔗糖溶血试验：因特异性差，常作为筛选方法。

5. 流式细胞术测 CD55 和 CD59　PNH 时，红细胞、淋巴细胞、粒细胞和单核细胞的细胞膜上的 CD55 和 CD59 表达下降。

三、诊断与鉴别诊断

有 PNH 临床表现，有肯定的血管内溶血实验室根据；酸溶血、蛇毒因子溶血或尿含铁血黄素试验中有任两项阳性即可诊断。流式细胞术发现粒细胞的 CD55 和 CD59 表达下降，是诊断本病比较特异和敏感的指标。本病需与 AIHA，尤其是阵发性冷性血红蛋白尿或冷凝集素综合征相鉴别。有低色素性贫血时，应与缺铁性贫血及血红蛋白病相鉴别。全血细胞减少时，要考虑 PNH 再生障碍性贫血的可能。

四、治疗

尽量避免感染、劳累等诱发因素，以免加重 PNH 的病情，导致再障危象发生。支持疗法包括输红细胞、应用雄激素刺激造血、小剂量治疗量应用铁剂。口服华法林预防血

第十章 溶血性贫血

管栓塞，PNH是干细胞疾病，异基因骨髓移植有可能治愈本病。

> **链接**
>
> Evans等于1951年首次报道Evans综合征，定义为自身免疫性溶血性贫血（AIHA）及免疫性血小板减少同时或序贯发生，有时可伴有免疫性白细胞减少，病因未知。发病机制不明，但目前研究表明本病与免疫异常有关，其中体液免疫异常在发病中起主要作用。由于免疫监视和自身识别发生障碍，导致机体产生抗体，不仅针对血细胞而且累及其他脏器。患者常常表现为迁延、反复发作的血小板减少及溶血，最终可导致死亡。Evans综合征治疗首选糖皮质激素，糖皮质激素可直接刺激前体造血细胞增殖并刺激干细胞促进骨髓造血，但糖皮质激素单独应用缓解率低且易复发，常联合应用静脉丙种免疫球蛋白（IVIG）。治疗无效或无法获得持续反应的患者给予二线治疗，加用环孢素（CsA）、达那唑（DNZ）、长春新碱（VCR）、环磷酰胺（CTX）、硫唑嘌呤（AZP）等。

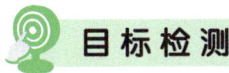

目标检测

选择题

1. 下列哪项实验室检查有利于血管内溶血的诊断
   A. 外周血网织红细胞计数增高
   B. 血液间接胆红素增高
   C. 血液中游离血红蛋白增高
   D. 尿中尿胆原增高

2. 下列哪项符合血管外溶血的实验室指标
   A. 血浆中出现高铁血红素
   B. 血浆血红素结合蛋白下降
   C. 尿中含铁血黄素试验阴性
   D. 尿中出现游离血红蛋白

3. 下列属于血管内溶血的疾病是
   A. PNH
   B. β-珠蛋白生成障碍性贫血
   C. 再生障碍性贫血
   D. 巨幼细胞贫血

4. 下列哪项不是溶血的实验诊断依据
   A. 网织红细胞计数增高
   B. 骨髓红系增生明显活跃
   C. 间接胆红素正常
   D. 尿胆原增高

5. 下列哪种溶血性贫血是由红细胞膜异常所致
   A. 遗传性球形细胞增多症
   B. 自身免疫溶血性贫血
   C. 行军性血红蛋白尿
   D. 微血管病性溶血性贫血

6. 下列红细胞膜缺陷性疾病中何项是获得性的
   A. 球形红细胞增多症
   B. 椭圆形红细胞增多症
   C. 口形红细胞增多症
   D. 阵发性睡眠性血红蛋白尿症

7. 重型α-珠蛋白生成障碍性贫血患者血清中血红蛋白含量最高的是
   A. HbA   B. HbA$_2$
   C. HbF   D. Hb Barts

8. 抗人球蛋白试验阳性时，应首先怀疑下列哪种疾病
   A. 再生障碍性贫血
   B. 自身免疫性溶血性贫血
   C. 巨幼细胞性贫血
   D. 缺铁性贫血

9. 在溶血性贫血中红细胞破坏增加的直接依据为
   A. 红细胞及血红蛋白降低
   B. 血直接胆红素降低
   C. 尿中含铁血黄素试验阴性
   D. 网织红细胞降低

10. 下列哪些疾病为血管外溶血
    A. 再生障碍性贫血
    B. 自身免疫性溶血性贫血
    C. 遗传性球形红细胞增多症
    D. PNH

（孟德娣）

第十一章 继发性贫血

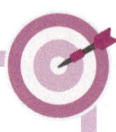

学习目标
1. 掌握：继发性贫血的定义、分类、实验室检查。
2. 熟悉：继发性贫血的诊断与鉴别诊断。
3. 了解：继发性贫血的治疗现状。

> **案例 11-1**
>
> 患儿，女，10岁，反复性血尿3年余，加剧1周入院。前1周因上体育课后出现肉眼血尿，伴尿急，无尿痛、尿频，面色苍白，四肢乏力，面部轻微水肿，无发热咳嗽、呕吐盗汗等，无出血及外伤史。
>
> 查体：血压正常，心肺无异常发展，肝脾肋下未触及，四肢无水肿。
>
> 实验室检查：RBC 2.85×10^{12}/L，Hb 80g/L；WBC 6.0×10^9/L，分类正常，尿RBC（++）、蛋白（+），WBC少许，无管型；B超泌尿系未发现异常声影，胸片示心肺正常。
>
> 问题：
> 1. 实验室检查中异常的指标有哪些？其临床意义是什么？
> 2. 如有贫血，贫血的原因可能是什么？

继发性贫血是由全身系统性疾病为原发病所致的一类贫血，这类贫血是来自造血组织以外的由机体的其他脏器原发病所引起，也称症状性贫血。常见的病因有慢性肾脏疾病、慢性肝脏疾病、内分泌疾病、恶性肿瘤、慢性感染等全身系统性疾病引起造血功能异常，主要原因除了原发病营养摄入不足、储存铁减少、红细胞丢失或破坏过多、红细胞再生障碍之外还有多种造血负调节因子抑制骨髓造成。

第1节 慢性肾脏疾病所致贫血

一、概述

慢性肾炎、肾病综合征、慢性肾盂肾炎、肾结核、肾肿瘤等所致肾衰竭，都可以发生贫血。主要原因是肾小管旁器红细胞生成素分泌减少，抑制红细胞生成素的物质增多（滞留体内的代谢产物），导致骨髓红系祖细胞的增殖分化障碍而引起贫血。其他因素如红细胞破坏增多、营养不良、出血等也可加重贫血。临床表现主要是慢性肾功能不全的症状和体征。贫血程度随病情进展表现不一。治疗中应重点纠正肾衰竭，透析能使贫血有所改善。成功的肾移植能致贫血迅速得到纠正。对不能进行肾移植的病例，用雄性激素能激发红细胞生成，特别是对未做双肾切除的病例效果会更好。直接用红细胞生成素治疗对贫血有显著效果。

二、实验室检查

1. 血象 肾性贫血血象大多为正细胞、正色素性贫血。血涂片中常见棘形、盔形、三角形等异形红细胞。网织红细胞正常或减低。白细胞和血小板正常，在尿毒症期，白细胞和血小板在数量、功能上有一定的影响。

2. 骨髓象 基本正常，骨髓铁染色正常。尿毒症晚期，可见骨髓增生低下，幼红细胞成熟受阻现象。

三、诊断与鉴别诊断

在原发肾脏疾病及肾衰竭明确后贫血诊断容易。

四、治疗

肾性贫血发病机制复杂，临床采用综合治疗方法。处于慢性肾功能不全的患者，一般无症状者不需治疗贫血，对于肾功能急剧恶化者，需采用同种肾移植，定期血透或持续腹膜透析治疗。

第2节 慢性肝脏疾病所致贫血

一、概述

慢性肝炎、营养性和酒精中毒引起的肝硬化均可发生贫血。主要由于代谢障碍（如蛋白质合成、叶酸和维生素 B_{12} 缺乏）所致的造血物质缺乏引起的贫血；其他因素的门静脉高压、凝血因子合成减少所引起的出血；脾功能亢进及脂肪代谢异常引起的红细胞破坏增多；因红细胞生成素合成减少及免疫功能异常所致的红细胞生成障碍，都可引起贫血。临床除肝病的表现外，贫血多为轻至中度的大细胞性贫血。贫血与肝功能异常同时存在，当肝功能恢复时，贫血亦获改善。

二、实验室检查

无合并症的肝病贫血血象是正细胞、正色素性贫血，也可呈大细胞性贫血。红细胞直径增加，可见棘形红细胞、口型红细胞。网织红细胞计数增加。血小板可减少，白细胞正常。骨髓增生正常或明显活跃。红系增生常明显活跃，常见幼红细胞体积增大。

三、诊断与鉴别诊断

在各种原因的肝病基础上出现轻至中度贫血，血片呈正细胞、正色素，或可见大红细胞、棘形红细胞或口型红细胞，骨髓红系增生明显活跃，可见有大幼红细胞或巨红细胞，诊断可初步确立。当患者合并有出血、溶血、叶酸缺乏、脾功能亢进、维生素 B_{12} 缺乏时，可合并有相应的临床表现及检查的表现。要注意鉴别,尤其注意肝病引起溶血性贫血和其他原因溶血性贫血的鉴别。

四、治疗

以原发肝脏疾病的治疗为主,如肝病病因去除或改善,贫血常随之纠正。积极采用保肝治疗,改善肝功能,加强患者营养。造血原料缺乏种类针对性补充叶酸、维生素B_{12}、铁剂常可获得较好疗效。

第3节 内分泌疾病所致贫血

一、概述

内分泌疾病所致贫血临床并不少见,主要是调节造血活动的内分泌素不足,使骨髓增生不良,甚至低下,见于甲状腺、肾上腺、垂体和性腺功能减低疾病。

二、实验室检查

不同内分泌疾病引起的贫血各自不同,一般的表现为铁代谢的变化,血清铁下降、总铁结合力减低、血浆铁蛋白的饱和度下降、骨髓铁粒幼细胞减少、铁储存量正常或增加。

三、诊断与鉴别诊断

内分泌疾病引起贫血一般均为轻度,多为隐匿性发生。血红蛋白很少低于90g/L,一般为正细胞、正色素性或正细胞、低色素性贫血。小细胞低色素性贫血罕见。由于贫血程度轻,临床容易忽视,常在考虑到内分泌本身疾病时才做贫血诊断。

四、治疗

贫血多为轻度,无明显症状,一般不需治疗。应用相应的激素治疗内分泌疾病后贫血可自行纠正。

第4节 慢性感染所致贫血

一、概述

慢性感染中结核、肺脓肿、骨髓炎、肾盂肾炎、亚急性细菌性心内膜炎、盆腔炎、败血症为最多见。主要原因是病原微生物和组织破坏释放的毒素,造成红细胞生成素释放减少和骨髓对红细胞生成素反应迟钝、铁代谢障碍。临床主要以原发感染症状为主。轻度感染一般不引起贫血,重症感染可引起轻至中度贫血,甚至引起直接溶血。

二、实验室检查

慢性感染引起贫血血象大部分是正细胞正色素性贫血,还有一部分为小细胞低色素性贫血，红细胞形态轻度大小不等，中心淡染。网织红细胞多正常。血清铁减低，总铁结合力降低，转铁蛋白饱和度正常或降低。储存铁增多而骨髓细胞内铁减少。骨髓象粒红比正常或稍减低，血象和骨髓象的变化很少有特异性。

三、诊断与鉴别诊断

贫血在常见的慢性感染如亚急性细菌性心内膜炎、肺结核、脓胸、慢性支气管扩张、慢性骨髓炎、蜂窝织炎、慢性腹膜炎、慢性肝脓肿、膈下脓肿、慢性胆囊胆道炎、慢性肾盂肾炎、慢性盆腔炎、布氏菌病、肠伤寒、溃疡性结肠炎、慢性深部真菌感染及其他各种化脓性疾患和各种炎症持续 1～2 个月后发生，中度贫血，血红蛋白为 70～110g/L，其临床表现常被原发病掩盖。最关键是具备引起贫血的原发感染性疾病的诊断。本病需与非感染性慢性失血鉴别。

四、治疗

最重要治疗方法是消除病原微生物，治疗原发感染性疾病。原发病治愈后，贫血自然逐渐纠正。

第 5 节 骨髓病性贫血

一、概述

骨髓病性贫血是指骨髓被异常组织浸润后所致的贫血，如骨髓转移癌和骨髓纤维化等。正常造血组织被破坏，异常组织恶性增生，释放毒素，争夺或干扰造血物质的利用。另外异常细胞分泌的物质抑制正常造血的功能，临床上有贫血、出血、发热等症状，除此之外有明显骨髓浸润所致的全身骨骼疼痛和局部压痛。

二、实验室检查

1. 血象 贫血程度不一，呈正常细胞性，血片中红细胞大小不等和异形，有泪滴状、碎片状，嗜多色性红细胞和嗜碱性点彩红细胞多见。网织红细胞增高，出现幼红细胞和幼粒细胞。血小板通常减低，呈畸形、巨大的血小板。

2. 骨髓检查 骨髓涂片找到瘤细胞，即可确诊骨髓转移癌；骨髓纤维化时往往干抽，骨髓活检见纤维组织增生。

3. 其他检查 影像学、内镜、B超等检查，可提示相应部位病变。

三、诊断与鉴别诊断

凡病因明确者诊断容易。但部分患者在肿瘤确诊之前即有贫血，甚至贫血为肿瘤患者首发症状，常见于消化道肿瘤。因此，对贫血原因不明的患者，应当在鉴别诊断时考虑到肿瘤可能。肿瘤骨髓转移时需详细检查骨髓涂片，可见到肿瘤细胞聚集成长。如骨髓是"干抽"，需作骨髓活组织检查以确诊。

四、治疗

本病不是单独的一种疾病，而是一组疾病的临床表现。由于病因不同，其治疗应针对原发病。本病治疗效果不理想，特别对于肿瘤引起骨髓浸润，治愈的希望是极微的。

目标检测

选择题

1. 女性，12岁，反复巩膜黄染6年。体检：巩膜轻度黄染，肝肋下1cm，脾肋下3cm。检验：血红蛋白90g/L，白细胞及血小板正常，网织红细胞11.2%；总胆红素34μmol/L，间接胆红素28μmol/L，HbsAg(+)；Coombs试验(-)，红细胞渗透脆性增加。最可能的诊断是
   A. 先天性非溶血性黄疸
   B. 遗传性球形红细胞增多症
   C. 自身免疫性溶血性贫血
   D. 慢性肝病性贫血

2. 缺铁性贫血与慢性感染性贫血鉴别要点是
   A. 血清铁测定
   B. 小细胞低色素性贫血
   C. 骨髓红细胞内铁
   D. 骨髓细胞外铁

3. 男性，30岁，诊断为慢性骨髓炎半年左右发现贫血，为小细胞低色素性。血清铁8.95μmol/L(50μg/dl)，总铁结合力41.14μmol/L(230μg/dl)；骨髓铁染色，外铁(+++)，铁粒幼细胞减少。其贫血诊断为
   A. 缺铁性贫血 B. 铁粒幼细胞贫血
   C. 慢性感染性贫血 D. 失血性贫血

4. 骨髓病性贫血最常见的原因
   A. 感染 B. 肾衰竭
   C. 恶性肿瘤 D. 系统性红斑狼疮

5. 骨髓病性贫血骨髓象特有的细胞为
   A. 原始细胞 B. 嗜碱粒细胞
   C. 嗜酸粒细胞 D. 肿瘤细胞

6. 男性，45岁，发热、咳嗽、吐黄脓痰2个月。胸片诊断为右上肺脓肿。检验：红细胞3.0×10^{12}/L，血红蛋白80g/L，白细胞23×10^9/L，分类示中性粒细胞90%。确诊贫血是慢性感染引起，下列哪项不是该例贫血铁代谢特点
   A. 血清铁降低
   B. 骨髓铁染色外铁降低
   C. 总铁结合力降低
   D. 骨髓铁染色铁粒幼细胞减少

7. 慢性肾病时肾脏中哪种激素产生不足导致贫血
   A. 促红细胞生成素 B. 血管紧张素
   C. 肾素 D. 前列腺素

（孟德娣）

第三篇 白细胞疾病及其检验

第十二章 急性白血病

学习目标

1. 掌握：白血病的定义，急性白血病的分型，急性白血病的实验室检查。
2. 熟悉：急性白血病的临床表现、临床诊断与鉴别诊断。
3. 了解：白血病的病因、发病机制及治疗。

案例 12-1

病史：发热1周，腿部见瘀斑2天。

体格检查：右腿部散在瘀斑，腋窝、腹股沟淋巴结肿大，胸骨压痛明显，心肺无特殊，肝脏未扪及，脾肋下一指。

血常规：Hb 55g/L；WBC $2.3×10^9$/L；PLT $3.0×10^9$/L；凝血功能：PT 17s，APTT 89s，D-D 阳性。骨髓细胞学检查结果：骨髓增生极度活跃，片上可见大量原始细胞，分类占80%，粒、红、巨三系增生受抑。成熟红细胞大小不等，血小板散在少见。

问题：
1. 全血细胞减少原因是什么？
2. 该病的诊断依据是什么？
3. 需进一步做的实验室检查是什么？

第1节 白血病概述

白血病（leukemia）属于造血系统的恶性肿瘤，是一类造血干细胞恶性克隆性疾病。克隆中的白血病细胞失去进一步分化成熟的能力，而停滞在细胞发育的不同阶段。此类白血病细胞在骨髓和其他造血组织中大量增生和积聚，并广泛浸润其他组织和器官，进入末梢血液中，使白细胞出现质和量的异常，正常的造血功能受到抑制，引起红细胞和血小板减少。临床表现为不同程度贫血、感染、出血和肝、脾、淋巴结肿大。

一、发病情况

白血病是我国常见的恶性肿瘤之一，发病率为2.76/10万，在恶性肿瘤死亡中，白血病居第6位（男性）和第8位（女性），在儿童及35岁以下成人中居第1位。急性白血病（acute leukemia，AL）比慢性白血病（chronic leukemia，CL）多见（约5.5：1），其中以急性髓细胞白血病（acute myeloid leukemia，AML）最多，为 1.62/10 万，急性淋巴细胞白血病（acute lymphoblastic leukemia，ALL）次之，为 0.69/10 万，慢性髓细胞白血病（chronic myeloid leukemia，CML）为 0.36/10 万，慢性淋巴细胞白血病（chronic lymphoblastic leukemia，CLL）及其他类型白血病少见。男性发病率约高于女性（1.81：1）。成人急性白血病中以急性粒细胞白血病和急性单核细胞白血病多见，儿童急性白血病以急性淋巴细胞白血病多见，慢性髓细胞白血病随年龄增长，发病率逐渐升高，慢淋巴细胞白血病多见于 50 岁以上的老年人。

我国白血病发病率与亚洲其他国家相近，低于欧美国家。我国慢性淋巴细胞白血病少见（不足白血病的 5%），而欧美国家则较常见（占白血病的 25%）。目前有关白血病的病因尚未完全清楚，认为与病毒、电离辐射、化学因素、遗传因素等有关。

二、分类与分型

1. 根据白血病细胞的成熟程度和自然病程分类 将白血病分为急性和慢性白血病两大类。

（1）急性白血病：白血病细胞分化停滞在较早阶段，多为原始细胞和早期幼稚细胞，病情发展快，自然病程一般 <6 个月。

（2）慢性白血病：白血病细胞分化较好，多为成熟和较成熟的细胞，病程发展慢，自然病程大多 >1 年。

2. FAB 形态学分类与分型 1976 年法（F）、美（A）、英（B）三国协作组提出一个急性白血病 FAB 的形态学分类方案，后经修改，将急性白血病分为急性淋巴细胞白血病（L1、L2、L3）和急性髓细胞白血病（M0～M7）。

3. MIC 分型 随着免疫学、分子生物技术的发展，FAB 协作组于 1985～1986 年又邀请了相关的免疫学家及遗传学家共同提出了形态学（morphology）、免疫学（immunology）和细胞遗传学（cytogenetics）分型的建议，即 MIC 分型。

4. MICM 分型 白血病的特异性染色体易位常发生在分子水平的改变，因而在 MIC 分型的基础上又增加了分子生物学的检测内容，即 MICM 分型。

5. WHO 分型 2001 年 WHO 推出了一个新的造血与淋巴组织肿瘤分类方案，2008 年进行了修订。该方案主要根据细胞系别的不同分为髓系、淋系、组织细胞/树突细胞及肥大细胞系。再根据 MICM 分型技术及临床综合进行分型，目的在于建立一个能反映疾病本质，且与治疗和预后相关的分类分型体系。目前国际、国内诊断白血病使用该类分型。

三、白血病临床表现

起病急缓不一，临床症状和体征由骨髓衰竭或白血病细胞浸润所致。

1. 贫血 苍白、疲乏和软弱无力，呈进行性发展。

2. 出血 半数以上患者有出血，以皮肤、黏膜为常见，表现为瘀点，鼻出血、牙龈出血和月经过多等。急性早幼粒细胞白血病出血症状较明显。

3. 发热 白血病本身可以低热，较高发热常提示继发感染，主要与成熟粒细胞明显减少相关。常见的感染有口腔炎、咽峡炎、上呼吸道感染、肺炎、肠炎、肛周炎等，严重感染有败血症等。

4. 浸润

（1）淋巴结和肝脾大：急性淋巴细胞白血病较急性髓性白血病多见，肿大程度也较明显。

（2）骨骼和关节疼痛：常见胸骨压痛。白血病细胞浸润关节、骨膜或在骨髓腔内过度增殖可引起骨和关节痛，儿童多见，急性淋巴细胞白血病较急性髓性白血病常见且显著。

（3）皮肤和黏膜病变：急性单核细胞白血病和急性粒-单核细胞白血病较常见。表现为牙龈增生、肿胀、皮肤弥漫性斑丘疹、皮肤结节或肿块等。

（4）中枢神经系统白血病：可发生在疾病的各时期，但常发生在治疗后缓解期。以急性淋巴细胞白血病较急性髓性白血病常见。常表现为头痛、头晕、烦躁，严重时出现呕吐、颈项强直，视神经乳头水肿和脑神经、脊髓瘫痪等。

（5）绿色瘤（chloroma）：又称粒细胞肉瘤（granulocytic sarcoma），见于2%～14%的急性髓性白血病，常累及骨、骨膜、软组织、淋巴结或皮肤，但以眼眶部位最常见。可表现为眼球突出、复视或失明。

（6）睾丸白血病：白血病细胞浸润睾丸，在男性幼儿或青年是仅次于中枢神经系统白血病（central nervous systematic leukemia，CNSL）的白血病髓外复发根源。主要表现为一侧无痛性肿大，急性淋巴细胞白血病多于急性髓性白血病。

（7）其他：白血病细胞还可浸润心脏、呼吸道、消化道，但临床表现不多。胸腔积液多见于急性淋巴细胞白血病。肾脏浸润常见，可发生蛋白尿、血尿。

▶▶ 四、细胞形态学诊断要点

根据血液、骨髓和其他造血器官内血细胞变化的特点，结合临床表现，可作出白血病的细胞形态学诊断。

1. 某系细胞增生 骨髓中某系细胞数目显著增多。外周血也增多，可见幼稚细胞，但少数急性白血病病例外，周血中白细胞无明显变化，甚至数量减少。

2. 细胞成熟障碍 受累细胞系成熟受阻，停顿于某一阶段，而较成熟的中间阶段的细胞缺如，并残留有少量的成熟阶段细胞，形成"裂孔"现象；或缺乏原始细胞与成熟细胞中间各过渡阶段的细胞，即"断尾"或现象。

3. 细胞形态畸形 表现为：①细胞大小、外形和核质比例改变：细胞体积大于或小于正常体积、或显著的大小不均；细胞外形常有不规则、伪足或拖尾等表现，常伴核质比例增大，胞质减少。②核的异常：圆形的核可出现凹陷、切迹、分叶等畸形，核仁增大或畸形，或数目增多；核染色质可变粗糙，分叶不均，核仁增大，数目增多。③胞质异常：可呈强嗜碱性，出现异常粗大的颗粒，或正常颗粒减少或消失，出现包涵体、空泡、内外质改变等。④核质发育不平衡：核和质的成熟不同步，如成熟致密的核伴以嗜碱性具有未分化颗粒的胞质，或具有原粒细胞的核，而胞质已充满中性颗粒等。⑤细胞有易碎的倾向，在涂片中形成破碎（涂抹）细胞，尤以急性淋巴细胞白血病为多见。

4. 细胞分裂异常 骨髓中呈分裂异常，有丝分裂的细胞常显著增多，且可出现各种分裂异常，如多极分裂、不对称分裂等，如核分裂而胞质不分裂则形成多核细胞或核不能完成分裂则形成大的畸形核。当做细胞遗传学检查时，多数白血病患者有染色体数目异常或畸形。

5. 骨髓中其他系细胞受抑制 如在淋巴细胞或单核细胞白血病，骨髓中粒系、红系、巨核系细胞常明显减少。

6. 白血病细胞浸润 除骨髓外，肝、脾、淋巴结等其他造血器官常有白血病细胞浸润，皮肤、中枢神经系统等器官也可被浸润（髓外浸润），这是组织病理学诊断白血病的主要依据。淋巴结穿刺物涂片或印片的细胞学检查亦有助于诊断。中枢神经系统白血病时，脑脊液中可找到白血病细胞。

第2节 急性白血病分型及诊断

急性白血病是造血干细胞的恶性克隆性疾病。骨髓中白血病细胞（异常的原始和早期幼稚细胞）大量增殖，抑制正常的造血功能并广泛浸润肝、脾、淋巴结等各种脏器。临床表现为贫血、感染、出血和肝、脾、淋巴结肿大等。

一、急性白血病分型

急性白血病的正确分型对白血病的诊断、治疗方案的制定、疗效与预后判断十分重要。

（一）FAB 分型

FAB 分型主要依据骨髓细胞形态学和细胞化学特征，规定原始细胞或原幼细胞 ≥ 30% 为急性白血病的诊断标准，并将急性白血病分为急性淋巴白血病（ALL）和急性非淋巴细胞白血病（简称急非淋，acute non-lymphoblastic leukemia，ANLL）或称急性髓性白血病（ALL）两大类，其中 ALL 有 3 个亚型（L1、L2、L3），ALL 有 8 个亚型（M0、M1、M2、M3、M4、M5、M6、M7）（表 12-1）。

表 12-1 急性白血病 FAB 分型

类型	分型标准
AML	
M0	骨髓原始细胞 ≥ 30%(NEC)；胞质无嗜天青颗粒，MPO 阳性细胞 <3%；电镜下 MPO 阳性，CD33 及 CD13 可阳性，淋系抗原阴性，但可有 CD7$^+$、TdT$^+$
M1	骨髓中原粒细胞（Ⅰ+Ⅱ型）≥ 90%(NEC)，其中至少有 3%MPO 及苏丹黑染色阳性，早幼粒细胞很少，中幼粒细胞以下阶段不见或罕见
M2	M2a 骨髓中原粒细胞（Ⅰ+Ⅱ型）占 30% ~ <90%(NEC)，单核细胞 <20%，早幼粒细胞 以下至中性分叶核粒细胞 >10%；M 2b 原粒细胞及早幼粒细胞增多，且以异常形态的中性中幼粒细胞为主，此类细胞 ≥ 30%
M3	骨髓中以异常的颗粒增多的早幼粒细胞增生为主，≥ 30%(NEC)，多数 >50%，且形态较一致，原粒细胞及中幼粒细胞以下各阶段细胞较少。根据颗粒大小可分为 M3a(粗颗粒型)、M3b(细颗粒型)
M4	骨髓中原始细胞（原粒+原始、幼单核细胞）≥ 30%(NEC)。按粒系和单核细胞系形态不同，包括以下四种类型。M4a：骨髓中以原粒细胞及早幼粒细胞为主，原始、幼稚、成熟的单核细胞 ≥ 20%(NEC)；M4b：骨髓中以原单核细胞及幼单核细胞为主，原粒细胞、早幼粒细胞 >20%(NEC)；M4c：骨髓中原细胞既具有粒细胞系统的特点，也具有单核细胞系统的特点，此类细胞比例 >30%；M4EO：除上述特点外，嗜酸粒细胞比例增多，>5% ~ 30%，形态学上除胞质中有典型的嗜酸性颗粒外，可夹杂少许嗜碱性颗粒
M5	可分为以下两种亚型，M5a：骨髓中原单核细胞 ≥ 80%(NEC)，胞体大小可不一致；M5b：骨髓中原始、幼单核细胞 >30%(NEC)，但原单核细胞应 <80%

续表

类型		分型标准
	M6	骨髓中红细胞系统≥50%，且伴有形态学的异常，呈巨幼样变；原粒细胞(或原始、幼稚核细胞)≥30%(NEC)；若外周血中原粒细胞(或原始、单核细胞)＞5%(NEC)，则骨髓中原粒细胞(或原始、幼单核细胞)＞20%(NEC)
	M7	外周血中有原巨核细胞(小巨核细胞)，骨髓中原巨核细胞≥30%，且此类巨核细胞能被单克隆抗体或电镜所证实。骨髓中细胞可减少或干抽。病理活检有原巨核细胞等巨核细胞增生，且有网状纤维的增生
ALL		骨髓中原始、幼稚淋巴细胞≥30%(NEC)
	L1	以小细胞为主，大小较一致，核染色质较粗，核小不清
	L2	以大细胞为主，大小不一，核染色质较疏松，核仁大而清晰
	L3	以大细胞为主，大小一致，核染色质细点状均匀，核仁清晰，胞质嗜碱，深蓝色，有较多空泡

注：①原始细胞：不包括原红细胞及小巨核细胞，原细胞包括Ⅰ型＋Ⅱ型，Ⅰ型为典型原始细胞，Ⅱ型胞质中可出现少许细小嗜天青颗粒。核质比例稍低，其他同Ⅰ型原始细胞。②NEC：非红细胞系计数，指不包括浆细胞、淋巴细胞、组织嗜碱细胞、巨噬细胞及所有有核红细胞的骨髓有核细胞计数

我国目前的急性白血病分型中，以 FAB 分型的基础上结合 WHO 分型，对骨髓原始细胞数进行调整，由≥30% 降至≥20%。

（二）免疫学分型

血细胞的表面和胞质有大量的蛋白质抗原，可以用单克隆抗体来识别。造血细胞分化或成熟过程中会出现一系列抗原(免疫表型)的变化，某些抗原表达于特定系列的不同发育阶段的细胞上，白血病时受累细胞系成熟受阻，停顿于某一阶段。因此，用单克隆抗体技术检测这些抗原有助于对急性白血病各型的诊断与鉴别，从而指导治疗、判断疗效与预后。近年来采用急性白血病的一线单抗来筛选 AML 及 T、B 淋巴系白血病（表 12-2、表 12-3），再用二线单抗进一步确定亚型及判别急性混合细胞白血病。

表 12-2　急性白血病免疫诊断标志

细胞系列	一线单克隆抗体	二线单克隆抗体
髓细胞系列	CD13、CD117、Anti-MPO	CD33、CD14、CD15、CD11、CD61、CD41、CD42、血型糖蛋白 A
T 淋巴细胞系列	CD2、CyCD3*、CD7	CD1、CD4、CD5、CD8
B 淋巴细胞系列	CD10、CD19、CD22、CyCD79a	CD20、CD24、Cyμ、SmIg
非系列特异性	HLA-DR、TdT	CD34、CD9

注：* 胞质表达；** 胞核表达

表 12-3　急性白血病免疫学分型

	CD10	CD19	CD22(c/m*)	TdT	HLA-DR	CD3(c/m)	D7	CD13	CD117	MPO
B-ALL	+①	+	+/-	+②	+	-	-	-	-	-
T-ALL	-	-	-	+	-③	+/-	+	-	-	-
AML	-	-	-	+④	+⑤	-	-⑥	+/-	+/-	+⑦

注：c/m 为胞质或胞膜。①急性早期 B 前体细胞白血病为阴性；②B-ALL 为阴性(SmIg 阳性)；③近 10% 的 T-ALL 具有 HLA-DR 表达；④某些 AML-M1 型 TDT 可阳性；⑤AML-M3 型 HLA-DR 阴性；⑥＜10% 的 AML 患者阳性；⑦AML-M7 型 MPO 阴性

（三）细胞遗传学分型

特异性染色体的异常是恶性血液病发生过程中的重要环节，更能代表疾病的本质。近年来，采用改良的细胞培养和染色体分带技术的发展，特别是应用了荧光原位杂交（FISH）技术、多元 FISH 和多色频谱核型（SKY）等检测技术，染色体异常的检出率明显增高，非随机特异性染色体重排的发现有助于白血病的分型。

目前 AML 核型异常检出率达 93%，AML 核型异常可分为两类：一类是平衡型畸形，主要是相互易位或倒位，其结果产生融合基因，约占 60%，是与 FAB 亚型相关的特异性染色体结构重排（表 14-4）；另一类为数目异常的不平衡畸变，表现为染色体整条或部分增加或缺失，最多见是 +8，其次为 -5/del(5q)、-7/del(7q) 和 +21，多数为 FAB 亚型不相关的异常。

大约 90% 以上 ALL 可检出克隆性核型异常，其中 66% 为特异性染色体重排，并和其免疫学亚型相关（表 12-4）。数目异常以超二倍体、亚二倍体及假二倍体常见，少数可检出单倍体。

表 12-4　急性白血病 MIC 分型及分子标志

FAB 免疫分型	核型	分子标志	MIC 建议名称
AML-M1	t(9；2)(q34；q11)	BCR-ABL(RNA)	M1/t(9；22)
M2a	t(9；22)(q34；q11)	BCR-ABL(RNA)	0
	t(9；22)(P24；P34)	DEK-CAN(RNA)	M2/t(6；9)
M2b	t(8；22)(q22；q22)	AML1-MTG8(RNA)	M2/T(8；22)
M3	t(15；17)(q22；q11-12)	PML-RARα(RNA)	M3/t(15；17)
M4Eo	inv/del(16)(q22)	CBFβ-MYH11(RNA)	M4Eo/inv(16)
M4	t(6；9)(q23；q34)+4	DEK-CAN(RNA)	M4/+4
M5	t(11；19)(q23；p13)	MLL-ENL(RNA)	0
M5b	t(8；16)(p11；p13)	MLF1-NPM(RNA)	M5b/t8；16)
M6	t(3；5)(q25；q34)	0	0
M7	inv/del(3)	0	0
T 系 -ALL	0	0	早、前 -T-ALL/t 或 del(9p)
早、前 -T-ALL (L1、L2)	t/del(9p)	0	0
T-ALL(L1、L2)	t(11；14)(p13；q11)	RHOM2-TCRδ(DNA)	T-ALL/t(11；14)
	t(1；14)(p34；q11)	TAL1-TCRδ(DNA)	
	t(10；14)(q24；q11)	HOX11-TCRδ(DNA)	
	t(8；14)(q24；q11)	MYC-TCRδ(DNA)	
B 系 -ALL			
	t(9；22)(q34；q11)	BCR-ABL(RNA)	C-ALL/t 或 del(12)

细胞遗传学的改变往往与预后有关。预后较好的有 t(8；21)、inv(6)、t(15；7)。如有特征性的染色体 5q、7q 缺失或单倍体，3 号染色体的易位或倒位，t(6；9) t(9；22) 及

染色体 11q23 异常，均提示 AML 患者化疗后的预后特别差。儿童 AML 有 t(1；22)者预后很差。

（四）分子生物学分型

白血病的这些特异性染色体易位在分子水平的改变，表现为与白血病发病机制有关的基因重排及各种融合基因的形成，是可靠的分子标志（表 12-4）。ALL 为单克隆淋巴细胞的恶性免疫球蛋白重链（IgH）及轻链基因重排可作为 B 系 ALL 进行分型。

（五）WHO 急性白血病分型

2001 年 WHO 发表了造血与淋巴组织肿瘤分类方案，主要根据细胞系别的不同分为髓系、淋系、组织细胞/树突细胞及肥大细胞系。此分类将急性淋巴细胞白血病与慢性淋巴细胞白血病、淋巴瘤、浆细胞肿瘤等统一在淋巴瘤中分类。在 FAB 分类基础上，WHO 建立了 AML 分型方案。WHO 分型对 FAB AML 分型骨髓原始细胞最显著的修改是≥30% 的诊断标准降低到外周血或骨髓原始细胞≥20%。有些病例骨髓原始细胞<20% 但伴有重现性遗传学异常，如 t(8；21)(q22；22)，inv(16) 或 t(16；16)t(15；17) 及各种含有 11q23 断裂点的易位等，仍应诊断为 AML，归入伴重现性遗传学异常的 AML。由于伴有骨髓增生异常综合征相关特征或在骨髓增生异常综合征基础上发生的 AML，其生物学行为显著不同于缺乏此种背景的 AML，对此新的分类划分了相应的亚型。WHO 对 AML 的分型见表 12-5，对 ALL 的修订主要是将 ALL 并入淋巴瘤，但仍可保留白血病名称；不再使用 L1、L2、L3 分型；ALL 改称为前体 T 细胞白血病、前体 B 细胞白血病和 Burkitt 细胞白血病。其比 FAB 分型较为全面、合理，对治疗的选择与预后判断有更大的指导意义，但对每例白血病均要进行免疫学、遗传学和分子生物学检查，全面普及有一定难度。

表 12-5　急性髓系细胞白血病和相关髓系肿瘤（2008 WHO 分型）

1.伴重现性遗传学异常的 AML	（2）AML 未成熟型
（1）AML 伴（8；22）(q22；q22)；RUNX1-RUNX1T1	（3）AML 部分成熟型
（2）AML 伴 inv(16)(p13.1q22) 或 t(16；16)(p13.1；q22)；CBFB-MYH11	（4）急性粒单细胞白血病
（3）APL 伴 t(15；17)(q22；q12)；PML-RARA	（5）急性原单核细胞白血病、急性单核细胞白血病
（4）AML 伴 t(9；11)(p22；q23)；MLLT3-MLL	（6）急性红白血病
（5）AML 伴 t(6；9)(p23；q24)；DEK-NUP214	（7）纯红系白血病
（6）AML 伴 inv(3)(q21q26.2) 或 t(3；3)(q21；q26.2)；RPN1-EVI1	（8）急性嗜碱粒细胞白血病
（7）AML（megakaryoblastic）伴 t(1；22)(p13；q13)；RBM15-MKL1	（9）急性全髓增殖症伴骨髓纤维化
（8）伴 NPM1 突变 AML	5.髓细胞肉瘤
（9）伴 CEBPA 突变 AML	6.唐氏综合征相关的骨髓增生
2.伴增生异常相关改变的 AML	短暂性髓细胞生成异常
3.治疗相关性髓系肿瘤	髓系白血病伴随唐氏综合征
4.AML，非特殊性	7.原浆细胞样树突状细胞肿瘤
（1）AML 微分化型	8.急性未定系列白血病

二、急性白血病的诊断

急性白血病的诊断是以形态学诊断为基础,结合免疫学、细胞遗传学和分子生物学检验的 MICM 综合性诊断方法(图 12-1)。

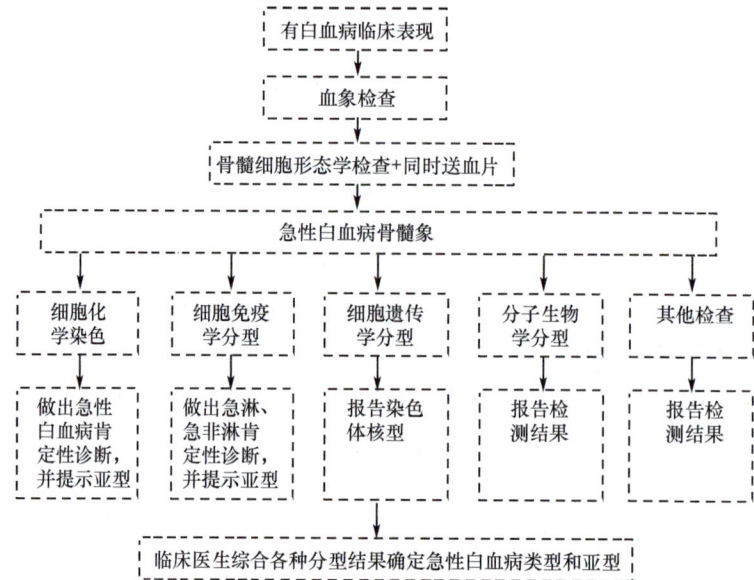

•• 图 12-1 急性白血病及其亚型 WHO 诊断标准及步骤 ••

三、急性白血病疗效判断标准

急性白血病患者经治疗后,大部分患者可获得完全缓解,但缓解后部分患者可复发,有些患者可达到临床治愈,具体标准见表 12-6。

表 12-6 急性白血病疗效判断标准

1. 缓解标准

   (1) 完全缓解 (complete remission, CR)

   骨髓象:原粒细胞Ⅰ型+Ⅱ型(原单+幼单或原淋+幼淋)≤5%,红系细胞及巨核细胞系正常

   M2b 型:原粒Ⅰ型+Ⅱ型≤5%,中性中幼细胞比例在正常范围;原粒+早幼粒≤5%;M4 型:原粒Ⅰ型+Ⅱ型、原单+幼单核≤5%;M6 型:原粒Ⅰ型+Ⅱ型≤5%,原红+幼红及红系细胞比例基本正常;M7 型:粒、红两系比例正常,原巨及幼巨核细基本消失

   血象:男性血红蛋白≥100g/L,女性及儿童血红蛋白≥90g/L,中性粒细胞绝对值≥$1.5×10^9$/L,血小板≥$100×10^9$,外周血分类无此白血病细胞

   临床:无白血病浸润所致的症状和体征,生活正常或接近正常

   (2) 部分缓解 (partial remission, PR):骨髓原粒细胞粒细胞Ⅰ型+Ⅱ型(原单+幼单或原淋+幼淋)>5%且≤20%;或临床、血象两项中有一项未达完全缓解标准者

   (3) 未缓解 (non-remission, NR):骨髓象、血象及临床 3 项均未达上述标准者

2. 复发标准   有下列三者之一者称为复发 (relapse):①骨髓原粒细胞Ⅰ型+Ⅱ型(原单+幼单或原淋+幼淋)>5%且<20%,经过有效抗白血病治疗一个疗程仍未达骨髓完全缓解者;②骨髓原粒细胞Ⅰ型+Ⅱ型(原单+幼单或原淋+幼淋)≥20%者;③骨髓外白血病细胞浸润者

续表

3. 持续完全缓解（continual complete remission，CCR） 指从治疗后完全缓解之日计算，其间无白血病复发达 3~5 年者

4. 长期存活　白血病确诊之日起，存活时间（包括无病或带病生存）达 5 年或 5 年以上者

5. 临床治愈　指停止化学治疗 5 年或无病生存（disease free survived，DFS）达 10 年者

注：凡统计生存率时，应包括诱导治疗不足 1 个疗程者。诱导治疗满 1 个疗程以上的病例应归入疗效统计范围

▶▶ 四、急性白血病微量残留白血病的检测

微量残留白血病（minimal residual disease leukemia，MRL）也称微小残留（minimal residual disease，MRD），是指白血病患者经过化疗或骨髓移植，按目前所确定对的疗效标准取得完全缓解后，体内残存微量白血病细胞状态。一般来说，症状出现时体内约有白血病细胞 10^{12}~10^{13}，达到完全缓解后估计体内还可能有 10^6~10^8 个白血病细胞存在，这些细胞是白血病复发的根源，用常规显微镜检查不能查出这些细胞，但用更敏感的方法如流式细胞术（flow cytometry，FCM）及聚合酶链式反应（polymerase chain reaction，PCR）等能检测到这些细胞。检测 MRD 的关键是找到白血病的相关标志，并要求特异性强，敏感性高，重复性好，快速简便，定量分析。

第 3 节　急性淋巴细胞白血病

▶▶ 一、概述

2001 年 WHO 发表了造血与淋巴组织肿瘤分类方案，主要根据细胞系别的不同分为髓系、淋系、组织细胞 / 树突细胞及肥大细胞系。此分类将急性淋巴细胞白血病与慢性淋巴细胞白血病、淋巴瘤、浆细胞肿瘤等统一在淋巴瘤中分类，但仍可保留白血病名称，但不再使用 L1、L2、L3 分型，ALL 改称为前体 T 细胞白血病、前体 B 细胞白血病和 Burkitt 细胞白血病。

急性淋巴细胞白血病（acute lymphocytic leukemia，ALL）是一组源自髓内淋巴性祖细胞的克隆性增殖引起的恶性血液病，其特征为骨髓内大量的类似于淋巴母细胞的未成熟白细胞无限增殖，并浸润组织及器官。其导致骨髓造血功能衰竭，常伴有受累肿瘤基因的染色体畸变。ALL 主要见于儿童及青壮年，约占儿童急性白血病的 80%，发病高峰为 5 岁（3~7 岁）。成人 ALL 约占成人白血病 20%，发病高峰为 50 岁。

▶▶ 二、实验室检查

1. 血象（图 12-2）　白细胞多增高，约 1/3 的成人 ALL 白细胞可正常或减少。分类中原淋巴细胞及幼淋巴细胞增多；中性粒细胞减少或缺如；多数患者有不同程度的红细胞和血红蛋白减少，一般为正常细胞、正色素性贫血；血小板计数减少。

2. 骨髓象（图 12-2）　增生极度活跃或明显活跃，少数病例呈增生活跃，以原淋巴细胞和幼淋巴细胞为主，≥20%，可高达 90%，伴有形态学异常。其细胞形态特点为：细胞大小不一，胞质量少，核浆比例高，胞核圆形或不规则形，可有凹陷、折叠、切迹等。

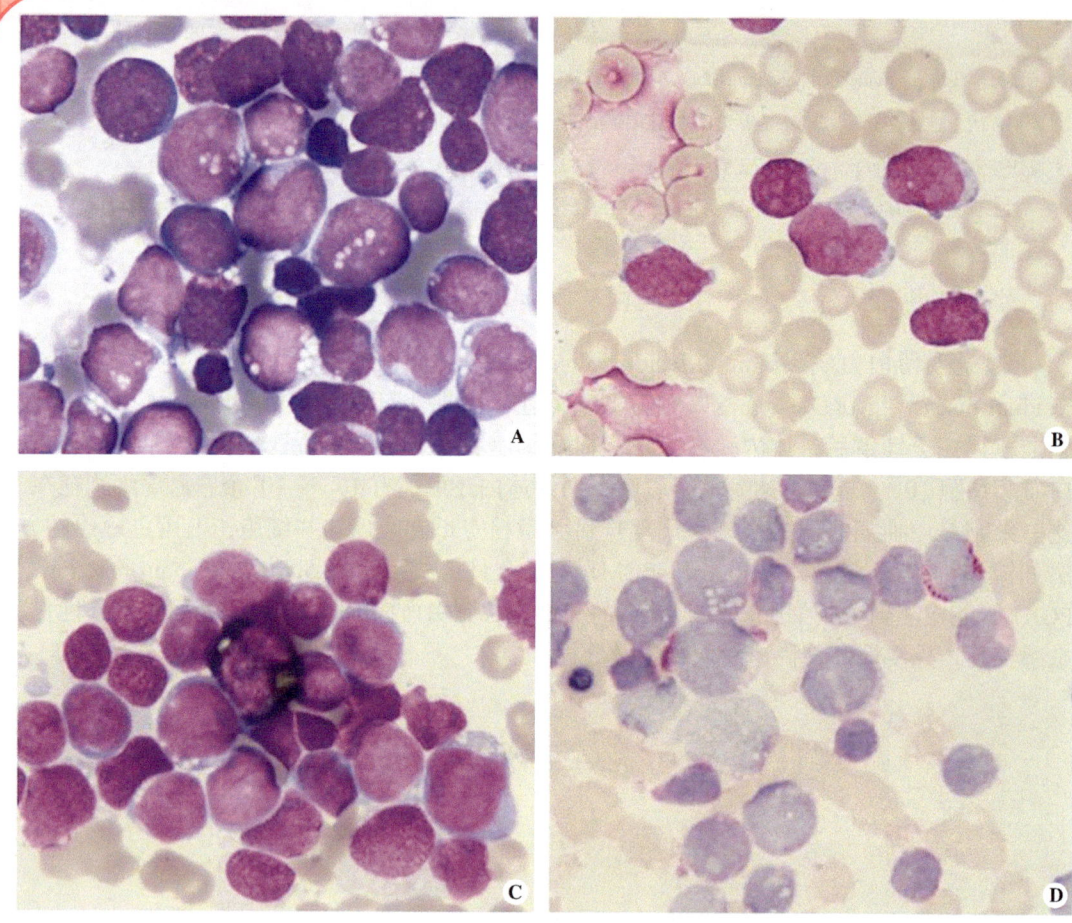

● ● 图 12-2 急性淋巴细胞白血病 ● ●
A. 骨髓；B. 血片（瑞 - 姬染色）；C. POX 染色；D. PAS 染色；×1000

小细胞核染色质浓聚，核仁不清楚；大细胞核染色质弥散或细密，核仁大而清晰，胞质内可见空泡。成熟淋巴细胞较少见。粒细胞系统、红细胞系统增生受抑制，巨核细胞系减少或不见。蓝细胞（涂抹细胞）明显增多，这是 ALL 的特征之一。

3. 细胞化学染色 (表 12-7)

表 12-7 常见细胞化学染色反应特征

细胞化学染色类型	急性淋巴细胞性白血病	备注
过氧化物酶 (POX)	阳性 <3%	阳性者可能是残存的正常原粒细胞
糖原 (PAS)	多为阳性	阳性呈粗颗粒状、块状或珠状
酸性磷酸酶 (ACP)	阴性或阳性	T 细胞呈阳性，B 细胞呈阴性反应

4. 免疫学检验

ALL 各亚型细胞免疫标志：早 B 前体 -ALL 为 HLA-DCD19；普通 B-ALL 为 CD10、CD19、CD20；前 B-ALL 为 CD19、CD20、CD22、CyIgM；B-ALL 为 CD19、CD20、CD22、SmIg；早 T 前体 -ALL 为 CD7、CD5；T-ALL 为 CD7、CD5、CD2、CD3。ALL 免疫学分型与预后有关，普通 ALL 和前 B-ALL 预后较好，早期 B 前

体-ALL 预后较差，B-ALL 及 T-ALL 预后差。有 10%～15% 的儿童 ALL 和 25%～30% 成人 ALL，其白血病细胞可伴髓系抗原表达，常见 CD13、CD33。

5. 遗传学及分子生物学检验 70%～90% 的 ALL 有克隆性核型异常，其中 66% 为特异性染色体重排。

（1）染色体数目异常：急淋染色体总数可增多或减少，其中超二倍体（>50%）化疗效果较好。

（2）染色体结构异常：可见非特异性结构重排 6q-、t/del(9)、t/del(12p) 和特异性结构重排：t(9；22) 染色体易位形成 *bcr/abl* 融合基因与慢性髓性白血病的融合基因不同，临床特点为白细胞显著增高，易复发，生存期短，是导致成人 ALL 疗效差的主要原因。t(4；11) 染色体易位导致 *MLL-AF4* 融合基因，易并发中枢神经系统白血病，预后差。t(1；19) 染色体易位形成 *E2A-PBX1* 融合基因或 t(12；21) 染色体易位形成 *TEL-AML1* 融合基因，临床化疗后易复发，预后较差。t(8；14) 易位形成 *MYC-IgH*，易引起中枢神经系统白血病，预后很差。另外，还可见到变异易位 t(2；8)-Igλ-MYC 和 t(8；22) MYC-Igλ。所有 Burkitt 淋巴瘤（FAB 分类为 ALL-L3）均有 t(8；14) 或 t(2；8) 或 t(8；22) 易位。

T 系 ALL 仅发现 30% 的异常核型，如 Ph、6q- 等，患者生存期明显缩短。染色体结构重排其断裂点常涉及 T 细胞受体基因。α/δ、β 和 γ 所在的 14q11、7q34-36、7q15。其中 t(11；14)、t(10；14)、t(1；14) 和 t(8；14) 分别见于 25%、5%～10%、3% 和 2% 的 T-ALL。患者白细胞增高，肝、脾、淋巴结肿大，可出现纵隔肿块和中枢神经系统白血病，预后凶险。

▶▶ 三、诊断

1. ALL 的诊断 ①骨髓中原淋巴细胞+幼淋巴细胞≥20% 可初步诊断为急性淋巴细胞白血病；②以流式细胞术区分 T 或 B 系急淋及其免疫学亚型；③染色体及分子生物学异常对 T 或 B 系急性淋巴细胞白血病诊断、判断预后和微量残留病的检测有重要意义；④发现与 B 系急性淋巴细胞白血病有关的频发性遗传学异常时，虽然骨髓中原淋巴细胞+幼淋巴细胞<20%，无髓外瘤块的证据，仍可诊断急性淋巴细胞白血病。

2. 中枢神经系统白血病 (CNSL) 的诊断 CNSL 是急性白血病的并发症，在 ALL 较 AML 发病率高。白血病细胞主要浸润脑膜与脑实质，故临床上常以脑膜刺激症状和颅内压增高为常见，主要表现为头痛、恶心、呕吐、抽搐、颈项强直或嗜睡、谵妄、昏迷等，脑脊液的改变为 CNSL 的重要依据。

第 4 节 急性髓系白血病

急性髓系白血病是指外周血、骨髓或其他组织中的髓系原始或原幼细胞克隆性增生所致的髓系细胞肿瘤；是一种临床异质性肿瘤，在形态学和遗传学上涉及一系或所有髓系细胞。诊断急性髓系白血病要求外周血或骨髓中原始细胞（原粒细胞和或原幼单核细胞或异常早幼粒细胞和或原巨核细胞）≥20%。如果伴有染色体异常如：t(8；21)(q22；q22)/AML-ETO，t(15；17)(q22；q11-12) 及其变异型，t(16；16)(p23；q11) 或

inv(16)(p13；q22)/CBFB-MYH11，11q23(MLL) 异常时，即使原始细胞 <20%，也应诊断 AML。在一些急性红白血病的病例中，当骨髓红系前全细胞≥50%，原始细胞可≥20%(NEC)。

WHO 将急性髓系白血病分为 4 个亚型：急性髓系白血病伴有重现性染色体异常；急性髓系白血病伴多系病态造血；治疗相关的髓系肿瘤(AML 和 MDS)；不另做分类的急性髓系白血病。不另做分类的急性髓系白血病主要是指不具以上各类分型标准而骨髓和血中原始细胞≥20% 者，这类患者的分类仍然采用 FAB 的分类，即以形态学为主，当然 AML 诊断的原始细胞的比例标准要符合 WHO 分类的要求。本章节重点介绍不另做分类的 AML。

一、AML 伴有重现性细胞遗传学易位

（一） AML 伴有 t(8；21)、(q22；q22)、(AML1/ETO)

骨髓中原粒细胞及早幼粒细胞明显增多（少数原粒细胞可 <20%），以异常的中幼粒细胞增生为主，形态学表现为：中幼粒细胞明显核浆发育不平及 Auer 小体易见。细胞遗传学和分子生物学检查有 t(8；21)、(q22；q22) 核型异常和（或）有 *AML1/ETO* 融合基因阳性。细胞化学染色：原始细胞 MPO、SBB 染色均呈阳性或强阳性反应；氯乙酸 AS-D 萘酚酯酶（CAE）阳性。

（二）APL ［AML 伴有 t(15；17)、(q22；q12)、(PML/RARa) 及变异型］

此型白血病除有发热、感染、出血等急性白血病症状外，广泛而严重的表现是出血，以皮肤黏膜明显，其次为内脏出血，颅内出血是死亡的主要原因之一。由于异常早幼粒细胞质中含有嗜苯胺蓝颗粒，因而易并发弥散性血管内凝血（DIC）。

血象特点：大多数病例白细胞轻度增高，出现红细胞、血小板减少，分类以异常早幼粒细胞为主，可见少数原粒细胞及其他阶段的粒系细胞，Auer 小体易见。骨髓象特点：骨髓增生极度活跃，以异常早幼粒细胞增生为主，≥20%，常高达 90% 以上。形态学表现：胞体大小不等，形态多不规则；胞质丰富，含有粗大、密集、融合嗜天青颗粒，部分病例易见 Auer 小体，并呈柴捆状；胞核大小不等，核形不规则，呈 8 字形、双核、蝴蝶状及哑铃形等。

细胞化学染色：白血病细胞 POX 染色呈强阳性。α-乙酸萘酚酯酶（α-NAE）可呈阳性反应，但不被氟化钠抑制。PAS 染色呈弥散状阳性反应。α-NBE 染色阴性。

细胞遗传学和分子生物学检查：显示 t(15；17)、(q22；q12) 核型异常和（或）有 *PML/RARa* 融合基因阳性及变异型存在。形成的 *PML/RARa* 融合基因是本病特异性遗传学标志。

（三）AML 伴 inv(16)、(p13；q22) 或 t(16；16)、(p13；q22)、(CBF/MYH11)

以髓系肉瘤为首发表现或复发时唯一表现。细胞形态、细胞化学染色与急性粒-单核细胞白血病相似，但骨髓各阶段异常嗜酸粒细胞不同比例增多（有时 <5%）。细胞化学染色：CAE 异常嗜酸粒细胞阳性，正常嗜酸粒细胞为阴性。细胞遗传学和分子生物学检查：显示 inv(16)、(p13；q22) 或 t(16；16)、(p13；q22)，(CBF/MYH11)，是本病特异性标志。

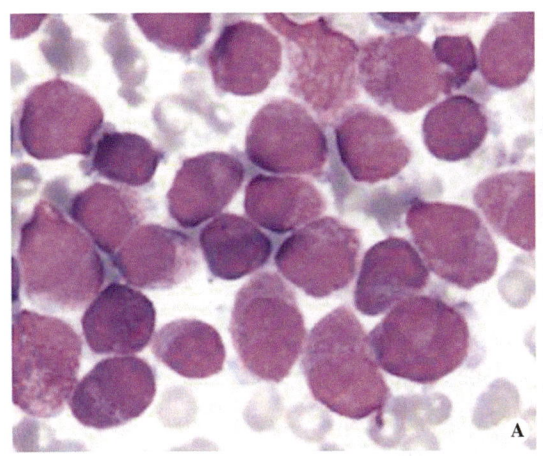
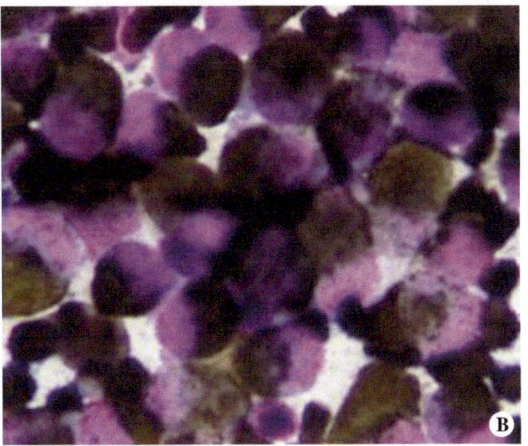
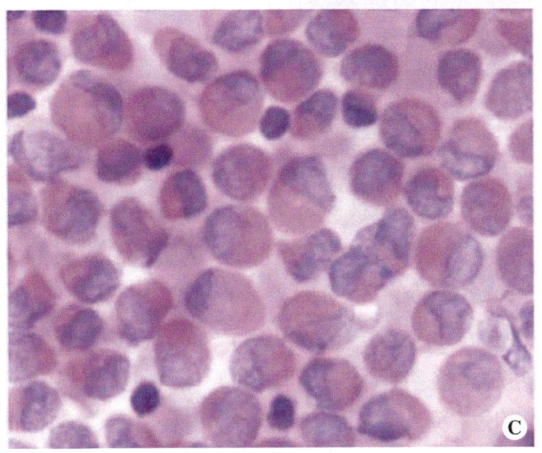

●●图 12-3　急性早幼粒细胞白血病骨髓象●●
A. 瑞-姬染色；B. POX 染色．C. PAS 染色；×1000

（四）急性髓系白血病伴 t(9；11)、(p22；q23)；MLLT3-MLL

本型白血病通常具有单核细胞特点，与急性单核细胞白血病和急性粒-单核细胞白血病密切相关，发病可见于各种年龄，但儿童患者居多。

（五）急性髓系白血病伴 t(6；9)(p23；q34)；DEK-NUP214

本型白血病可有或无单核系细胞特征，常伴有嗜碱粒细胞增多和多系细胞病态造血，最常见于 AML 成熟型和急性粒-单核细胞白血病，但急性早幼粒细胞和急性巨核细胞白血病除外。本病的发病率低，约占 AML 的 1%，多数患者见于儿童和成年人。

（六）急性髓系白血病伴 inv(3)(q21，q26.2)；或 t(3；3)(q21，q26.2)；RPN1-EVI1

本型白血病发病时有 MDS 的形态学特征或源于 MDS，常见外周血血小板增多并伴有骨髓不典型巨核细胞增多和多系病态造血。以急性髓细胞白血病未成熟型、急性粒-单核细胞白血病和急性巨核细胞白血病最为常见。本病的发病率低，占 AML 的 1%～2%，多数患者见于成年人。

（七）急性髓系（原始巨核细胞性）白血病伴 t(1；22)(q13，q13)；RBM15-MKL1

本型白血病通常表现为巨核系细胞成熟的特点，发病率很低，小于所有 AML 的 1%。

二、伴有多系病态造血 AML

该型 AML 老年人多见，分为无先期 MDS 或 MDS/MPD 的初发者，或继发于 MDS 或 MDS/MPD。诊断标准主要以形态学为主，骨髓和血中原始细胞≥20%，二系或二系以上髓性细胞有病态造血，且这种病态细胞≥50% 者即可诊断为具有多系病态造血的 AML。在临床上，患者如有预后较好基因学改变且有病态造血者，后者并不影响其预后，同样如有预后较差基因学改变且有病态造血者，其预后也未必更差。

三、治疗相关性 AML/MDS

此型发病年龄偏高，曾使用细胞毒化疗和（或）放射治疗所致，分烷化剂/放射治疗相关性 AML/MDS 和拓扑异构酶Ⅱ（TopoⅡ）抑制剂相关性两类。

烷化剂相关性：AML 烷化剂/放射治疗相关 AML（t-AML）和 MDS（t-MDS），通常在接受相关治疗后 4~7 年发病。约 2/3 患者表现为 MDS 或具有多系病态造血的 AML。临床上常有 5 或 7 号染色体受累，且预后差。t-AML 中常见的基因学改变是涉及 11q23 或 21q22 的平衡易位，也有 inv(16)(p13q22) 或 t(15；17)(q22；q12) 的报道，后者异常在形态学和临床特征方面更类似没有细胞毒药物治疗而具有特定细胞遗传学异常的 AML。本型患者对化疗的反应和总生存率与具有同样遗传学异常而原发的 AML 类似。

拓扑异构酶Ⅱ抑制剂相关 AML，此类患者常无明显的 MDS 病史，常在使用拓扑异构酶Ⅱ抑制剂后发生，潜伏期为 2~3 年，细胞遗传学有 11q23 异常、t(8；21)\inv(16)\t(15；17) 等，预后与原发病者相似。

四、不另做分类的 AML（NOC-AML）

不符合前三种亚群中任一诊断标准或无法获得遗传学结果的 AML 划分为此类型，主要指不具以上各类分型标准而骨髓和血中原始细胞≥20% 者。这一组白血病各亚型主要依赖于白血病细胞的形态学、细胞化学和免疫表型特征，确定白血病细胞的主要系列和分化成熟程度。

（一）急性髓系细胞白血病微分化型

急性髓系细胞白血病微分化型（minimally differentiated acute myeloid leukemia）占 AML 中的 2%~3%，占全部白血病的 1%~1.5%。本病多见于老年人，肝、脾、淋巴结肿大不明显，治疗效果差，生存期短。

1. 血象 白细胞可低可高，外周血原始细胞百分数较低。血小板减少或正常，伴正细胞色素性贫血。

2. 骨髓象 有核细胞增生活跃或明显活跃，原始细胞≥20%，其细胞形态学不能分型，其细胞形态特点为：胞体大小不等，核圆，染色质细致，核仁明显，胞质少，嗜碱性，无颗粒，亦可透明，无 Auer 小体，易误诊为 ALL，红系、巨核系有不同程度的增生减低

(图 12-4)。

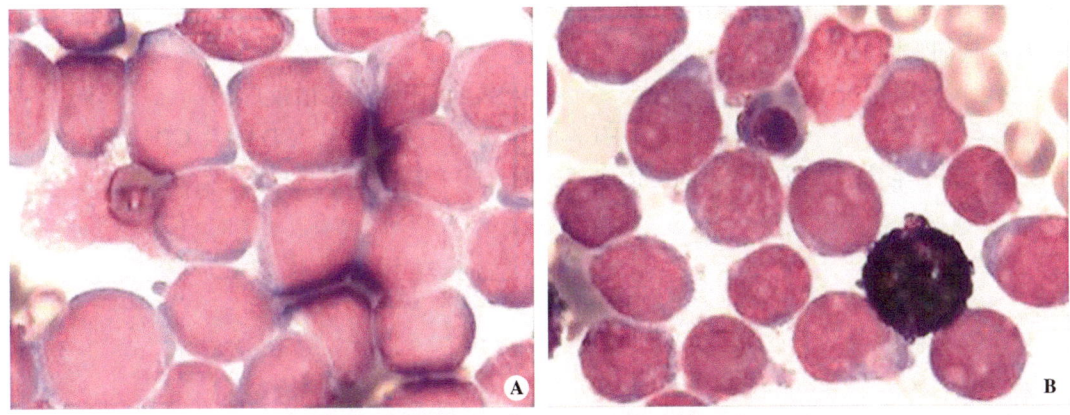

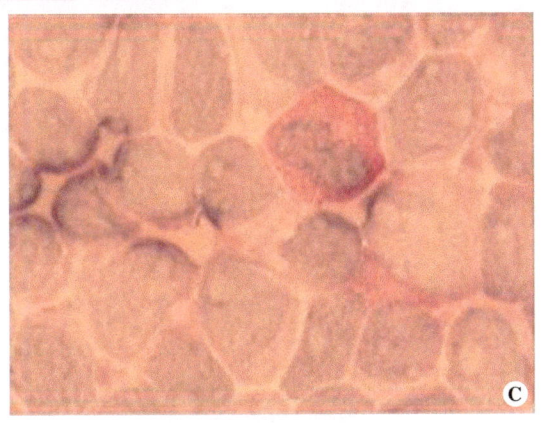

图 12-4 急性髓系细胞白血病微分化型骨髓
A. 瑞-姬染色；B. POX 染色；C. PAS 染色；×1000

3. 细胞化学染色 POX 染色为阴性或阳性率 <3%，PAS 呈阴性。

4. 免疫学检查 髓系分化抗原 CD13、CD33、CD14、CD15、CD11b、CD64、CD117 中至少有一种阳性。胞质髓过氧化物酶（cMPO）多阳性。不表达 B 系特异性抗原（CD10、CD19、cCD22、cCD79a、CD24）和 T 系特异性抗原（CD2、cCD3、CD5），可表达无系列特异性未成熟标志 CD7、CD34、TdT、HLA-DR。

（二）急性髓细胞白血病未成熟型

急性髓细胞白血病未成熟型（acute myeloid leukemia without maturation）具有以下特点：①多数病例起病急骤，进展迅速，常伴有感染、发热、出血、贫血，口腔和咽喉常有炎症、溃疡或坏死；②肝、脾及淋巴结肿大，但程度轻，较急性淋巴细胞白血病少见；③绿色瘤常见于此型，多见于儿童及青年人。

1. 血象 白细胞总数升高，以 $(10 \sim 50) \times 10^9/L$ 多见。血片中以原粒细胞为主，可占 30%~90% 以上，可见畸形原粒细胞。少数患者可无或极少有幼粒细胞出现。贫血显著，大部分患者血红蛋白 <60g/L，外周血可见幼红细胞。血小板中度或重度减少。

2. 骨髓象 骨髓增生极度活跃或明显活跃，少数病例可增生活跃甚至减低。骨髓中 Ⅰ 型+Ⅱ 型原粒细胞≥90%（NEC），可见小原粒细胞（胞体小，与淋巴细胞相似，胞核圆形，染色质呈较正常原粒细胞密集的细颗粒状，核仁 1~2 个，胞质少，有伪足，应注意与淋巴细胞鉴别）。早幼粒细胞很少，中幼粒细胞及以下各阶段细胞罕见或不见。在少数病例白血病细胞内可见 Auer 小体，核分裂细胞较多见（图 12-5）。多数病例幼红细胞及巨核细胞明显减少。

3. 细胞化学染色 POX 染色阳性 >3%；PAS 染色阳性呈弥散反应。

4. 免疫学检验 本型往往显示 HLA-DR、cMPO、CD34、CD33 及 CD13 阳性，而 CD11、CD15 阴性。CD33 阳性者 CR 率高，而 CD13 阳性、CD33 阴性者 CR 率低。

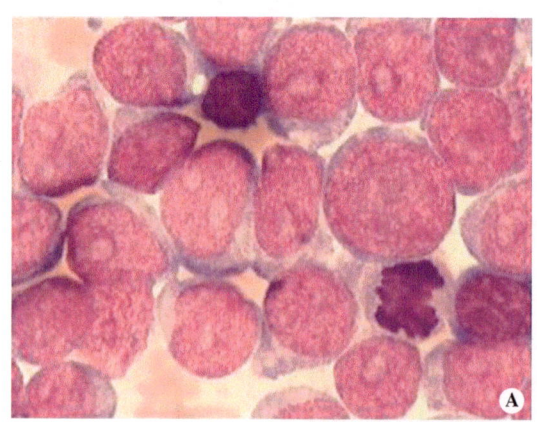
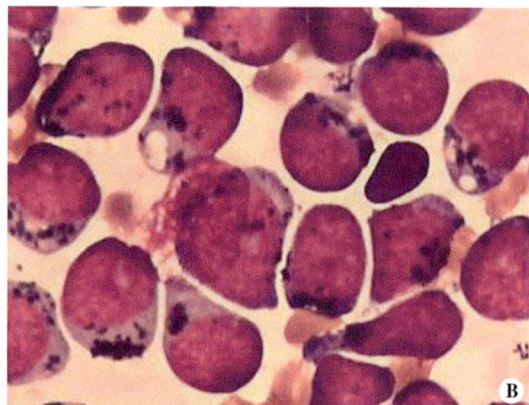
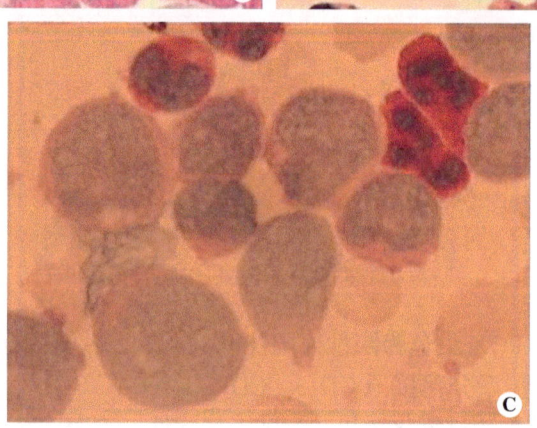

●●图 12-5 急性髓细胞白血病未成熟型骨髓象●●
A. 瑞-姬染色；B. POX 染色；C. PAS 染色；×1000

（三）急性髓细胞白血病伴成熟型

此型特点见急性髓细胞白血病未成熟型。

1. 血象 白细胞总数升高，以 $(10\sim50)\times10^9/L$ 多见。血片中以原粒细胞为主，可占 30%～90% 以上，可见畸形原粒细胞。少数患者可无或极少有幼粒细胞出现。贫血显著，大部分患者血红蛋白 <60g/L，外周血可见幼红细胞。血小板中度或重度减少。

2. 骨髓象 骨髓增生极度活跃或明显活跃，骨髓中原粒细胞占 30%～89%（NEC），并可见到早幼粒细胞、中幼粒细胞和成熟粒细胞 >10%，约 50% 的病例白血病细胞内可见 Auer 小体（图 12-6）。核分裂细胞较其他类型多见。幼红细胞及巨核细胞均明显减少。此型白血病细胞的特征是形态变异及核质发育不平衡，表现为细胞大小异常，形态多变，胞体畸形有瘤状突起，核形畸变，如凹陷、折叠、扭曲、肾形、分叶等，也可表现为核发育迟缓，胞质出现少数嗜苯胺蓝颗粒。有些病例出现小原粒细胞，易误认为原淋巴细胞。

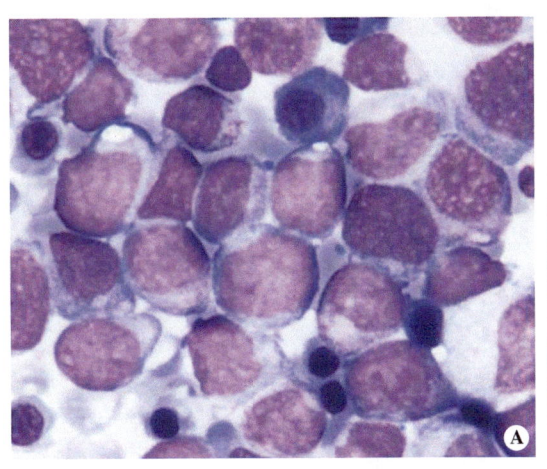
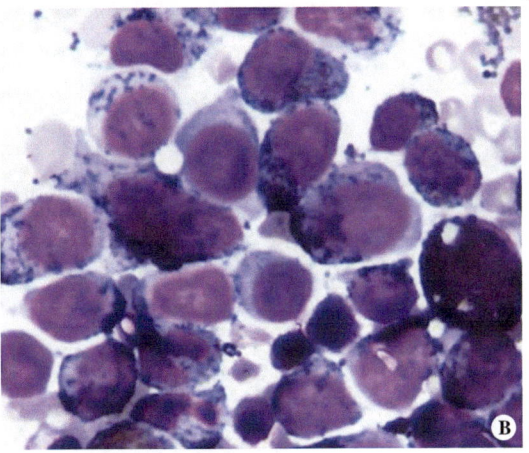
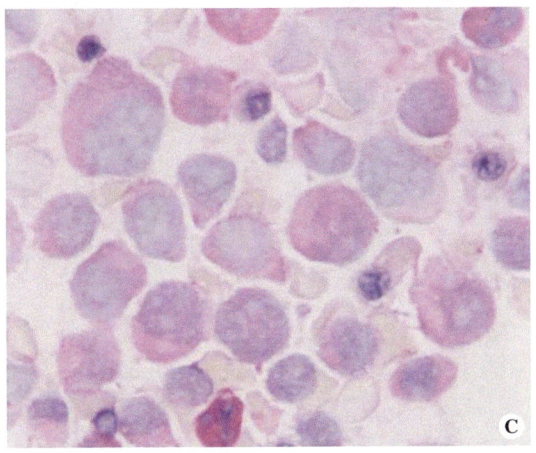

●● 图 12-6　急性髓细胞白血病伴成熟型骨髓 ●●
A. 瑞 - 姬染色；B. POX 染色；C. PAS 染色；×1000

细胞退行性变多见，胞核与胞质内可出现空泡变性，单核细胞 <20%。

3. 细胞化学染色　POX 染色阳性 >3%；PAS 染色阳性呈弥散反应。

4. 免疫学检验　HLA-DR、cMPO、CD34、CD33 及 CD13 阳性，而 CD11、CD15 阴性。

（四）急性粒 - 单核细胞白血病

急性粒 - 单核细胞白血病（acute promyelocytic leukemia，AMML）简称急粒 - 单，是一种粒细胞和单核细胞两系同时发生恶性增生的急性白血病。临床上兼有急粒和急单白血病的特征，约占 AML 发病率的 15%。

1. 血象　白细胞可增高、正常或减少，可见粒及单核两系早期细胞，成熟单核细胞和粒系早幼粒细胞以下各阶段均易见到。血红蛋白和红细胞呈中度至重度减少。血小板重度减少。

2. 骨髓象　骨髓增生极度活跃或明显活跃。粒、单核两系同时增生，原始细胞或原幼细胞≥20%，红系、巨核系受抑制。约 60% 的病例中可见到 Auer 小体，浆细胞常增多（图 12-7）。

本病白血病细胞可见两种类型：①异质性白血病细胞增生型：患者白血病细胞有两类，分别具有粒系、单核系形态学特征；②同质性白血病细胞增生型：白血病细胞为一类细

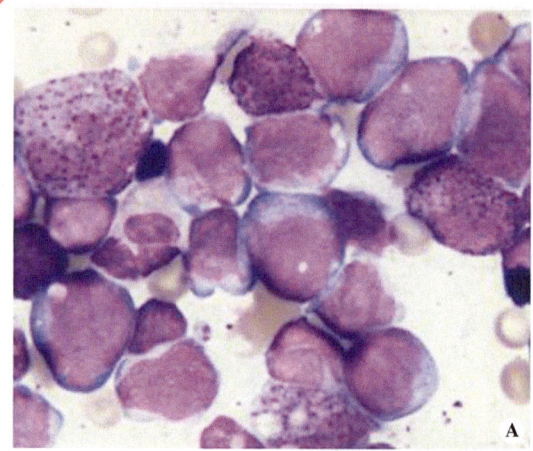
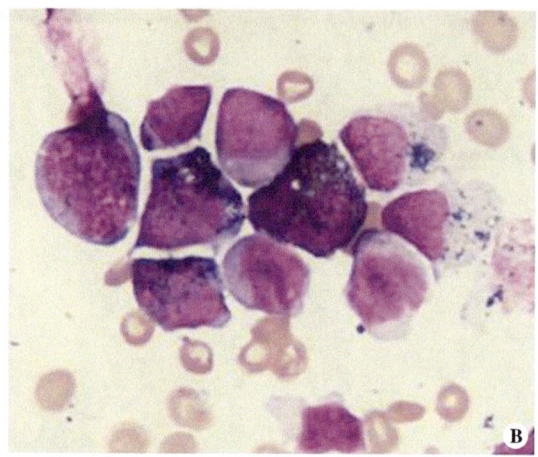
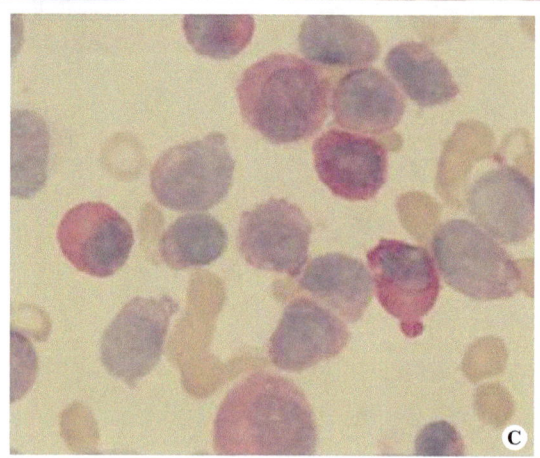

图 12-7　急性粒 - 单核细胞白血病骨髓象
A. 瑞 - 姬染色；B. POX 染色；C. PAS 染色；×1000

胞，同时具有粒系及单核系特征，核圆，易见凹陷、扭曲、折叠及分叶，核染色质细网状，核仁较明显，胞质丰富，呈浅蓝色或蓝灰色，有的可见大小不一的嗜苯胺蓝颗粒，部分可见特异性中性颗粒，成熟粒单细胞在形态上类似正常成熟单核细胞，但胞质内可见中性颗粒。

3. 细胞化学染色　POX 呈阳性、弱阳性或阴性反应。非特异性酯酶染色：呈阳性反应，部分被氟化钠（NaF）抑制。PAS 染色呈弥散阳性及细颗粒阳性反应。

4. 免疫学检查　白血病细胞主要表达粒、单系抗原 cMPO、CD13、CD14、CD15、CD33、CD64、CD117、HLA-DR。

（五）急性原单核细胞 / 急性单核细胞白血病

急性单核细胞白血病（acute monocytic leukemia，AMoL）简称急单，约占 AML 的 10%。临床上除一般急性白血病的症状外，白血病细胞浸润症状较为明显，以皮肤黏膜的损害为突出，皮肤出现丘疹、结节、脓疱性或剥脱性皮炎；亦可见牙龈增生、肿胀，出现溃疡、坏死等表现，鼻黏膜被浸润而引起鼻塞、嗅觉减退。器官浸润表现为肝、脾、淋巴结肿大。较易发生 DIC。

1. 血象　大多数患者白血病偏低，分类出现原单核细胞和幼单核细胞增多，血红蛋白和红细胞呈中度到重度减少。血小板重度减少。

2. 骨髓象 骨髓增生极度活跃或明显活跃，分类以原单核细胞和幼单核细胞为主，≥20%。白血病细胞形态特点：①原单核细胞和幼单核细胞体积较大，形态变化较多。②胞核较小，常偏于一侧，呈笔架形、马蹄形、S形、肾形或不规则形，常见扭曲、折叠。核染色质疏松，细致，排列似蜂窝状，着色较淡，核仁1～4个，大而清楚。③胞质量相对较多，可出现内外两层胞质，内层胞质呈灰蓝色并略带紫色，半透明，似有毛玻璃样感，颗粒细小，弥散分布，外层细胞呈淡蓝色，常透明，无颗粒或颗粒甚少，有明显伪足突出，边缘清晰。胞质内常有空泡和被吞噬的细胞，有时可见到1～2条细而长的Auer小体（图12-8）。

3. 细胞化学染色 POX染色：原单核细胞呈阴性或弱阳性反应，幼单核细胞多数为弱阳性反应；PAS反应为阴性或弥散细小的阳性颗粒或呈粉红色阳性反应，胞质边缘可见粗颗粒反应。α-NAE呈阳性，可被NaF抑制。其中α-丁酸萘酚酯酶（α-NBE）染色诊断价值较大。

4. 免疫学检查 白血病细胞表达cMPO、CD13、CD14、CD15、CD33、CD34、CD64、CD117、HLA-DR。单核系特征免疫标记CD14、CD64表达较有意义。

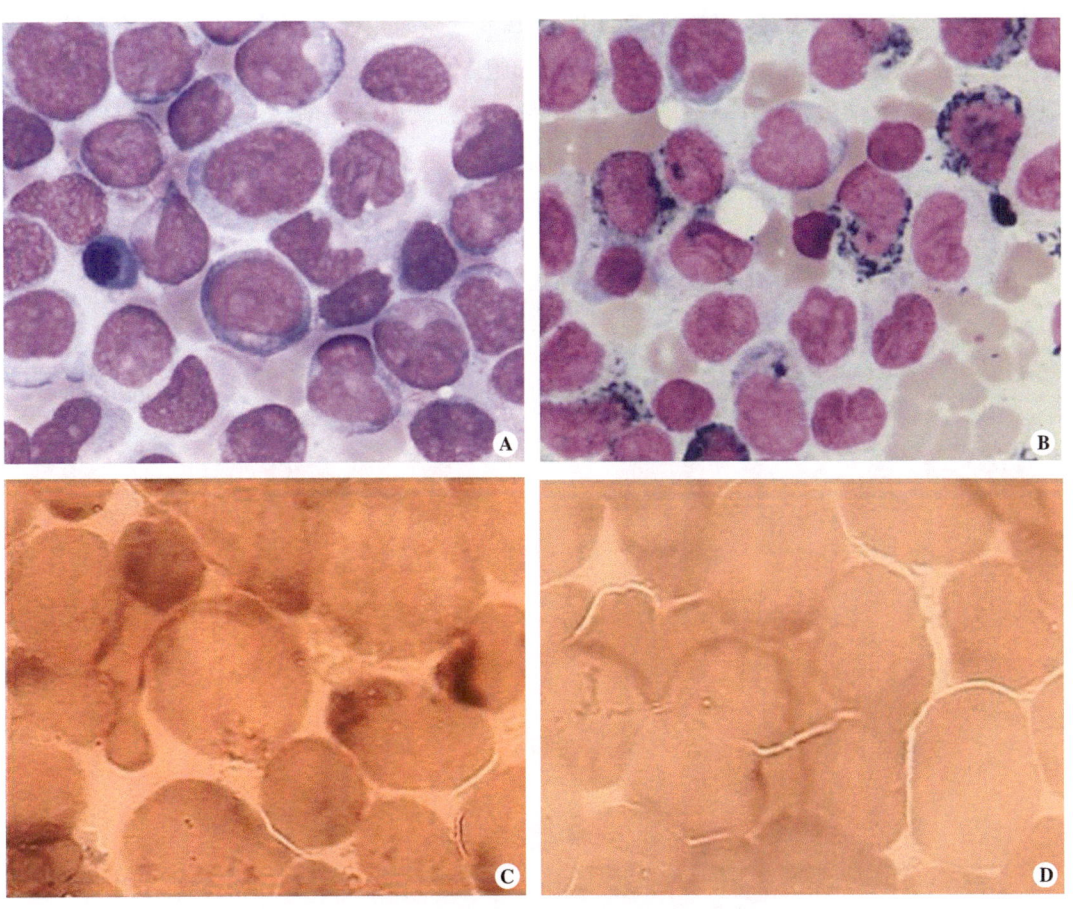

图12-8 急性单核细胞白血病骨髓象
A. 瑞-姬染色；B. POX染色；C. NAE染色；D. NAE染色氟化钠抑制 ×1000

(六)急性红白血病

红血病为红细胞系的恶性增生,红白血病是红细胞及白细胞两系同时恶性增生性疾病,分为纯红系白血病和红系/粒单核系白血病两种亚型。本病可发生于任何年龄,约占 AML 的 5%。临床特征与其他型急性白血病相似,贫血常为首发症状,出血程度较轻,多为鼻、牙龈出血,脾大较常见,肝大及淋巴结肿大不明显。

1. 血象 贫血轻重不一,随疾病的进展而加重。可见各阶段的幼红细胞,以原红和早幼红细胞为主,幼红细胞的形态可见嗜碱性点彩、靶形及异形红细胞,常并有巨幼样变。网织红细胞轻度增高,少数病例正常或偏低。白细胞多偏低,少数病例正常或升高,可见到原始细胞。血小板明显减少,可见畸形血小板。

2. 骨髓象(图 12-9)

(1)红血病:骨髓增生极度活跃或明显活跃。有核细胞中以红系增生为主,骨髓红系前体细胞 ≥ 80%,以原红及早幼红细胞多见,红系细胞有明显不成熟和病态造血,形态异常并有巨幼样变。粒红比例倒置,原粒细胞基本缺如或极少。

(2)白血病:骨髓增生极度活跃或明显活跃。红系和白系细胞同时增生。多数病例以原红和早幼红细胞为主,幼红细胞常有明显的形态异常,如巨幼样变、核碎裂、核分叶、多核、核浆发育不平衡等。白细胞系统明显增生,原始(多为原粒,也可为原单核+幼单核)细胞 ≥ 20%(NEC),部分原始和幼稚细胞中可见 Auer 小体。粒系细胞也有巨幼样变和形态异常的改变。若异型红细胞超过 10%,而骨髓中红系细胞占 30% 即有诊断意义。

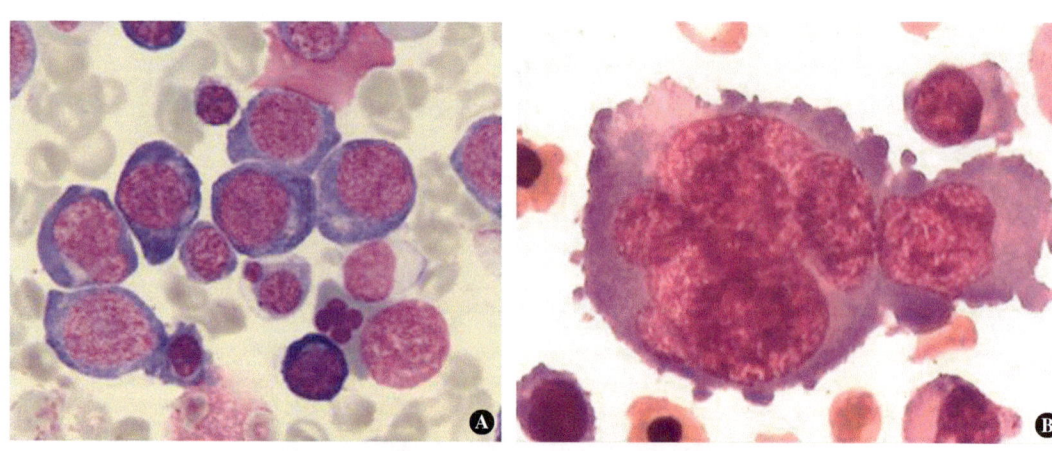

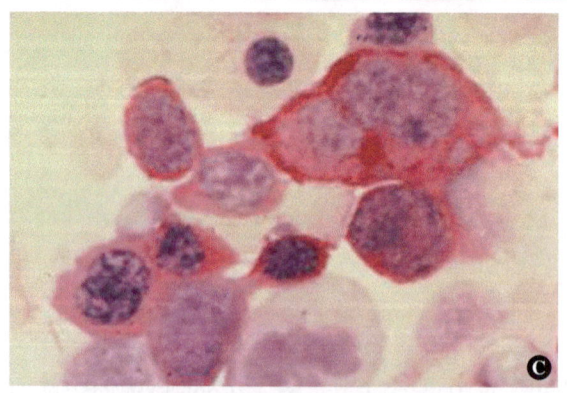

•• 图 12-9 急性红白血病骨髓象 ••
AB. 瑞-姬染色;C. PAS 染色;×1000

3. 细胞化学染色 幼红细胞 PAS 常呈阳性反应，多呈粗大颗粒、块状、环状或弥漫状分布，积分值明显增高；而成熟中性粒细胞反应比正常人减低，淋巴细胞 PAS 反应增强。POX 和 SB 染色原粒细胞阳性，原、幼单核细胞呈阴性或弱阳性反应。

4. 免疫学检查 抗原表达主要是红系表达血型糖蛋白 A，髓系细胞表达 cMPO、CD13、CD33、CD34 等。

（七）急性原巨核细胞白血病

急性原巨核细胞白血病（acute megakaryocytic leukemia，AMeL）是巨核系恶性增生所致，临床上少见。常以贫血和发热起病，多数病例肝、脾及淋巴结不肿大，少数肿大者其程度也较轻微。

1. 血象 常见全血细胞减少，白细胞总数大多减低，少数正常或增高。血红蛋白减低，为正细胞、正色素性贫血。血小板减少，少数病例正常。在血片中可见到类似淋巴细胞的小巨核细胞，易见畸形和巨型血小板，亦可见到有核红细胞。

2. 骨髓象（图 12-10） 骨髓增生明显活跃或增生活跃。粒系及红系细胞增生均减低，巨核细胞系异常增生，以原及幼巨核细胞为主，其中原巨核细胞 >20%，可见到巨型原巨核细胞及小巨核细胞。小巨核细胞体积小，多数直径为 10～18μm，胞体圆形，边缘不整齐，呈云雾状或毛刺状，胞质蓝色不透明，周围可以伪足样突起，核染色质较粗，可见核仁。幼巨核细胞也可增多，体积较原巨核细胞略大，胞质易脱落成大小不一的碎片。巨核细胞分裂象多见。成熟巨核细胞少见。

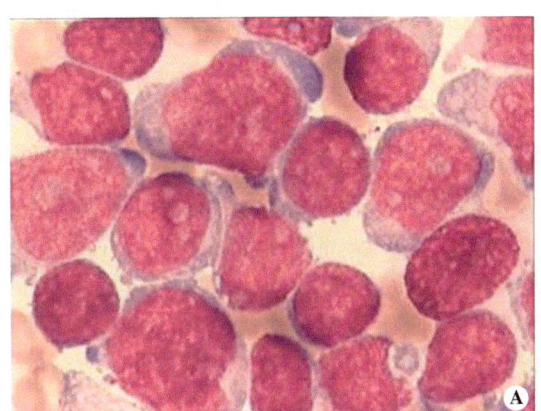
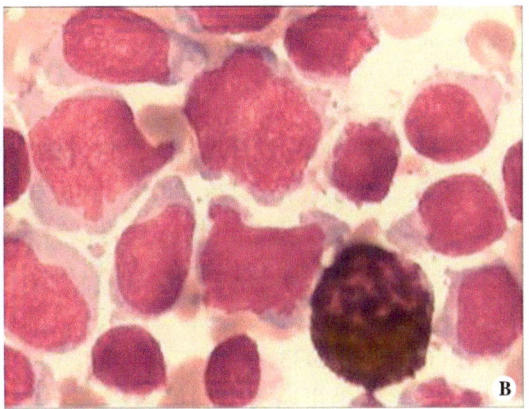
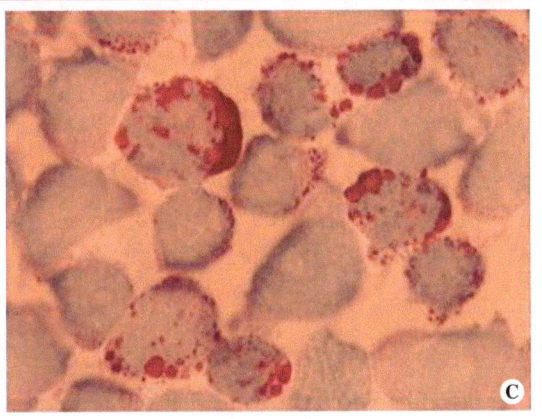

•• 图 12-10 急性红白血病骨髓象 ••
A. 瑞 - 姬染色；B. POX 染色；C. PAS 染色；×1000

3. 细胞化学染色　PAS 为阳性，阳性颗粒呈粗大颗粒及块状反应，酯酶染色 α-NAE 阳性，不被氟化钠抑制，POX 及 SB 染色阴性。

4. 免疫学检查　原始细胞特异表达 CD41（血小板膜糖蛋白Ⅱb/Ⅲa）、CD61（Ⅲa），较成熟者表达（Ⅰb）。CD13 或 CD33 可阳性，但 cMPO、CD34、CD45、HLA-DR 阴性。

5. 细胞超微结构检查　电镜检查原巨核细胞胞质特异性表达血小板过氧化物酶（PPO）。

（八）急性嗜碱粒细胞白血病

嗜碱粒细胞白血病（basophilic leukemia）是一种罕见类型的白血病，临床上分两型：①急性型：临床表现类似于急性粒细胞白血病，起病多急骤，严重贫血、发热、乏力、虚弱、全身不适、出血等，病程较短，往往死于脑出血；②慢性型：大多数病例来自于慢性粒细胞白血病的慢性期，Ph 染色体阳性，且早期血象、骨髓象与慢性粒细胞白血病相似，晚期酷似慢粒急变。诊断本病应慎重，须排除其他原因所致的嗜碱性细胞增多，如慢性粒细胞白血病、铅中毒、恶性肿瘤等。

白细胞数增高，嗜碱粒细胞增多，一般≥20%，可见各阶段嗜碱性细胞，血红蛋白和血小板减少。骨髓中可见大量嗜碱粒细胞，原粒细胞>5%，常为小原粒细胞，有大量嗜碱性早幼粒细胞，具有早幼粒的形态特征而胞质中含有几个粗大的嗜碱性颗粒，核可有畸形，嗜碱性中、晚幼粒细胞亦增多，其嗜碱性颗粒较多并可掩盖核。PAS、POX 染色呈阳性反应，甲苯胺蓝、闪光蓝染色呈强阳性反应。

免疫表型：表达 CD13、CD33、CD34、HLA-DR，可有 $CD9^+$、TdT^+，但淋系特异性标志阴性。

（九）急性全髓增殖症伴骨髓纤维化

本病又称急性骨髓纤维化、急性骨髓硬化症、急性骨髓增生异常症伴骨髓纤维化。本病特点：罕见，占 AL 1%~2%，预后极差，诊断困难；急性病程，明显全血细胞减少，无或有轻度脾大，进展迅速；粒、红、巨核三系增生，原始细胞显著增多，常伴多系病态造血；巨核细胞系显著增多（原巨核细胞也增多），伴骨髓纤维化；应与急性巨核细胞白血病伴骨髓纤维化鉴别。免疫表型：呈异质性，原始细胞可表达一种或多种髓系抗原，如 CD13、CD33、CD117、MPO，亦可表达红系，巨核系抗原，如 CD41、CD61、FⅧAg、血型糖蛋白 A 和血红蛋白 A。

（十）髓系肉瘤

髓系肉瘤是一种罕见的由髓系起源的未分化细胞组成的髓外局限性肿瘤；发病率占 AML 的 1%~2%，任何年龄均可发生，平均年龄 33 岁。免疫表型：粒细胞肉瘤表达 CD13、CD33、CD117、MPO；原单核细胞肉瘤表达 CD14、CD11b、CD11c、溶菌酶和 CD68；髓系肉瘤多表达 CD43；对来源不明的 $CD34^+$、$CD3^-$ 应考虑髓系肿瘤，进一步检测 MPO、溶菌酶和 CD61 等更特异性标志。

（十一）急性未定系列白血病

急性未定系列白血病包括急性未分化细胞白血病、急性双系列白血病和急性双表型白血病，共约占所有急性白血病的<4%，成人比儿童多见。免疫表型：急性未分化细胞白血病为系列特异性抗原有 cCD79a、cCD22、CD3 和 MPO 均为阴性，通常也不表达或仅个别表达系列相关性抗原，但常 HDL-DR、$CD34^+$、$CD38^+$，也可 TdT^+、$CD7^+$；急性

双系列白血病为原始细胞分为两群,分别表达各自的系列表型特征如髓系和淋巴细胞系,或 B 和 T 淋巴细胞系;急性双表型白血病同时表达髓系和 B 或 T 淋巴细胞系,或同时表达 B 和 T 淋巴系特异抗原,少数同时表达髓系、B 和 T 淋巴系三系抗原标志。

第 5 节 治 疗

AL 治疗主要采用化疗、对症支持治疗、髓外白血病治疗、造血干细胞移植等。主要化疗药物有柔红霉素、阿糖胞苷、依托泊苷、泼尼松、地塞米松、甲氨蝶呤、门冬酰胺酶等,化疗后主要目标获得完全缓解,有条件者缓解后可采用异基因造血干细胞移植。

链 接

淋巴瘤是一组源于淋巴结或其淋巴组织的恶性肿瘤。淋巴组织遍布全身,且与单核/巨噬系统、血液系统关系密切,所以淋巴瘤可以发生在人体的任何部位。淋巴瘤常以实体瘤形式生长于淋巴组织丰富的组织器官中,淋巴结、扁桃体、脾脏,骨髓是最易受到累及的部位,当存在广泛骨髓和血液受累时则诊断为淋巴瘤白血病。

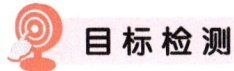 目标检测

选择题

1. 急性淋巴细胞白血病
   A. POX 强阳性
   B. POX 阴性
   C. 酸性磷酸酶阳性且不被酒石酸钠抑制
   D. α-NAE 强阳性,能被 NaF 抑制
   E. NAP 明显降低

2. 不符合急性淋巴细胞白血病骨髓象特点的是
   A. 以原、幼淋巴细胞增多为主
   B. 原、幼淋巴细胞胞质中可见 Auer 小体
   C. 原、幼淋巴细胞伴有形态异常
   D. 易见篮状细胞
   E. 骨髓有核细胞增生极度或明显活跃

3. 属于急性淋巴细胞白血病的染色特点的是
   A. 过氧化物酶染色阳性的原始细胞 <3%
   B. 过碘酸 - 雪夫反应阳性的原淋巴细胞 <20%
   C. 酸性磷酸酶染色 B 细胞阳性
   D. 非特异性酯酶染色阳性
   E. 碱性磷酸酶染色积分值减低

4. 急性淋巴细胞白血病时,骨髓原淋巴细胞和幼淋巴细胞应
   A. >10%
   B. >20%
   C. >30%
   D. >50%
   E. >90%

5. 急性粒细胞白血病与急性淋巴细胞白血病鉴别要点是
   A. 前者多有高热,感染出血
   B. 前者白细胞计数较高,多在 300×10^9/L 以上
   C. 前者周围血中淋巴细胞减少
   D. 前者骨髓增生多极度活跃
   E. 前者原始细胞 POX 染色阳性

6. 急性白血病易发生感染,主要由于
   A. 长期贫血
   B. 继发性营养不良
   C. 白血病细胞过多
   D. 广泛出血
   E. 成熟粒细胞缺乏

7. 下列组合错误的是
   A. 急性淋巴细胞白血病——POX 染色阴性
   B. 红血病——幼红细胞 PAS 染色阴性
   C. 慢性淋巴细胞白血病——血片分类计数中以成熟小淋巴细胞为主
   D. 急性粒细胞白血病——原粒细胞中可见 Auer 小体
   E. 急性早幼粒细胞白血病——出血倾向严重

8. 单核细胞型类白血病反应可见

A. 血中可出现幼粒细胞，甚至原粒细胞
B. NAP 积分明显下降
C. 可见幼单核细胞
D. 可见幼淋巴细胞和异型淋巴细胞
E. 白细胞数常为 $(10～20)×10^9/L$

9. 下列哪项是诊断急性早幼粒细胞白血病的最重要的指标
   A. *PML-RARA* 融合基因
   B. 白血病细胞中的 Auer 小体
   C. 骨髓中其他细胞受抑制
   D. 骨髓增生明显活跃
   E. 骨髓早幼粒细胞增多

10. 下列哪种疾病的异常白细胞含有丰富的类凝血活酶物质，并能消耗凝血因子
    A. 急性单核细胞白血病
    B. 急性淋巴细胞白血病
    C. 急性早幼粒细胞白血病
    D. 红白血病
    E. 骨髓增生异常综合征

11. 符合急性巨核细胞白血病的叙述是
    A. 一般不并发骨髓纤维化
    B. 原始细胞电镜 PPO 阴性
    C. 原始细胞 POX 染色阳性
    D. 原始细胞 CD41 或 CD61 阳性
    E. 常并发 DIC

12. 白血病细胞内无 Auer 小体的急性髓细胞性白血病类型的是
    A. 急性髓系细胞白血病微分化型
    B. 急性髓系细胞白血病未成熟型
    C. 急性髓系细胞白血病伴成熟型
    D. 急性粒-单核细胞白血病
    E. 急性单核细胞白血病

13. 急性粒单核细胞白血病的同质性白血病细胞增生型特点是，白血病细胞在形态学上
    A. 分别具有了粒系及单核系特征
    B. 同时具有了粒系及单核系特征
    C. 分别具有了粒系及淋巴系特征
    D. 同时具有了粒系及淋巴系特征
    E. 同时具有了粒系及巨核系特征

14. 属于急性早幼粒细胞白血病特有的遗传学标志是
    A. 特异性染色体易位 t(15；17)
    B. 染色体易位 t(11；17)(q23；q21)
    C. 染色体易位 t(5；17)
    D. 染色体易位 t(11；17)(q13；q21)
    E. 特异性染色体重排 t(6；9)

15. 急性红白血病的红血病期骨髓象出现"红血病裂孔"现象是因为
    A. 早幼粒细胞阶段缺如
    B. 中幼粒细胞阶段缺如
    C. 早幼红细胞阶段缺如
    D. 原红细胞阶段缺如
    E. 中幼红细胞阶段缺如

16. 急性髓系细胞白血病微分化型与急性淋巴细胞白血病的显著区别在于
    A. 贫血
    B. 血小板减少
    C. 白血病细胞内可见 Auer 小体
    D. 原始细胞过氧化物酶染色可呈阳性反应
    E. CD34 阳性

17. 急性髓细胞白血病未成熟型骨髓中原始细胞应
    A. ≥30% B. ≥50%
    C. ≥20% D. ≥80%
    E. ≥90%

18. 急性红白血病的红血病期血象可见各阶段的幼红细胞，以
    A. 原红细胞和早幼红细胞为主
    B. 早幼红细胞和中幼红细胞为主
    C. 中幼红细胞和晚幼红细胞为主
    D. 晚幼红细胞和网织红细胞为主
    E. 网织红细胞和成熟红细胞为主

19. 巨核细胞白血病时的血片中可见到小巨核细胞，形态类似于
    A. 原始细胞 B. 巨核细胞
    C. 浆细胞   D. 幼红细胞
    E. 淋巴细胞

20. 急性红白血病白血病期骨髓中与红系细胞同时呈恶性增生的是
    A. 淋巴系细胞 B. 浆细胞系细胞
    C. 粒细胞系细胞 D. 巨核细胞系细胞
    E. 组织细胞

（杨 芳）

第十三章 慢性白血病

第1节 慢性髓细胞白血病

学习目标

1. 掌握：慢性髓细胞白血病的定义、实验室检查。
2. 熟悉：慢性髓细胞白血病的临床表现、诊断与鉴别诊断。
3. 了解：慢性髓细胞白血病的治疗现状。

案例 13-1

患者，男，51岁，因腹胀1年，加重3个月入院，查体：一般情况可，无贫血貌，全身皮肤未见出血及瘀斑，无黄染，咽无出血，扁桃体不大，浅表淋巴结未扪及肿大，胸骨压痛，双肺呼吸音清，未闻及干湿性啰音，心率81次/分，律齐，未闻及杂音，腹胀，脾左肋下3指，质硬。

入院后查血常规：WBC112.7×10^9/L，N88.2%，E1.6×10^9/L，B7.26×10^9/L，Hb 90.00g/L，PLT578.00×10^9/L。

骨髓细胞学检查：骨髓增生极度活跃，粒系异常增生，原粒细胞占5%，早幼粒细胞占6%，中性中幼粒细胞占19%，中性晚幼粒细胞占18%，中性杆状核粒细胞占29%，中性分叶核粒细胞占14%，嗜酸粒细胞占5%，嗜碱粒细胞占7%，红系增生低下，巨核细胞系统增生，以颗粒型巨核细胞及产板型巨核细胞为主，可见小巨核细胞，血小板成堆分布。

问题：

1. 脾大的原因是什么？
2. 该病的诊断依据是什么？
3. 该病的临床分期如何？

一、概述

慢性髓细胞白血病（chronic myelogenous leukemia，CML）是一种起源于造血干细胞的克隆性增殖性疾病，主要累及粒细胞系统，表现为持续性、进行性外周血白细胞总数增高，出现各阶段粒系细胞，尤其是中幼粒细胞以下阶段为主，90%以上的患者有Ph染色体及其分子标志bcr/abl融合基因。本病在国内发病率较高，仅次于急粒和急淋。各年龄均可发生，但以 20~50 岁多见，中位年龄为 5~50 岁。

本病的自然病程是由慢性期转为加速期，最后发展为急变期。多数患者起病缓慢，可因体检发现血象异常或脾大而被确诊。患者早期无明显自觉症状，逐渐出现乏力、盗汗、低热、食欲减退及消瘦等症状，最突出的体征为脾大，可达脐下，质地较硬，无压痛，胸骨压痛也比较常见，疾病后期可出现贫血、皮肤瘀点、瘀斑、鼻出血、月经过多等出血症状。约 70% 的患者发病后 1~4 年转为加速期或急变期，一旦急变，往往在 3~5 个月内死亡，中位生存期为 3~4 年。

▶▶ 二、实验室检查

1. 血象（图 13-1）

（1）白细胞：数量显著增高，初期一般为 $50 \times 10^9/L$，甚至最高可达 $1000 \times 10^9/L$ 或者更高。分类可见各阶段粒细胞，以中性中幼粒细胞、晚幼粒细胞及杆状核粒细胞增高为主，分叶核粒细胞也增多，原粒细胞（Ⅰ型 + Ⅱ型）<10%，嗜酸粒细胞和嗜碱粒细胞增多，单核细胞也可增多，嗜碱粒细胞可高达 10%~20%，是慢粒的特征之一；加速期：原始

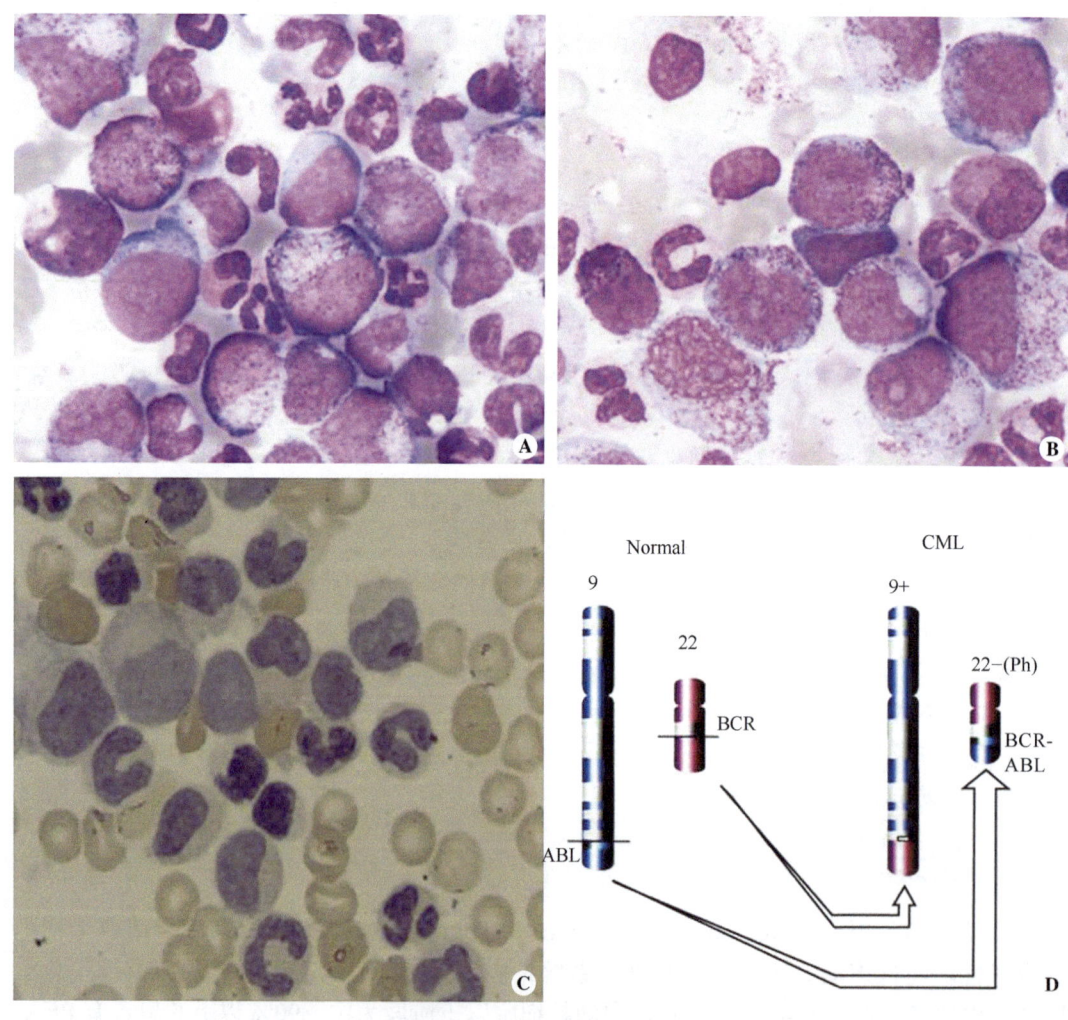

图 13-1 慢性髓性白血病
A. 骨髓象、B. 血象；C. NAP（A、B. 瑞-姬染色；C. 碱性磷酸染色 ×1000）；D. Ph 染色体及融合基因模式图

细胞 10%~20%，嗜碱粒细胞≥20%；急变期：原始细胞≥20%。

（2）红细胞与血红蛋白：早期正常或增高，随病情进展逐渐降低出现贫血，多为正细胞正色素性，外周血中可见有核红细胞、嗜多色性红细胞、点彩红细胞。急变期重度减低。

（3）血小板：增高，可见于 30%~50% 的初诊病例，甚可达 $1000×10^9/L$，可伴随形态异常，如巨大血小板、畸形血小板。加速期和急变期血小板进行性减少。

2. 骨髓象（图 13-1）

（1）慢性期：骨髓增生明显活跃或极度活跃，粒红比例显著增高，达（10~50）：1，粒系异常增生，原粒细胞和早幼粒细胞易见（原粒细胞≤10%，原粒细胞+早幼粒细胞≤15%），以中性中幼粒细胞、晚幼粒细胞和杆状核细胞为主，粒细胞常伴有形态异常：胞体大小不一，核质发育不平衡，胞质内颗粒减少及空泡，细胞核染色质疏松，可见 Pelger-Huët 畸形。嗜酸粒细胞和嗜碱粒细胞明显增多。红系早期增生，随着病情的发展逐渐受抑。巨核系增高或正常，晚期减少，可见小巨核细胞、单圆形核、双圆形核、多圆形核巨核细胞。部分患者骨髓中可出现戈谢细胞和海蓝组织细胞。

（2）加速期和急变期：原始细胞进一步增多，可转变成各种类型白血病，以急粒变最多见，占 50%~60%；其次为急淋变，占 20%~30%；此外可转变为单核系、红系、巨核系、早幼粒、嗜酸、嗜碱粒细胞白血病。

3. 细胞化学染色 NAP 积分明显减低，若合并感染或发生急变、妊娠情况时积分可增高。

4. 染色体及分子生物学检验 90% 以上患者 Ph 染色体阳性，*bcr/abl* 融合基因阳性。

5. 免疫学检验 慢性期主要表达比较成熟的粒细胞抗原，CD13、CD33、CD15 阳性。

6. 其他生化检验 血清维生素 B_{12}、血清钾、乳酸脱氢酶、溶菌酶、血尿酸和尿中尿酸等增高。

三、诊断与鉴别诊断

1. 诊断 根据脾大、典型血象和骨髓象改变、NAP 染色积分减低、Ph 染色体阳性或检测到 *bcr/abl* 融合基因即可诊断。其临床分期及诊断标准见表 13-1。

表 13-1 CML 的临床分期及诊断标准

分期	诊断标准
慢性期	1. 贫血与脾大
	2. 外周血白细胞增高，主要为中性中幼、晚幼和杆状核粒细胞，原粒细胞（Ⅰ型+Ⅱ型）<10%，嗜酸粒细胞、嗜碱粒细胞增多，血小板正常或增多，多数有轻度贫血，偶见有核红细胞
	3. 骨髓象：增生明显活跃或极度活跃，粒系增生为主，中幼、晚幼和杆状核粒细胞增多，原粒细胞（Ⅰ型+Ⅱ型）≤10%
	4. NAP 积分极度减低或消失
	5. Ph 染色体阳性或分子标志 *bcr/abl* 融合基因
加速期	具有下列之二者考虑本期：
	1. 不明原因的发热、贫血、出血加重和（或）骨骼疼痛
	2. 脾脏进行性肿大和白细胞增多，治疗无效
	3. 非药物引起的血小板减少或增多

续表

分期	诊断标准
	4. 原粒细胞（Ⅰ型+Ⅱ型）在血和（或）骨髓中占 10%～19%
	5. 外周血嗜碱粒细胞≥20%
	6. 骨髓纤维化
	7. 出现 Ph 以外的染色体异常
急变期	具有下列之一可诊断本期：
	1. 外周血或骨髓中原始或原幼细胞≥20%
	2. 髓外原始细胞浸润
	3. 骨髓活检见原始细胞成片、成簇增殖

2. 鉴别诊断 主要应与类白血病反应和原发性骨髓纤维化（因部分病例在疾病后期出现局灶性骨髓纤维化）进行鉴别。

（1）类白血病反应：有感染病史，NAP 积分显著增高，Ph 染色体或 *bcr/abl* 融合基因检测阴性。

（2）原发性骨髓纤维化：骨髓活检、Ph 染色体或 *bcr/abl* 融合基因可确诊慢性髓细胞白血病。

四、治疗

本病在最初时采用白消安治疗，但该药骨髓抑制时间较长，渐发展为羟基脲口服，骨髓抑制时间较短，此后逐渐出现干扰素、小剂量阿糖胞苷治疗。近年来酪氨酸酶抑制剂（TKI）的出现是本病首选的靶点治疗，亦是肿瘤治疗的一个里程碑。药物包括伊马替尼、达沙替尼、尼洛替尼等，使本病获得遗传学、分子生物学缓解。靶点治疗无效才考虑异基因造血干细胞移植。

> **链 接**
>
> 骨髓增殖性肿瘤（myeloproliferative neoplasms，MPN），是以骨髓中分化成熟相对正常的一系或多系髓系（粒、红、巨核系和肥大细胞）细胞持续性异常增殖为特征的一组克隆性造血干细胞疾病。临床起病缓慢，有血细胞质和量的改变，肝脾大，常并发出血、血栓及髓外造血。其包括慢性髓细胞白血病、真性红细胞增多症、原发性血小板增多症、原发性骨髓纤维化、慢性中性粒细胞白血病、慢性嗜酸性粒细胞白血病、肥大细胞增生症及不能分类的骨髓增殖性肿瘤。

目标检测

选择题

1. 慢性粒细胞白血病具有的染色体异常是
   A. t(8；21)   B. t(15；17)
   C. t(9；22)   D. inv(16)

2. 与慢性粒细胞白血病血象不符合的是
   A. 白细胞数量显著升高 B. 可见各阶段粒细胞 C. 嗜碱粒细胞常增多 D. 初诊病例血小板多减低

3. 下列临床表现中，常见于慢性粒细胞白血病的是
   A. 乏力、低热   B. 体重减轻
   C. 巨脾   D. 淋巴结肿大

4. 慢性粒细胞白血病的确诊依据是
   A. 血象正常

B. 检出 Ph 染色体或 *bcr/abl* 融合基因
C. 骨髓活检
D. 中性粒细胞碱性磷酸酶积分增高

5. 慢性粒细胞白血病最突出的体征是
   A. 肝大　　　　　　B. 胸骨压痛
   C. 脾大　　　　　　D. 明显贫血

6. 对判断慢性粒细胞白血病预后最有价值的是
   A. Ph 染色体测定　　B. 白细胞计数
   C. 血小板计数
   D. 中性粒细胞碱性磷酸酶积分

7. 为明确该患者是否发生慢性粒细胞白血病急性变，有诊断价值的检查为
   A. Ph 染色体阳性　　B. 进行性贫血与出血
   C. 脾脏显著肿大
   D. 骨髓原、早幼粒细胞大于 50%

8. 男性，15 岁，头晕、乏力、全身疼痛，伴发热，皮肤紫癜半月余。查体：贫血貌，体温 38.5℃，心肺（-），胸骨压痛（＋），肝于肋下 0.5cm，脾于肋下 0.5cm，对确诊最有价值的检查为

A. 血常规　　　　　　B. 骨髓检查
C. 血小板抗体检查　　D. 腹部 B 超

9. 男性，67 岁，头晕、乏力、腹胀半年。查体：贫血貌，心肺（-），胸骨压痛（＋），肝于肋下 0.3cm，脾于肋下 0.6cm，确诊为慢性粒细胞白血病，若为慢性期，其血象表现不正确的是
   A. 中性晚幼粒细胞及杆状粒细胞显著增多
   B. 淋巴细胞及单核细胞百分数降低
   C. 嗜酸、嗜碱粒细胞绝对数降低
   D. 原粒和早幼粒细胞总和 <10%

10. 对鉴别慢性粒细胞白血病和类白血病反应最有价值的细胞化学染色是
    A. 碱性磷酸酶染色积分明显减低
    B. POX 染色阳性大于 3%
    C. 碱性磷酸酶染色积分明显增高
    D. 糖原染色阳性

（杨　芳）

第 2 节　慢性淋巴细胞白血病

> **学习目标**
> 1. 掌握：慢性淋巴细胞白血病的定义、实验室检查。
> 2. 熟悉：慢性淋巴细胞白血病的诊断与鉴别诊断。
> 3. 了解：慢性淋巴细胞白血病的治疗现状。

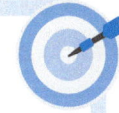

案例 13-2

男，65 岁，因头昏、乏力 1 年余入院。查体：一般情况可，贫血貌，全身皮肤未见出血及瘀斑，无黄染，咽无出血，扁桃体不大，颈部、腋窝、腹股沟淋巴结肿大，心肺无特殊。胸骨无压痛，双肺呼吸音清，未闻及干湿性啰音，心率 81 次 / 分，律齐，未闻及杂音，腹胀，脾肋下 2 指。

入院后查血常规：WBC 65×10^9/L，L 55×10^9/L，Hb 90.00g/L，PLT 108.00×10^9/L。

骨髓细胞学检查：骨髓增生极度活跃，淋巴系系异常增生占 90%，以成熟淋巴细胞为主，偶见原幼淋巴细胞，粒、红、巨三系增生受抑，成熟红细胞大小不等，血小板散在可见。

问题：
1. 淋巴结肿大的原因是什么？
2. 该病的诊断依据是什么？

一、概述

慢性淋巴细胞白血病（chronic lymphocytic leukemia，CLL）简称慢淋，是淋巴细胞克隆性增生的一种恶性肿瘤性疾病，主要以较成熟的小淋巴细胞增生为主。本病在我国较少见（占白血病 5% 以下），以欧美国家多见（占白血病的 25%）。大部分患者在 50 岁以上发病，起病缓慢，早期无症状，逐渐有乏力、疲倦、消瘦、食欲下降等，较为突出的体征是全身淋巴结肿大及不同程度的肝脾大，肝脾大较慢性粒细胞白血病轻。晚期可有贫血和出血症状。常因正常免疫球蛋白产生减少、细胞免疫功能低下和粒细胞减少，而易并发各种感染，是常见的死亡原因。本病病程长短不一，可为 1～2 年或 5～10 年，亦有存活期达 20 年以上者。

二、实验室检查

1. 血象（图 13-2） 白细胞总数增高，常在 $(10～200)\times10^9/L$，分类以成熟小淋巴细胞为主，≥50%，绝对值 $≥5\times10^9/L$，其形态无明显异常。有时可见少量原淋巴细胞和幼淋巴细胞，蓝细胞易见。中性粒细胞比值降低。红细胞和血小板早期正常，随病情的发展，血小板减少，贫血逐渐明显。少数患者并发自身免疫性溶血性贫血，则贫血加重。

2. 骨髓象（图 13-2） 骨髓增生明显活跃或极度活跃，淋巴细胞≥40%，以成熟淋巴细胞为主，原淋巴细胞和幼淋巴细胞常<5%，蓝细胞易见。疾病早期其他造血细胞可见到，晚期全血细胞减少。当并发自身免疫性溶血性贫血时，幼红细胞可明显增生，成熟红细胞大小不等，可见出现异形红细胞。

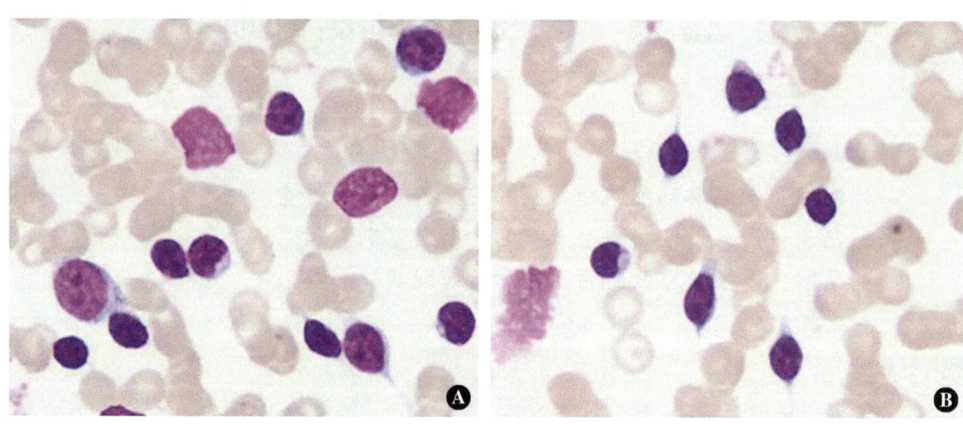

•• 图 13-2 慢性淋巴细胞性白血病 ••
A. 骨髓象；B. 血象（瑞 - 姬染色；×1000）

3. 细胞化学染色 PAS 染色呈阳性反应，为粗颗粒状；ACP 染色呈阴性或阳性反应，但阳性可被酒石酸抑制。

4. 免疫学检验 95% 以上的慢淋为 B 细胞型（B-CLL），表达 CD5、CD19、CD20、SmIg、FCM7；少数为 T 细胞型（T-CLL），表达 CD2、CD3、CD7、CD8 或 CD4。

5. 遗传学与分子生物学检验 半数 B-CLL 有核异常，+12 检出率最高，多见于早期，14q+ 多见于晚期，可见 t(11;14)(q13;q32) 和 t(14;19)(q32;q13)。核型与预后有关，正常核型预后较好，有染色体畸形和核型异常者提示预后不良。

6. 其他 约半数患者血清免疫球蛋白减少。

三、诊断与鉴别诊断

1. 国内诊断标准

（1）临床表现：可有乏力、体力下降、消瘦、低热、贫血和出血表现，淋巴结肿大、肝脾大，少数有结外侵犯。

（2）实验室检查：①外周血：WBC>$10×10^9$/L，淋巴细胞比例≥50%或绝对值≥$5×10^9$/L，以成熟小淋巴细胞为主，可见幼淋巴细胞或不典型淋巴细胞；②骨髓象：增生明显活跃及以上，成熟淋巴细胞≥40%；③免疫分型：B-CLL，CD5、CD19、CD20、SmIg 阳性；T-CLL，CD2、CD3、CD7 阳性。

有临床表现的患者具备实验室检查中的①项＋②项或③项即可诊断。

2. 鉴别诊断 主要与引起淋巴细胞恶性增高的其他疾病鉴别。

（1）幼淋巴细胞白血病：幼淋巴细胞升高更明显，核仁较清晰。表达 SmIg、FMC7、CD79b、CD22 阳性或 CD2、CD3、CD4、CD5 阳性。

（2）多毛细胞白血病：ACP 染色呈阳性且不被酒石酸抑制，表达特异性的 CD11C、CD25、CD103 阳性。电镜下显示特殊结构。

四、治疗

化疗：可选择包含利妥昔单抗、氟达拉滨、环磷酰胺、甲基泼尼松龙、苯丁酸氮芥、苯达莫司汀等药物，近年新进展研究新药依鲁替尼主要针对 *TP53* 突变的患者。

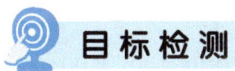

目标检测

选择题

1. 下列哪项属于慢性淋巴细胞白血病血象的晚期表现
   A. 红细胞升高、血小板升高
   B. 红细胞减少、血小板升高
   C. 红细胞减少、血小板减少
   D. 红细胞升高、血小板减少
   E. 以上都不是

2. 血象中蓝细胞增多见于
   A. 急性早幼粒细胞白血病
   B. 急性单核细胞白血病
   C. 急性红白血病
   D. 慢性粒细胞白血病
   E. 慢性淋巴细胞白血病

3. 慢性淋巴细胞白血病外周血中淋巴细胞的特点是
   A. 颗粒增多、大小不一   B. 核仁明显且数量增多
   C. 胞质颜色深染   D. 形态类似原始细胞
   E. 形态与正常淋巴细胞难以区分

4. 慢性淋巴细胞白血病时的血象中，数量最多的白细胞是
   A. 小淋巴细胞   B. 大淋巴细胞
   C. 幼淋巴细胞   D. 原淋巴细胞
   E. 蓝细胞

5. 在慢性淋巴细胞白血病的疾病后期的骨髓象中，几乎全部为
   A. 原淋巴细胞   B. 幼淋巴细胞
   C. 大淋巴细胞   D. 淋巴细胞
   E. 浆细胞

6. 应与原发性浆细胞白血病进行鉴别的是
   A. 急性早幼粒细胞白血病
   B. 慢性粒细胞白血病
   C. 急性淋巴细胞白血病
   D. 慢性淋巴细胞白血病
   E. 多毛细胞白血病

（杨 芳）

第十四章 骨髓增生异常综合征

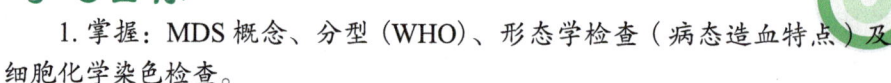

学习目标

1. 掌握：MDS 概念、分型（WHO）、形态学检查（病态造血特点）及细胞化学染色检查。
2. 熟悉：MDS 的病因及发病机制、临床特征、其他实验室检查方法、诊断及鉴别诊断。
3. 了解：MDS 的临床表现、治疗原则。

案例 14-1

患者，男，56岁，因"头昏、四肢无力6个月"入院。查体：一般情况可，中度贫血貌，全身皮肤未见出血及瘀斑，无黄染，咽无出血，扁桃体不大，浅表淋巴结未扪及肿大，胸骨无压痛，双肺呼吸音清，未闻及干湿性啰音，心率81次/分，律齐，未闻及杂音，肝脾未扪及。

入院后查血常规：WBC 2.7×10^9/L，Hb 78.00g/L，PLT 93.00×10^9/L

骨髓细胞学检查：骨髓增生活跃，粒系增生活跃，以各阶段比值大值正常，粒系细胞可签名薄明核浆发育不平，偶见巨幼样改变，幼粒可见颗粒减少，偶见派克氏畸形，红系增生活跃，原早幼红细胞易见，以中晚幼红细胞为主，幼红细胞可见巨幼样改变，易见核碎裂，可见多核巨幼红，全片巨核细胞系统增生，以颗粒型巨核细胞及产板型巨核细胞为主，可见小巨核细胞，血小板成簇分布。

问题：
1. 贫血的原因是什么？
2. 诊断该病的诊断依据是什么？
3. 该病的临床分期是什么？

▶▶ 一、概述

骨髓增生异常综合征（myelodysplastic syndrome，MDS）是一种后天获得性造血功能严重紊乱的造血干细胞克隆性疾病，外周血任一系或两系或全血细胞减少，骨髓中常有一系、二系或三系的形态异常。

MDS 主要发生于 50 岁以上的老年人，偶见于青年及儿童，男性多于女性。大多数患者为原发性；少数患者与烷化剂、放射性核素、含苯的有机溶剂、氯霉素及乙双吗啉等密切接触有关，多为年轻人。主要表现为难治性的慢性进行性血细胞减少，以贫血为主，病程中可出现感染和出血。部分患者病情稳定，表现为长期"良性病程"，1/3 以上的患者在数月至数年或更长时间发展为稳定性髓系白血病。

二、实验室检查

1. 血象 常为全血细胞减少，亦有一系或两系血细胞减少，并可见病态造血。

(1) 红细胞：表现不同程度的贫血，为正细胞性或大细胞、小细胞及双形性贫血。成熟红细胞大小不等，形态不一，可见巨大红细胞、异形红细胞、嗜多色性红细胞及点彩红细胞，也可出现有核红细胞。网织红细胞正常、减少或增高。

(2) 白细胞：白细胞正常、减少或增多，有少量幼粒细胞，中性粒细胞胞质内颗粒稀少或缺如，核分叶过多或过少（假性 Pelger-huët），可见不典型的单核细胞，内含空泡。

(3) 血小板：多数减少，少数病例可增多，有大而畸形的火焰状血小板或巨大血小板、颗粒减少的血小板，偶见淋巴样小巨核细胞或单圆核小巨核细胞。

2. 骨髓象 多数病例骨髓增生明显活跃，少数增生活跃或降低，伴有明显的病态造血（表 14-1）。

表 14-1 骨髓增生异常综合征病态造血

	红系	粒系	单核系	巨核系
血象	红细胞大小不等，巨大红细胞	粒细胞核分叶过多，胞质内颗粒少，核浆发育不平	单核细胞增多，同时出现形态异常	巨大血小板，缺乏颗粒
骨髓象	巨幼样变、核形异常、胞质异常、出现多核、奇数核、异常核分裂象	可见巨幼样变、核畸形、核溶解 Palger-Huët 样畸形、胞质内颗粒缺乏或减少，也有嗜天青颗粒粗大，偶见 Auer 小体	可出现原幼单核细胞	可见淋巴样小巨核细胞，单个大核或多个小核的巨核细胞

(1) 红细胞系：增生或减低，以中幼红细胞和晚幼红细胞为主；原红细胞、早幼红细胞常见或增多；幼红细胞有程度不一的类巨幼样变、核形异常（有畸形核、核出芽、核分叶、微核及核碎片）、胞质异常（胞质着色不匀，甚至斑点状嗜碱现象），出现多核、奇数核、异常核分裂象。

(2) 粒细胞系：增生活跃或减低，原粒和早幼粒细胞可增高，核质发育不平衡，可见环形核、畸形核、Pelger-huët 样畸形、核溶解、类巨幼变现象，颗粒缺乏或减少，也有嗜天青颗粒粗大，偶见 Auer 小体。

(3) 单核细胞系：增多，可见原幼单核细胞，成熟单核细胞增多。

(4) 巨核细胞系：巨核细胞数量可正常、增多或减少，可见淋巴样小巨核细胞，单圆大核或多个小核的巨核细胞（在 MDS 中诊断意义较大）。巨核细胞也常有核分叶明显和胞质颗粒减少的改变。

淋巴样小巨核细胞形态特征如下：大小和外观与成熟小淋巴细胞相似，核质比例大，核圆形或稍有凹陷，染色质致密，结构不清，偶可见 1～2 个不清晰的小核仁，胞质极少，嗜碱、不透明而呈云雾状，周边不整齐，可有血小板形成现象（图 14-1）。

3. 细胞化学染色 骨髓铁染色：细胞外铁丰富，铁粒幼红细胞增多，可见环形铁粒幼红细胞；PAS 染色：幼红细胞呈阳性反应。

4. 骨髓活检 多数病例骨髓造血组织过度增生，造血细胞定位紊乱，红系、巨核系

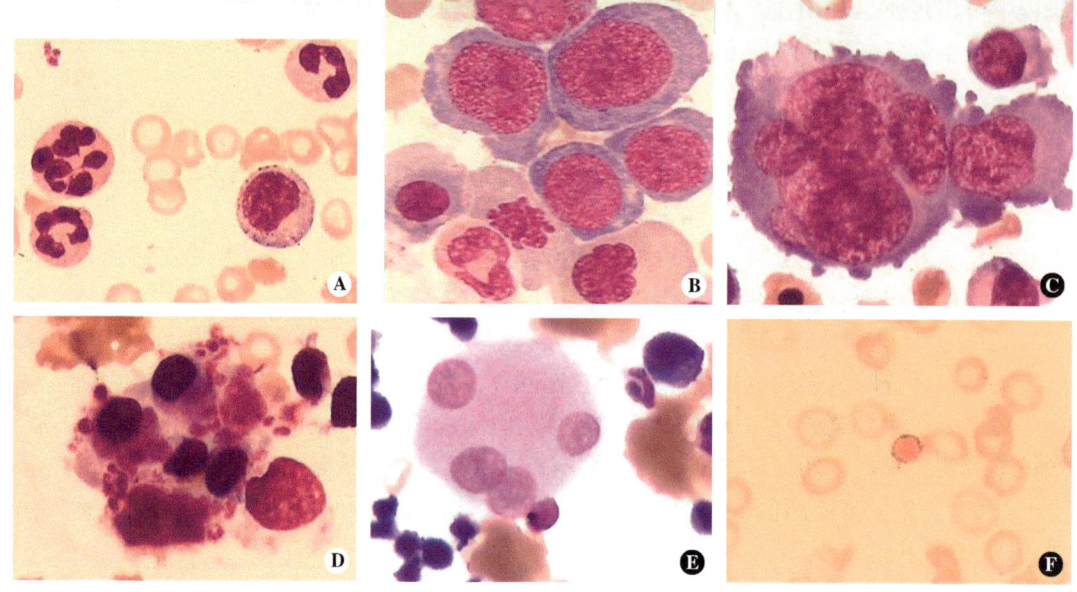

●●图 14-1　骨髓增生异常综合征●●

A.血象；B.骨髓象；C.多核巨幼红；D.小巨核细胞；E.多圆形核巨核细胞；F.环形铁粒幼红细胞；
瑞 - 姬染色；铁染色 ×1000

由正常的中央窦周围移位至骨小梁旁区或小梁表面，不成熟粒细胞增多并伴未成熟前体细胞异常定位（ALIP）。

5. 细胞遗传学　约半数患者有染色体异常，最常见的是 5q-/-5、7q-/-7、+8、20q- 等。MDS 有无染色体异常及异常的类型对于诊断分型、评估预后和治疗决策具有极为重要的意义。7q-/-7 易演变成白血病，正常核型及单纯 5q-/-5，20q- 预后较好。

6. 体外造血祖细胞培养　多数患者骨髓细胞集落生长明显减少或不生长，少数病例生长正常，生长正常者预后好。

▶▶ 三、诊断与鉴别诊断

（一）诊断

①临床表现：以贫血为主要症状，可伴有出血或发热；②外周血全血细胞减少或任一系、二系细胞减少；③骨髓有核细胞增生，一般为活跃，有髓系细胞三系或二系或任一系病态造血。骨髓活检可有造血前体细胞易位现象；④除外其他血细胞发育异常的疾病：叶酸或维生素 B_{12} 缺乏、重金属中毒、HIV 或微小病毒 B19 感染、应用粒细胞集落刺激因子等所引起。少数不典型病例或病态造血不很明显，有时诊断困难，应进一步随诊观察。因 MDS 的病情发展为进行性过程，故病态造血持续存在，并逐渐明显或出现新的异常改变，临床和血液学表现也逐渐恶化。细胞化学、骨髓活检、细胞遗传学、骨髓细胞体外培养等检查也有很大的诊断价值。

（二）分型

1982 年 FAB 协作组提出以形态学为基础的 FAB 标准，主要根据 MDS 患者外周血和骨髓细胞分化发育不良特征（病态造血），特别是原始细胞比例、环形铁粒幼细胞数、

Auer 小体及外周血单核细胞数量。WHO 提出仅一系病态造血（发育异常）的形态学改变也可考虑 MDS 可能，认为造血系统肿瘤分类不仅依靠形态学，还要结合细胞遗传学指标来确定疾病本质，认为骨髓原始细胞达 20% 即为急性白血病，将 RAEB-t 归为急性髓系白血病（AML），并将 CMML 归为 MDS/MPD（骨髓增殖性疾病），保留了 FAB 的 RA、RAS、RAEB；并且将 RA 或 RAS 中伴有二系或三系增生异常者单独列为难治性细胞减少伴多系异常（refractory cytopenia with multilineage dysplasia，RCMD），将仅有 5 号染色体长臂缺失的 RA 独立为 5q- 综合征；还新增加了 MDS 未能分类（u-MDS）。

  WHO 对原有的 FAB 分类作了修订：①诊断 AML 标准中外周血或骨髓原始细胞或原幼细胞比例由 30% 降至 20%，故 FAB 分类中的 RAEB-t 被归入 AML；②新增加了 RCUD 和 RCMD 亚型，RCUD 包括难治性贫血（RA）、难治性粒细胞减少（refractory neutropenia，RN）和难治性血小板减少（refractory thrombocytopenia，RT）；③将 RAEB 按原始细胞比例分为两个亚型，即 RAEB-1、RAEB-2；④将缺乏 RA、RARS、RCMD、RAEB 分类特征，外周血和骨髓中原始细胞不增多的 MDS 归入 MDS-U 类；⑤将 CMML 归入骨髓增生异常／骨髓增殖性疾病（MDS/MPD）；⑥将 5q- 综合征列为一个独立的疾病；⑦有明显核型异常如：t(8；21)，t(15；17)，inv(16)/t(16；16)，即使骨髓原始细胞 <20%，也直接诊断为 AML。

表 14-2 WHO 的 MDS 分型标准（2008）

分型	外周血	骨髓
难治性贫血伴单系病态造血 (RCUD) 难治性贫血 (RA) 难治性中性粒细胞减少 (RN) 难治性血小板减少 (RT)	一系或二系血细胞减少 * 原始细胞无或少见 (<1%)**	一系病态造血：病态造血的细胞占该系细胞 10% 或以上 原始细胞 <5% 环状铁粒幼细胞 <15%
难治性贫血伴环状铁粒幼细胞 (RARS)	贫血，无原始细胞	环状铁粒幼细胞 ≥ 15% 仅红系病态造血 原始细胞 <5%
难治性血细胞减少伴多系病态造血 (RCMD)	血细胞减少 原始细胞无或少见 (<1%)** 无 Auer 小体 单核细胞 <1G/L	≥二系病态造血的细胞 ≥ 10% 原始细胞 <5% 无 Auer 小体 ± 环状铁粒幼细胞 ≥ 15%
难治性贫血伴原始细胞增多 -1 (RAEB-1)	血细胞减少 原始细胞 <5%** 无 Auer 小体 单核细胞 <1G/L	一系或多系病态造血 原始细胞 5% ~ 9%** 无 Auer 小体
难治性贫血伴原始细胞增多 -2 (RAEB-2)	血细胞减少 原始细胞 5% ~ 19% 有或无 Auer 小体*** 单核细胞 <1G/L	一系或多系病态造血 原始细胞 10% ~ 19% 有或无 Auer 小体***
MDS- 未分类 (MDS-U)	血细胞减少 原始细胞 ≤ 1%**	各系病态造血细胞 <10%，伴细胞遗传学异常可拟诊 MDS 原始细胞 <5%

续表

分型	外周血	骨髓
MDS 伴单纯 5q-	贫血 血小板正常或升高 原始细胞无或少见 (<1%)	分叶减少的巨核细胞正常或增多 原始细胞 <5% 细胞遗传学异常仅见 5q- 无 Auer 小体

*：二系血细胞减少偶见，全血细胞减少应诊断为 MDS-U。

**：如果骨髓中原始细胞 <5%，外周血中 2%～4%，则诊断为 RAEB-1。如 RCUD 和 RCMD 患者外周原始细胞为 1%，应诊断为 MDS-U。

***：伴有 Auer 小体，原始细胞在外周血中 <5%，骨髓中 <10%，应诊断为 RAEB-2

（三）鉴别诊断

增生旺盛主要与有血细胞发育异常的急粒 M2、M6、M7 及巨幼细胞性贫血鉴别。增生减低与慢性再生障碍性贫血（CAA）鉴别。

1. 与急粒 M2、M6、M7 鉴别　原始细胞（NEC）<20%，还可结合细胞化学染色、遗传学和分子生物学标志进行鉴别。

2. 巨幼细胞贫血　PAS 染色幼红细胞为阴性，骨髓铁染色环形铁粒幼细胞不增多，叶酸和（或）维生素 B_{12} 治疗有效。

3. CAA　骨髓活检无造血细胞定位紊乱，无染色体异常及血细胞的病态。

四、积分系统与预后

因发现输血依赖与 MDS 总体生存率降低有关，提示红细胞输血依赖及铁沉积不仅导致脏器损害，也可直接损伤造血系统功能，从而可能影响 MDS 患者的自然病程。由此形成了包含 WHO 标准的形态学特征、IPSS（MDS 的国际预后积分系统）细胞遗传学，以及红细胞输注的基于 WHO 分类的预后评分系统（WPSS，表 14-3）。WPSS 将患者分成五个不同的亚组：极低危组（0 分）、低危组（1 分）、中危组（2 分）、高危组（3～4 分）、极高危组（5～6 分）。WPSS 作为一个时间连续性的评价系统，可用于患者生命中的任何阶段对预后进行评估。

因输血的标准不易统一，且发现在血红蛋白水平在男性 <9g/dl，女性 <8g/dl，对预后有显著影响。故结合 WHO 的 2008MDS 分类，对 WPSS 做了新的修订，亚组评分不变。

表 14-3　WHO 分型预后积分系统（WPSS）

预后变量	标准	积分
WHO 分型	RCUD、RAS、5q-	0
	RCMD	1.0
	RAEB-1	2.0
	RAEB-2	3.0
染色体核型	好 [正常、-Y、del(5q)、del(20q)]	0
	中度（其余异常）	1.0
	差 [复杂(³3 个异常）或 7 号染色体异常]	2.0
贫血	无	0
（男性 <9g/dl，女性 <8g/dl）	有	1.0

WPSS 是作为一个时间连续性的工具发展来的,在患者疾病的任何阶段,都可以对的预后进行评估。WPSS 包含了 WHO 形态学分类,而形态学在研究人员之间有一定差异性,因此限制了 WPSS 分类的适用范围。

五、治疗

对症支持治疗:输注红细胞、促红素、G-CSF、GM-CSF;免疫调节:沙利度胺、来那度胺;去甲基化治疗:地西他滨、5-阿扎胞苷;化疗:预激方案、小剂量阿糖胞苷及骨髓移植。最新进展新药的出现,如 sotatercept(ACE-011,2A 受体融合蛋白激活素),可使输血减少或血红蛋白水平增加。

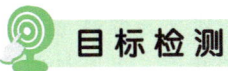

目标检测

选择题

1. 下列哪项对骨髓增生异常综合征是正确的
   A. 细胞形态有病态造血改变可诊断 MDS
   B. 出现环形铁粒幼红细胞,即可诊断 MDS
   C. 骨髓中原粒细胞 >20%,即可诊断 MDS
   D. 贫血时间较长可诊断为 MDS

2. MDS 患者可能出现的异常红细胞形态为
   A. 球形红细胞   B. 点彩红细胞
   C. 棘形红细胞   D. 靶形红细胞

3. 不符合骨髓增生异常综合征(MDS)病态造血表现的为
   A. 骨髓增生极度活跃
   B. 粒系核畸形伴成熟障碍
   C. 红系巨幼样变
   D. 可见小巨核细胞

4. MDS 患者实验室检查中不可能出现的异常是
   A. 骨髓活检可见 ALIP
   B. 骨髓网硬蛋白纤维增多
   C. 常见异常染色体 -6
   D. 常见异常染色体 5q-

5. 骨髓增生异常综合征(MDS)患者较常出现的染色体核型异常为
   A. Ph 染色体   B. -5/5q-、-7/7q- 和 +8/20q-
   C. 21 三体   D. 18 三体

6. 下列关于骨髓增生异常综合征(MDS)的叙述正确的是
   A. 骨髓必须三系有病态造血
   B. 外周血细胞必须有三系减少
   C. 外周血细胞必须有二系减少
   D. 病态造血非 MDS 特有

7. 诊断骨髓增生异常综合征的关键是
   A. 原粒细胞的数目   B. 贫血的程度
   C. 各系的病态造血   D. 巨核细胞的数目

8. 下列不属于骨髓增生异常综合征骨髓常见病态造血表现的是
   A. 见到淋巴样小巨核细胞
   B. 粒系核分叶过多
   C. 粒系细胞颗粒过多
   D. 粒系细胞颗粒过少

9. 不属于再生障碍性贫血与骨髓增生异常综合征鉴别诊断的是
   A. 有病态造血现象
   B. 骨髓有核红细胞糖原染色可阳性
   C. 早期髓系细胞相关抗原(CD13、CD33、CD34)表达增多
   D. 造血祖细胞培养可出现集簇增多、集落减少
   E. 有缺铁表现

10. 以下哪种药物用于骨髓增生异常综合征的治疗
    A. 维 A 酸   B. 糖皮质激素
    C. CAG 方案化疗   D. 沙利度胺
    E. 以上都可以

11. 以下哪种不是骨髓增生异常综合征的染色体改变
    A. -5   B. -7
    C. t(15;17)   D. 5q-

(杨 芳)

第十五章　多发性骨髓瘤

学习目标

1. 掌握：多发性骨髓瘤的定义与骨髓形态学特征。
2. 熟悉：多发性骨髓瘤的病因、发病机制及诊断依据。
3. 了解：多发性骨髓瘤的临床表现、诊断与治疗原则。

案例 15-1

患者，男性，68岁，肋骨骨折。X线检查发现溶骨性病变。血常规中血红蛋白为80g/L，尿本-周蛋白阳性，血清蛋白电泳呈现M蛋白，血清免疫球蛋白含量IgG 8g/L、IgA 12g/L、IgM 0.2g/L。

问题：

1. 该患者临床诊断为什么病？
2. 该病的诊断依据是什么，还需进一步做哪些检查？

▶▶ 一、概述

多发性骨髓瘤（multiple myeloma，MM）是一种浆细胞恶性增殖性疾病，其特征为骨髓中克隆性浆细胞异常增生，分泌单克隆免疫球蛋白或其片段（M蛋白），并导致相关器官或组织损伤。常见临床表现为骨痛、贫血、肾功能不全和感染等。

本病的病因、发病机制尚不完全清楚，研究发现电离辐射、慢性抗原刺激、遗传因素、病毒感染、基因突变等均可能与多发性骨髓瘤的发病有关。在我国发病率约为1/10万，发病年龄在50~60岁，40岁以下者较少见，男性多于女性。患者除贫血、感染、出血等血液病的常见临床表现外，因骨髓瘤细胞侵犯骨骼，会出现骨痛和溶骨性骨质破坏的特征性临床表现；肾脏病变为本病常见病变，临床表现以蛋白尿最常见，其次为血尿；同时还会出现高钙血症、高黏滞综合征、淀粉样变性、神经系统损害等并发症。

▶▶ 二、实验室检查

1. 血象　绝大多数患者可见贫血，且随病情进展而加重；一般属正细胞正色素性贫血，红细胞常呈缗钱状排列。白细胞计数正常或减少，白细胞分类计数常显示淋巴细胞相对增多至40%~55%，外周血涂片偶可见到个别瘤细胞，若出现大量瘤细胞，应考虑为浆细胞白血病。血小板计数正常或减少。

2. 骨髓象　骨髓瘤细胞的出现是MM的主要特征，瘤细胞数量多少不等，一般占有核细胞 10% 以上，多者可达 80%～95%。骨髓增生活跃或明显活跃，各系统比例与瘤细胞数量有关，当瘤细胞所占比例较小时，粒细胞系、红细胞系及巨核细胞计数可在正常范围内；当瘤细胞数量较多，所占比例较大时，粒细胞系、红细胞系及巨核细胞均可明显减少。早期骨髓瘤细胞可呈灶性分布，单个部位骨髓穿刺不一定检出骨髓瘤细胞，此时应行多部位骨髓穿刺或骨髓活检。此外瘤细胞易位于涂片尾部，在检查时应注意观察涂片尾部。

典型骨髓瘤细胞较成熟浆细胞大，直径为 30～50μm，细胞外形不规则，可有伪足，胞质蓝染，核旁空晕消失或不明显，胞质中可见泡壁含核糖核酸、泡内含中性核蛋白的空泡，也可见到含本-周蛋白的类棒状小体，以及外层含免疫球蛋白、内含糖蛋白的拉塞尔小体（Russel 小体）；核较大，核染色质细致，有 1～2 个核仁。少数瘤细胞具有双核或多核，但核分裂并不常见（图 15-1）。IgA 型骨髓瘤细胞胞质经瑞氏染色可呈火焰状，此因嗜碱性糖蛋白被嗜酸性糖蛋白取代的缘故。

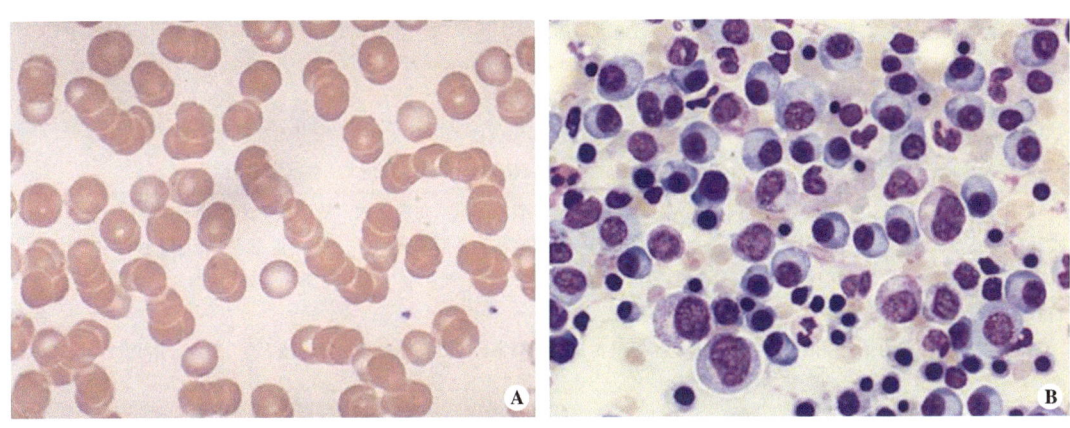

●● 图 15-1　多发性骨髓瘤血象、骨髓象（瑞-姬染色 ×1000）●●

在透射电子显微镜下，瘤细胞的显著特征是内质网的增多和扩大，高尔基（Golgi）体极为发达，扩大的粗面内质网内含无定形物、椭圆形小体，这些物质均与血清中 M 蛋白增高有关。

3. 血清及尿液蛋白检测　异常单克隆免疫球蛋白增多引起的高球蛋白血症是本病的重要特征之一。血清清蛋白减少或正常，A/G 比例常倒置。异常单克隆免疫球蛋白大量增多的同时，正常免疫球蛋白常明显减少。

尿液常规检查常发现有蛋白尿、镜下血尿，但管型少见，有时可见到浆（瘤）细胞。具有诊断意义的是尿中出现本-周蛋白，又称凝溶蛋白，为自肾脏排出的免疫球蛋白轻链。该蛋白在酸化的尿液中加热至 50～60℃时发生凝固，但进一步加热则又溶解。

4. 血液生化　血钙常升高；血磷一般正常，肾功能不全时磷排出减少可引起血磷升高；胆固醇可正常、升高或降低，高胆固醇血症多见于 IgA 型骨髓瘤，低胆固醇血症多见于 IgG 型骨髓瘤；碱性磷酸酶可正常、降低或升高；高尿酸血症在本病常见，可并发泌尿道结石；肾功能常受损，血肌酐、尿素氮、内生肌酐清除率及尿酸多有异常，晚期可发生尿毒症，成为死因之一。

5. 细胞遗传学、分子生物学检测　无特异性染色体异常。部分新病例和进展期病例可存在染色体结构和数量的异常。常见的数量异常有 8、13、14、X 染色体缺失，3、5、

7、9、11、15 和 19 号染色体获得；结构异常涉及 1、11、14 号染色体；常见的易位是 t(11；14)(q13；q32)，与 cyclinD1 过表达有关。

6. 其他检验　X 线检查在本病诊断上具有重要意义，主要表现有 4 种：①弥漫性骨质疏松；②溶骨性病变；③病理性骨折；④骨质硬化。

三、诊断与鉴别诊断

（一）诊断标准

多发性骨髓瘤诊断标准见表 15-1。

表 15-1　WHO（2008）多发性骨髓瘤诊断标准

有症状的多发性骨髓瘤：
　　存在 M 蛋白（血或尿）[1]
　　骨髓涂片中出现骨髓瘤细胞，或浆细胞瘤 [2]
　　相关器官功能损害（高钙血症、肾功能不全、贫血、骨质破坏）[3]
无症状的多发性骨髓瘤：
　　M 蛋白水平达到骨髓瘤诊断标准（>30g/L）和（或）骨髓涂片中
　　骨髓瘤细胞 ≥ 10%
　　无相关器官功能损害（高钙血症、肾功能不全、贫血、骨质破坏），无骨髓瘤相关的症状

　　1. 无论 M 蛋白（血或尿中）水平是否达到通常的诊断标准，都包括在内。大多数病例中，血清 M 蛋白 IgG>3.0g/dl，或 IgA>2.0g/dl，或 24h 尿本 - 周蛋白 >1g/L；但是有一部分具有症状的骨髓瘤病例中，其 M 蛋白水平低于上述标准。
　　2. 骨髓涂片中，骨髓瘤细胞通常 ≥ 10%。但是没有一个绝对的最低标准，因为有 5% 的有症状的骨髓瘤病例中，其骨髓瘤细胞 <10%。
　　3. 对于有症状的骨髓瘤的诊断，最重要的指标是器官功能损害，包括高钙血症、肾功能不全、贫血、溶骨性骨质破坏、高黏滞血症、淀粉样变或反复感染。

（二）鉴别诊断

1. 反应性浆细胞增多症　见于结核、伤寒、自身免疫病等，一般骨髓浆细胞不超过 10%，且均为成熟浆细胞。

2. 其他产生 M 蛋白的疾病　慢性肝病、自身免疫病、恶性肿瘤和淋巴瘤等可产生少量 M 蛋白。

3. 意义未明的单克隆免疫球蛋白血症 (MGUS)　血清中 M 蛋白低于 30g/L，骨髓中浆细胞低于 10%，无溶骨性病变、贫血、高钙血症及肾功能不全。M 蛋白可多年无变化。约 5% 的患者最终可发展为多发性骨髓瘤。

4. 骨转移癌　多伴成骨形成，溶骨性缺损周围有骨密度增加，且血清碱性磷酸酶明显升高，有原发病灶存在。

四、治疗原则

无症状稳定期骨髓瘤无须治疗，定期随访；血中或尿中 M 蛋白进行性升高或出现临床症状者，必须治疗。年龄小于 70 岁的患者，若条件允许尽量进行造血干细胞移植。

对于大多数治疗有效的骨髓瘤患者，M 蛋白等主要指标在一定时间内趋于稳定，进入平台期，可给予免疫治疗、动态观察等。

第十五章 多发性骨髓瘤

> **链接**
>
> 反应性浆细胞增多症（reactive plasmacytosis, RP）是指一组由多种原因或原发疾病引起的以骨髓成熟浆细胞增多为特征的临床综合征。血清多克隆免疫球蛋白常增高，外周血可出现少量成熟浆细胞。RP 并非一个独立的疾病，其临床表现和预后均决定于原发疾病。反应性浆细胞增多症的诊断主要取决于骨髓中浆细胞的质与量，需与克隆性浆细胞疾病鉴别。治疗主要为原发病的治疗。疾病的预后因原发病而不同，病毒感染、变态反应性疾病预后良好，恶性肿瘤则预后较差。

目标检测

选择题

1. 关于多发性骨髓瘤实验室检查正确的是
   A. M 蛋白就是本 - 周蛋白
   B. 诊断 IgA 型多发性骨髓瘤时要求 IgA 大于 20g/L
   C. 本 - 周蛋白是免疫球蛋白重链
   D. 病情进展时 CRP 降低、LDH 增高
   E. 一般无肾功能异常

2. 多发性骨髓瘤患者骨髓象检查可见下列哪种细胞
   A. R-S 细胞
   B. 狼疮细胞
   C. 多核巨细胞
   D. 火焰状瘤细胞
   E. 异常淋巴样浆细胞

3. 多发性骨髓瘤最常见的早期症状是
   A. 骨痛
   B. 骨骼变形
   C. 病理性骨折
   D. 肝脾大
   E. 淋巴结肿大

4. 多发性骨髓瘤红细胞呈缗钱状排列的主要原因是
   A. 骨髓瘤细胞增多
   B. 异常球蛋白增多
   C. 血液黏度增大
   D. 血清钙升高
   E. 纤维蛋白原增多

5. 多发性骨髓瘤最常见的 M 蛋白类型是
   A. IgE 型
   B. IgD 型
   C. IgA 型
   D. 轻链型
   E. IgG 型

6. 浆细胞白血病与多发性骨髓瘤的鉴别点是
   A. 骨髓增生程度
   B. 贫血的类型
   C. 外周血片分类浆细胞 >20%
   D. 血小板计数
   E. 血沉

7. 下列多发性骨髓瘤描述正确的是
   A. 只能分泌免疫球蛋白的重链
   B. 单克隆浆细胞过度增生，并产生单克隆免疫球蛋白
   C. 只能分泌免疫球蛋白轻链
   D. 正常多克隆浆细胞增生没有受到抑制
   E. 多克隆免疫球蛋白的分泌不受抑制

8. 对多发性骨髓瘤外周血象描述正确的是
   A. 白细胞总数升高
   B. 多属小细胞低色素性贫血
   C. 红细胞常呈缗钱状排列
   D. 外周血中绝对不见骨髓瘤细胞
   E. 可见大量晚幼红细胞

9. 对多发性骨髓瘤骨髓象描述正确的是
   A. 骨髓瘤细胞 <5%
   B. 骨髓增生减低
   C. 骨髓瘤细胞形态与正常浆细胞形态一致
   D. 早期患者骨髓瘤细胞可呈灶性分布
   E. 原淋巴细胞可增多

10. 多发性骨髓瘤临床化学检查正确的是
    A. 血钙升高
    B. 碱性磷酸酶明显升高
    C. 血磷一定升高
    D. 血尿酸减低
    E. 乳酸脱氢酶增高与疾病的严重程度无关

（朱卫波）

第十六章 中性粒细胞减少症与粒细胞缺乏症

学习目标

1. 掌握：中性粒细胞减少症和粒细胞缺乏症的诊断标准。
2. 熟悉：粒细胞生成动力学。
3. 了解：中性粒细胞减少症和粒细胞缺乏症的常见原因及临床表现。

案例 16-1

患者，男性，37岁，主诉无力、头晕、咽部疼痛。体温38℃，血常规检查：白细胞计数 $2.3 \times 10^9/L$，中性粒细胞 $1.1 \times 10^9/L$。

问题：
1. 该患者临床诊断为什么病？
2. 该病需要和哪些疾病相鉴别？

一、概述

白细胞减少症是指由于各种原因引起的外周血中白细胞持续低于参考范围下限的一组综合征。当中性粒细胞绝对值低于 $1.5 \times 10^9/L$（10岁以下）或 $1.8 \times 10^9/L$（10~14岁儿童）或 $2.0 \times 10^9/L$（成人）时称为粒细胞减少症；如中性粒细胞绝对值低于 $0.5 \times 10^9/L$ 时称为粒细胞缺乏症。

成熟粒细胞是由粒系祖细胞在骨髓中经过一系列增殖、分化、成熟和释放入外周血液而来。根据细胞及其功能特征，可将这一过程分为5个阶段，即：①增生池或分裂池；②成熟池；③贮存池；④循环池；⑤边缘池。前三池的动力学过程是在骨髓内进行的，后两池动力学过程是在组织和血液内完成的。

白细胞减少多数是由中性粒细胞减少所致，而粒细胞缺乏症是粒细胞减少症发展到严重阶段的表现，故两者病因与发病机制相同。引起粒细胞减少的病因和发病机制主要有：①生成缺陷：如细胞毒性药物、化学毒物、电离辐射、再生障碍性贫血、骨髓造血组织损伤、抑制及无效造血。②破坏或消耗过多：如自身免疫性疾病、脾功能亢进、抗感染中粒细胞的消耗或破坏、血液透析等。③分布异常：中性粒细胞转移至边缘池导致循环池的粒细胞相对减少，见于异体蛋白反应、内毒素血症；粒细胞滞留于循环池其他部位，如血液透析开始后2～15min滞留于肺血管内；脾大，滞留于脾脏等。④释放障碍：如惰性白细胞综合征，粒细胞无法自骨髓向血液释放。

白细胞减少症的临床表现随其白细胞或中性粒细胞减少的原因、程度和时间长短而异。一般轻度减少的患者临床上不出现特殊症状，多表现为原发病症状。中度和重度减少者易发生感染和出现疲乏、无力、头晕、食欲减退等非特异性症状。常见的感染部位是呼吸道、消化道及泌尿生殖道，可出现高热、黏膜坏死性溃疡及严重的败血症、脓毒血症或感染性休克。

粒细胞缺乏症时，由于粒细胞极度缺乏，机体抵抗力明显下降，感染成为主要合并症。牙龈、口腔黏膜、软腭、咽峡部发生坏死性溃疡，常覆盖灰黄或淡绿色假膜；皮肤、鼻腔、阴道、子宫、直肠、肛门均可出现炎症；局部感染常可引起相应部位淋巴结肿大；肺部严重感染引起咳嗽、呼吸困难、发绀；发生败血症时可伴肝损害，出现肝大、黄疸；严重者可伴中毒性脑病或中枢神经系统感染，出现头痛、恶心、呕吐、意识障碍，甚至昏迷；药物过敏者可发生剥脱性皮炎等。若短期内不恢复，死亡率极高。

▶▶ 二、实验室检查

1. 血象 血细胞计数通常显示白细胞数减少，分类时中性粒细胞明显减少，而淋巴细胞相对增多。中性粒细胞胞质内常有中毒颗粒、空泡等变性，严重感染者可见到核左移或幼稚细胞。红细胞及血小板大致正常。

2. 骨髓象 骨髓增生大多在正常范围内，但粒系增生常减低，伴成熟障碍，即中、晚幼粒以下的中性粒细胞减少。红系及巨核系基本正常。

3. 其他检验

(1) 肾上腺素试验：肾上腺素促使边缘池中性粒细胞进入循环池，从而鉴别假性粒细胞减少。

(2) 血清溶菌酶测定：溶菌酶升高提示粒细胞减少或缺乏是因破坏过多所致，溶菌酶正常或减低提示粒细胞生成减少。

(3) 抗中性粒细胞抗体测定：帮助识别是否为免疫性粒细胞减少。

(4) 骨髓培养：体外CFU-GM集落培养，可了解骨髓增生活性，骨髓中性粒细胞储备。

(5) 粒细胞寿命测定：用DF32P标记粒细胞作白细胞半衰期直接测定粒细胞寿命，可了解粒细胞在周围血中破坏的程度和速度。

▶▶ 三、诊断与鉴别诊断

1. 诊断

(1) 白细胞减少症：外周血白细胞成人 $<4.0 \times 10^9/L$，10～14岁 $<4.5 \times 10^9/L$，10岁以下 $<5.0 \times 10^9/L$。粒细胞减少症：外周血中性粒细胞绝对值成人 $<2.0 \times 10^9/L$，10～14岁 $<1.8 \times 10^9/L$，10岁以下 $<1.5 \times 10^9/L$。

(2) 粒细胞缺乏症：外周血中性粒细胞绝对值 $<0.5 \times 10^9/L$。

2. 鉴别诊断

(1) 低增生性白血病：临床可见贫血、发热或出血，外周血常呈全血细胞减少，原细胞可见或无。骨髓增生减低，但原粒细胞 $>30\%$。而白细胞减少症则幼稚细胞数少见，且无出血，无明显贫血现象。

(2) 再生障碍性贫血：起病或急或慢，多有出血、贫血表现，白细胞减少，尤以中性粒细胞明显，血小板及网织红细胞均明显减少，骨髓呈三系细胞减少。而粒细胞缺乏症则发病急，无出血，贫血不明显，白细胞分类以粒细胞极度减少，甚至完全消失，血小板及网织红细胞均正常，骨髓象呈粒系受抑，伴成熟障碍。

(3) 传染性单核细胞增多症：传染性单核细胞增多症可见溃疡性咽峡炎、粒细胞减少，易与粒细胞减少症混淆，但传染性单核细胞增多症血片中可发现较多的异型淋巴细胞，且血清嗜异性凝集试验阳性，可据此与粒细胞缺乏症相鉴别。

▶▶ 四、治疗原则

(1) 病因治疗。
(2) 防治感染。
(3) 升粒细胞药物。
(4) 免疫抑制剂。

目标检测

选择题

1. 粒细胞缺乏症是指中性粒细胞绝对值低于
   A. 0.3×10^9/L   B. 0.4×10^9/L
   C. 0.5×10^9/L   D. 0.6×10^9/L
   E. 0.7×10^9/L

2. 成人中性粒细胞减少症是指外周血中性粒细胞绝对值低于
   A. 1.0×10^9/L   B. 2.0×10^9/L
   C. 3.0×10^9/L   D. 4.0×10^9/L
   E. 5.0×10^9/L

3. 成人白细胞减少症指的是
   A. 白细胞计数持续低于 2.0×10^9/L
   B. 白细胞计数持续低于 2.5×10^9/L
   C. 白细胞计数持续低于 3.0×10^9/L
   D. 白细胞计数持续低于 3.5×10^9/L
   E. 白细胞计数持续低于 4.0×10^9/L

4. 对粒细胞缺乏症骨髓象特点描述不正确的是
   A. 可见原粒细胞及早幼粒细胞
   B. 粒细胞系统明显增加
   C. 粒细胞系统明显减低
   D. 缺乏成熟阶段的中性粒细胞
   E. 病情恢复时，所缺乏的粒细胞相继恢复到正常

5. 粒细胞缺乏症血常规结果正确的是
   A. 白细胞总数 >4.0×10^9/L
   B. 中性粒细胞低于 0.5×10^9/L
   C. 血小板明显减低
   D. 红细胞明显减低
   E. 淋巴细胞相对减少

（朱卫波）

第十七章 传染性单核细胞增多症

学习目标

1. 掌握：本病的细胞形态学特征与诊断要点。
2. 熟悉：该病的病因及发病机制。
3. 了解：本病的临床表现，注意其多样化表现。

案例 17-1

患者，女性，4岁。主诉：发热、咽痛4天。现病史：4天前开始无诱因出现发热，体温在38℃左右，伴咽痛，尤进食时为重，曾经于诊所以上呼吸道感染治疗（静脉应用阿奇霉素、利巴韦林、地塞米松、清开灵4天）均无好转且近日感觉颈部肿胀而来院。病来伴腹痛，呈阵发性，偶而有恶心、呕吐；伴头痛，以发热时多发；伴关节痛，以睡觉多见。既往史：健康。个人史：半年来本地区有流行性腮腺炎，但患儿口述没有接触史。查体：T39℃，P110次/分，R26次/分，神清，步入诊室，咽红，扁桃体Ⅱ度肿大，颌部近耳垂周围可触及3.5cm×2.8cm肿物，边光滑。双肺呼吸音清，心音有力，腹软，肝脾不大，脐周触痛，麦氏点无压痛。辅助检查示血常规：WBC26.0×10^9/L，中性粒细胞72%，异淋绝对值6.66×10^9/L，异淋26%。肝功能、肾功能、心肌酶正常。嗜异性凝集试验：阳性。腹部超声：多个淋巴结肿大，大者1.6cm×1.5cm，颈部：腮腺大小正常，回声欠均匀，颌下可查到3.6cm×3.0cm大小的淋巴结。

问题：

1. 该患者临床诊断为什么病？
2. 该病的诊断依据是什么，需要和哪些疾病相鉴别？

一、概述

传染性单核细胞增多症（infectious mononucleosis，IM）是由EB病毒（EB virus，EBV）感染所致的急性单核/巨噬细胞系统增生性传染病，病程常具自限性。常发生于儿童及青少年，病毒主要由飞沫与唾液经呼吸道传播，其次经密切接触传播，偶经血液传播。临床表现为不规则发热、淋巴结肿大、咽痛、肝脾大及皮疹，少数患者可有呼吸系统、消化系统或神经系统的症状。

二、实验室检查

1. 血象 起病初期白细胞计数可正常。发病后 10～12 天白细胞总数常有升高,可达 (30～60)×10⁹/L,第 3 周恢复正常;在发病的第 1～21 天可出现异型淋巴细胞,依其细胞形态可分为泡沫型、不规则型、幼稚型等 3 型。

Ⅰ型(泡沫型):又称浆细胞型,最常见。其胞体比正常淋巴细胞稍大,多为圆形;核呈圆形、椭圆形、肾形或不规则形,染色质呈粗网状或不规则聚集呈粗糙的块状;胞质较丰富,深蓝色,无颗粒,含大小不等的空泡或呈泡沫状(图 17-1)。

Ⅱ型(不规则型):又称单核细胞型。胞体较Ⅰ型细胞明显增大,外形不规则,似单核细胞;核圆形或不规则,染色质较Ⅰ型细致;胞质丰富,淡蓝或蓝色,有透明感,着色不均匀,边缘处蓝色较深,呈裙边样,可有少许嗜天青颗粒,一般无空泡(图 17-1)。

Ⅲ型(幼稚型):又称未成熟细胞型或幼淋巴细胞样型。胞体较大,核大呈圆形或椭圆形;染色质呈细致网状,可有 1～2 个核仁;胞质量较少呈深蓝色,多无颗粒,偶有小空泡(图 17-1)。

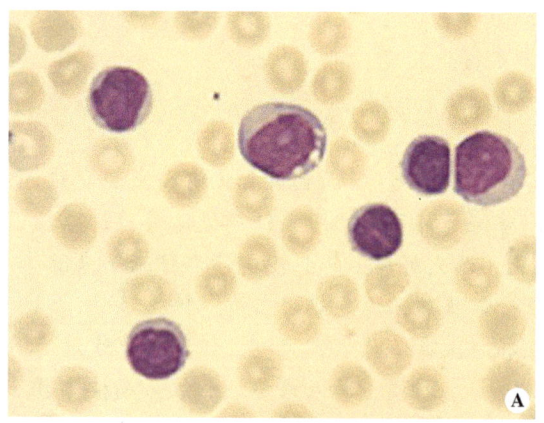
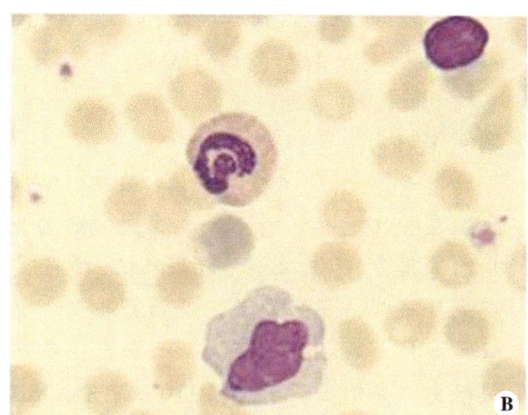
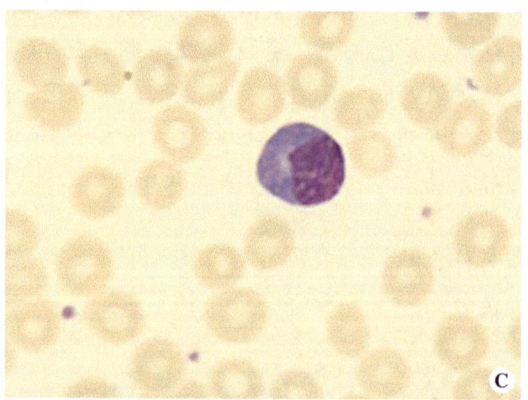

图 17-1 异型淋巴细胞(瑞-姬染色 ×1000)
A.Ⅰ型(泡沫型);B.Ⅱ型(不规则型);C.Ⅲ型(幼稚型)

2. 骨髓象 缺乏诊断意义,但可排除其他疾病如血液病等;可有异型淋巴细胞出现,但不及血象中多见,可能为周围血液稀释所致;中性粒细胞核左移,网状细胞可增生。

3. 其他检验 ①嗜异性凝集试验:阳性率达 80%～90%,原理为患者血清中常含有属于 IgM 的嗜异性抗体，可和绵羊红细胞或马红细胞凝集；②EB 病毒抗体测定：人体受 EB 病毒感染后，可以产生膜壳抗体、抗膜抗体、早期抗体、中和抗体、补体结合抗体、病毒相关核抗体等。

▶▶ 三、诊断与鉴别诊断

1. 诊断 传染性单核细胞增多症一般根据急性起病、发热、咽峡炎、淋巴结肿大，外周血异型淋巴细胞增多（>10%），且嗜异性凝集试验阳性即可诊断。

2. 鉴别诊断 应与巨细胞病毒感染、弓形体病、白血病、淋巴瘤相鉴别。巨细胞病毒病中咽痛和颈淋巴结肿大较少见，血清中无嗜异性凝集素及 EB 病毒抗体，确诊有赖于病毒分离及特异性抗体测定。本病也需与急性淋巴细胞白血病相鉴别，骨髓细胞学检查有确诊价值。儿童中本病尚需与急性感染性淋巴细胞增多症鉴别，后者多见于幼儿，大多有上呼吸道症状，淋巴结肿大少见，无脾大；白细胞总数增多，主要为成熟淋巴细胞，异常血象可维持 4~5 周；嗜异性凝集试验阴性，血清中无 EB 病毒抗体出现。此外本病尚应与甲型病毒性肝炎和链球菌所致的渗出性扁桃体炎鉴别。

▶▶ 四、治疗原则

1. 一般治疗

2. 药物治疗 ①对症治疗；②抗病毒治疗

> **链接**
>
> 小儿急性淋巴细胞白血病是最常见的儿童肿瘤性疾病，是指前体 B、T 或成熟 B 淋巴细胞发生克隆性异常增殖所导致的恶性疾病。急性淋巴细胞白血病占儿童急性白血病的 80%，发病率高峰在 3~7 岁。多数患者起病急，进展快，常以发热、贫血或出血为首发症状。部分病例起病较缓，以进行性贫血为主要表现。骨髓检查是确立诊断和评定疗效的重要依据，绝大多数白血病骨髓涂片表现为有核细胞增生活跃，明显活跃或极度活跃。骨髓有核细胞中原淋巴细胞和幼淋巴细胞总和≥30%，多超过 50% 以上，甚至高达 90% 以上，有的骨髓几乎全部被白血病细胞所占据，此时正常的红系、粒系、巨核细胞系常明显受抑甚至消失。通过形态学、免疫学、细胞遗传学和分子遗传学方法可将急性淋巴细胞白血病分为许多亚型，依据不同亚型的生物学特性制定相应的治疗措施，可以取得最佳疗效。治疗方法包括支持治疗、化疗、诱导分化治疗、骨髓移植、免疫治疗、造血因子等。目前，80% 儿童和 35% 成人能够获得长期无病生存，并且可能治愈。

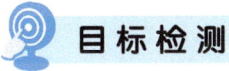

目标检测

选择题

1. 传染性单核细胞增多症可出现的表现中错误的是
   A. 发热
   B. 淋巴结肿大
   C. 嗜异性凝集试验阴性
   D. 淋巴细胞比例增加
   E. 异型淋巴细胞比例超过 10%

2. 下列哪项符合传染性单核细胞增多症的血象特点
   A. 白细胞数多减少

B. 异型淋巴细胞增多
　　C. 红细胞及血小板数减少
　　D. 骨髓象异型淋巴细胞数较血象多见
　　E. 异型淋巴细胞主要是 B 淋巴细胞
3. 传染性单核细胞增多症的病原体是
　　A. HAV　　　　　　B. HBV
　　C. HPV　　　　　　D. EBV
　　E. HIV
4. 传染性单核细胞增多症血清中存在嗜异性抗体属于
　　A. IgM　　　　　　B. IgE
　　C. IgD　　　　　　D. IgG
　　E. IgA
5. 传染性单核细胞增多症血清学检查正确的是
　　A. 冷凝集试验阳性　　B. 嗜异性凝集试验阳性
　　C. 肥达反应阳性　　　D. 类风湿因子阳性
　　E. EBV 抗体阳性

6. 传染性单核细胞增多症有意义的细胞是
　　A. 幼单核细胞　　　　B. 原单核细胞
　　C. 幼淋巴细胞　　　　D. 原淋巴细胞
　　E. 异型淋巴细胞
7. 传染性单核细胞增多症骨髓象正确的是
　　A. 异常淋巴细胞明显增多
　　B. 原淋巴细胞及幼淋巴细胞增多
　　C. 淋巴细胞稍增多，可见异常淋巴细胞
　　D. 原单核细胞及幼单核细胞增多
　　E. 红系及巨核细胞明显减少
8. 下述诊断传染性单核细胞增多症具有重要价值的检查是
　　A. 骨髓检查　　　　　B. 血沉检查
　　C. 白细胞计数　　　　D. 血涂片检查
　　E. 冷凝集试验

（朱卫波）

第四篇 血栓与止血及其检验

第十八章 止血的生理

学习目标

1. 掌握：血管、血小板、凝血因子在止血过程中的作用、血液的凝固机制、各凝血因子的特点。
2. 熟悉：抗凝和纤溶机制。
3. 了解：血管的抗凝作用。

案例 18-1

病史：男，17岁，因四肢皮肤散在出血点1个月入院。

体格检查：四肢散在出血点，呈对称性分布，浅表淋巴结不大，胸骨无压痛，心肺阴性，肝脾肋下未触及。

血常规：Hb 128g/L；WBC 8.6×10^9/L；PLT 136×10^9/L；凝血功能：PT较正常对照延长2s，APTT较正常对照延长5s。

问题：
1. 对患者有可能的诊断是什么？
2. 需进一步做的实验室检查有哪些？

人体的正常止血机制包括三个要素：血管壁、血小板和血浆促/抗凝血蛋白。组织损伤后，通过血小板的黏附和聚集，马上形成血小板血栓，随即机体的血液凝固过程启动，通过一系列相互依赖的酶促反应，最终形成纤维蛋白凝块。

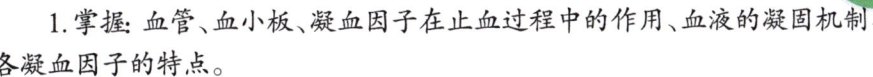

第1节 血管壁的止血作用

一、血管壁的结构

血管壁的正常结构包括三层：内层、中层和外层。内层由单层内皮细胞和基膜组成。内皮细胞管壁表面含有肝素类物质，这种物质与内皮细胞抗血栓特性有关。内皮细胞内含有许多细胞器，其中的棒状小体（Weibel-Palade 小体）是血管性血友病因子（vWF）和组织纤溶酶原激活物（t-PA）等的产生或储存场所。另外，皮细胞合成和表达凝血酶调节蛋白（TM）、抗凝血酶Ⅲ（AT-Ⅲ）、纤溶酶原激活抑制物（PAI-1）等蛋白质。中层由平滑肌细胞组成，动脉平滑肌较厚，静脉较薄，毛细血管则没有平滑肌层。外层主要由起支持作用的结缔组织组成。

二、血管壁的止血功能

1. 收缩反应　血管壁受到损伤或刺激时，通过神经和体液的调节，血管立即发生收缩，有利于止血。

2. 激活血小板　血管受到损伤时，内皮下组织暴露，致使血小板发生黏附、聚集和释放反应，形成血小板血栓堵塞伤口，有利于止血。

3. 激活凝血过程　血管壁受到损伤，内皮细胞合成和表达大量组织因子，启动外源凝血系统，促进凝血过程。血管壁破损后内皮下胶原等组织暴露，激活凝血因子Ⅻ，启动内源凝血系统，最后在损伤局部形成纤维蛋白凝血块，堵塞伤口，有利于止血。

4. 抗血栓特性　血管壁受损后，血管内皮细胞合成或释放前列环素（PGI_2）、t-PA、AT-Ⅲ等物质，这些物质生成和释放减少；而vWF和纤溶酶原激活抑制物（PAI）等促血栓物质则释放增多，从而使血管的抗血栓功能减弱，而促血栓功能又增强，有利于止血（图18-1）。

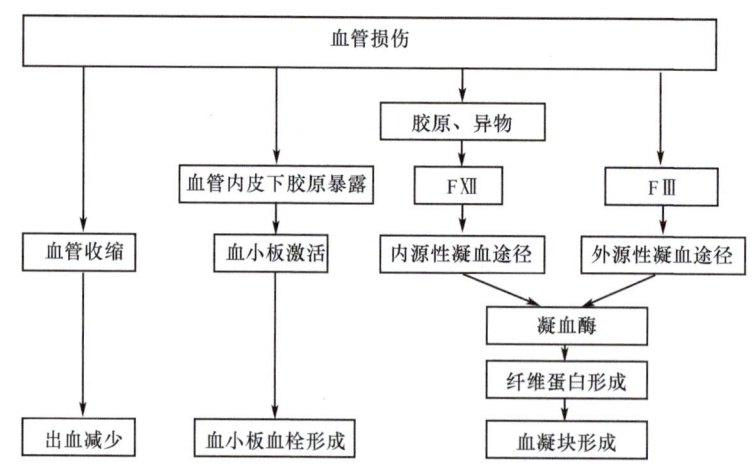

●●图 18-1　血管在止血中的作用示意图●●

第 2 节　血小板的止血作用

一、血小板的结构

1. 血小板结构复杂，由外向内分为3层结构，即由外膜、单元膜及膜下微丝结构组成的外围为第1层；第2层为凝胶层，电镜下见到与周围平行的微丝及微管构造；第3层为微器官层，有线粒体、致密小体、残核等结构（图18-2）。

2. 血小板没有细胞核，细胞质呈淡蓝色，并含有紫红色的颗粒。

（1）细胞质的周边部分称透明区（hyalomere），有十几层与细胞膜平行的环状排列的微管，靠近细胞膜处还有微丝（肌动蛋白）和肌球蛋白，它们负责保持和改变血小板的外形。

细胞质的中央部分称颗粒区（chromomere），有血小板颗粒、小管系、线粒体、核糖体、

第十八章 止血的生理

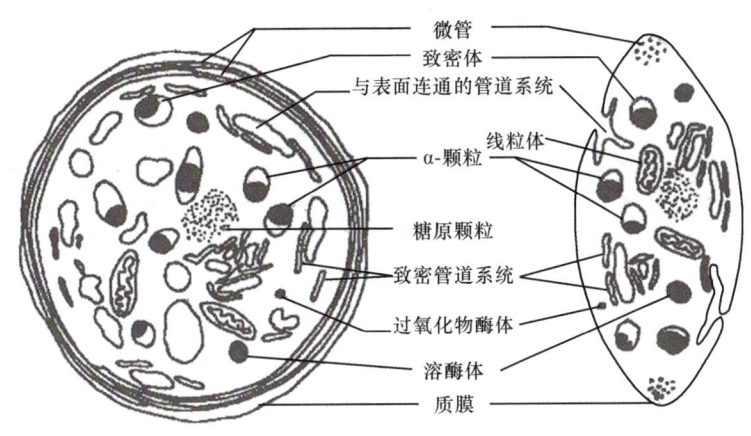

•• 图 18-2 血小板结构模式图 ••

过氧化物酶体和溶酶体等。血小板颗粒有两种，一种是特殊颗粒（又名α颗粒），体积较大，含有凝血因子Ⅲ等；另一种是致密颗粒，含有 5-羟色胺、ADP、ATP、钙离子、肾上腺素等。小管系也有两种，一种是开放小管，开口于细胞膜，可与血浆进行物质交换；另一种是致密小管，分布于细胞质的周边，不与细胞膜相通，能收集钙离子和合成前列腺素。

（2）细胞膜含有丰富的磷脂，为凝血过程提供反应界面；细胞膜上的糖蛋白能介导血小板黏附，并常常吸附大量的与凝血、纤溶系统有关的分子。

▶▶ 二、血小板的花生四烯酸代谢

在血小板内生成的血栓烷 A_2（TXA_2）具有强烈收缩血管和促使血小板聚集的作用，因而促进血栓形成；在血管内皮细胞内生成的前列环素（PGI_2）具有扩血管和抑制血小板聚集的作用，因而抑制血栓形成。这是一对重要的生物活性物质，在生理情况下两者呈动态平衡，使血管和血小板保持正常功能。

▶▶ 三、血小板的止血功能

1. 血小板黏附（platelet adhesion）是指血小板黏附于受损伤的血管内皮下组织或其他异物表面的特性。在体内的生理情况下，血小板黏附作用有利于止血和血管壁的修复，黏附反应依赖于血小板膜糖蛋白Ⅰb/Ⅴ/Ⅸ（GPⅠb/Ⅴ/Ⅸ）、vWF 和内皮下的胶原之间的相互作用，因为 GPⅠb/Ⅴ/Ⅸ 是 vWF 的受体，使血小板通过 vWF 黏附到胶原上。因此有 GPⅠb/Ⅴ/Ⅸ 缺陷或 vWF 缺陷，则止血作用会减弱；相反，某些病理情况下，如动脉粥样硬化、糖尿病时存在血管内皮广泛损伤，血小板黏附活性会明显增高，有利于血栓的形成（图 18-3）。

2. 血小板聚集作用 血小板与血小板相互黏附在一起称为血小板聚集（platelet aggregation）。很多活性物质如 ADP、花生四烯酸、胶原、凝血酶等可诱导血小板聚集反应。血小板聚集作用是血小板膜糖蛋白Ⅱb/Ⅲa（GPⅡb/Ⅲa）、血浆中的纤维蛋白原（Fg）、钙离子（Ca^{2+}）相互作用的结果。血小板 GPⅡb/Ⅲa 是 Fg 的受体，在 Ca^{2+} 的作用下与 Fg 结合，于是血小板之间就通过 Fg 彼此连接起来。如果 GPⅡb/Ⅲa 有缺陷，则聚集作用会削弱或消失。

3. 释放反应 血小板被诱导剂激活后发生释放反应（platelet release reaction），血小板

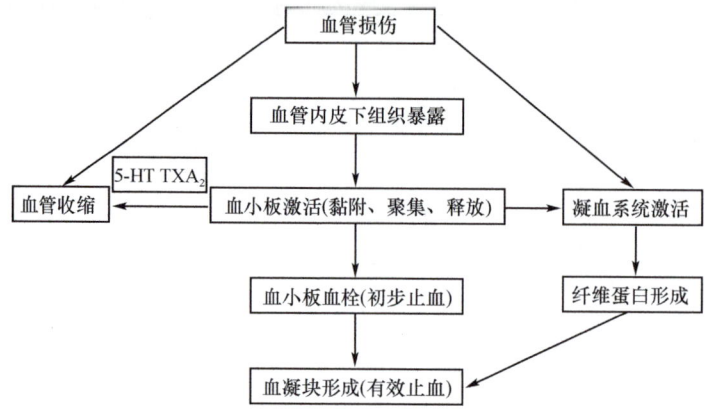

∙∙ 图 18-3　血小板的止血功能 ∙∙

储存在 α- 颗粒和致密颗粒中的内容物通过开放管道系统释放到血小板外来完成它们的生物学效应。大部分血小板聚集诱导剂均能引起释放反应，这些诱导剂通过作用于各自在血小板膜上的受体而发挥效能。

血小板释放的产物种类很多。其中像 PF_4、β-TG 等是血小板特异性蛋白质，通过测定其在血浆中的含量，即可反映血小板的激活情况。

4. 血小板促凝作用　血小板黏附、聚集、释放反应本身都有利于止血。血小板促凝作用（platelet coagulant activity）是特指血小板能与血浆凝血蛋白反应的过程，其主要表现在如下几个方面：

（1）PF_3 的作用：血小板被激活后，处于血小板膜内侧的 PF_3（磷脂酰丝氨酸）翻转到膜外侧表面，为凝血反应提供了磷脂催化表面，促进了血液凝固。

（2）血小板被激活后可释放多种含于 α- 颗粒内的凝血因子，参与凝血反应。释放的 PF_4 又称肝素中和因子，能对抗肝素的抗凝作用。

（3）血小板被激活后还可以从膜中释放出能激活因子Ⅺ和Ⅻ的成分，促进内源凝血。

5. 血块收缩功能　当血液凝固时，激活的血小板伸出许多伪足，可以彼此相连，其中所含的肌动球蛋白可以收缩而使伪足向心性收缩。这种伪足也连接到纤维蛋白束上，当发生收缩时，则纤维蛋白也随之缩短，其网间隙内的血清被挤出，从而血块收缩且得到加固，有利于血管壁伤口的缩小和愈合。

第 3 节　血液凝固机制

一、凝血因子

参加血液凝固的因子至少有 14 个，包括 12 个经典的凝血因子及激肽系统的激肽释放酶原和高分子量激肽原。国际凝血因子命名委员会用罗马数字命名凝血因子Ⅰ～ⅩⅢ。因子Ⅵ只是因子Ⅴ的活化形式，已被废除；因子Ⅳ为钙离子（Ca^{2+}），其余均为蛋白质；除因子Ⅲ即组织因子外，其余均存在于新鲜血浆中，通称为血浆凝血蛋白。

（一）依赖维生素 K 的凝血因子

依赖维生素 K 的凝血因子包括因子Ⅱ、Ⅶ、Ⅸ和Ⅹ，它们的共同特点是分子结构中含有数量不等的 γ-羧基谷氨酸残基，而这些 γ-羧基谷氨酸残基在肝细胞内的生物合成依赖维生素 K 的介导。

1. 因子Ⅱ（凝血酶原，prothrombin） 经酶促激活后转变为凝血酶，使纤维蛋白原变成纤维蛋白。

2. 因子Ⅶ（稳定因子，stable factor） 参与外源凝血途径的激活。

3. 因子Ⅸ（血浆凝血活酶成分，plasma thromboplastin component，PTC） 参与内源凝血途径的激活。

4. 因子Ⅹ(Stuart-Prower 因子) 在凝血过程中处于内源、外源及共同途径的交点上，使它们的凝血反应衔接起来。

（二）接触凝血因子

接触凝血因子包括因子Ⅻ、Ⅺ、激肽释放酶原及高分子量激肽原。它们的共同特点是通过接触反应启动内源凝血途径。

1. 因子Ⅻ（Hageman factor，接触因子） 是内源凝血途径的始动因子。

2. 因子Ⅺ（血浆凝血活酶前质，plasma thromboplastin antecedent，PTA） 参与内源凝血途径的激活。

3. 激肽释放酶原(prekallikrein，PK) 又称 Fletcher 因子，激活后变为激肽释放酶（kallikrein，K），它并不属于经典的凝血因子，但参与内源凝血途径的激活。

4. 高分子量激肽原(high molecular weight kininogen，HMWK) 又称 Fitzgerald 因子，经 K 激活后释放出生理效应（如使血管扩张）极强的激肽。它也不是经典的凝血因子，参与内源凝血途径的激活。

（三）对凝血酶敏感的凝血因子

对凝血酶敏感雨凝血因子包括因子Ⅰ、Ⅴ、Ⅷ、ⅩⅢ。它们都对凝血酶敏感，从而发生酶促反应或被激活。

1. 因子Ⅰ（纤维蛋白原 fibrinogen，Fg） 为两个单体组成的二聚体蛋白，每个单体都有 Aα，Bβ 及 γ 三条肽链。它是凝血酶作用的底物。

2 因子Ⅴ（易变因子，labile factor） 在体外，它是最不稳定的凝血因子，作为因子Ⅹα 的辅助因子，参与凝血共同途径的激活。

3. 因子Ⅷ（抗血友病球蛋白，antihemophilic globulin，AHG） 是由高分子质量 vWF 和低分子质量的因子Ⅷ凝血活性蛋白（factor Ⅷ coagulant protein，Ⅷ：C）组成的巨分子质量复合物。vWF 占复合物的 99%，由血管内皮细胞和巨核细胞合成和释放，是Ⅷ：C 的保护性载体，同时参与血小板相关的止血作用；Ⅷ：C 可能由单核、巨噬细胞合成，它不是酶原，而是因子作为Ⅸα 的辅因子，参与内源凝血途径的激活。

4. 因子ⅩⅢ（纤维蛋白稳定因子，Fibrin stabilizing factor） 激活后使可溶性纤维蛋白变成稳定的不溶性纤维蛋白。

（四）其他凝血因子

其他凝血因子包括组织因子和因子Ⅳ。

1. 组织因子((tissue factor,TF) 又称因子Ⅲ,由血管内皮细胞和单核/巨噬细胞合成和表达,很多组织细胞(如脑、肺、胎盘等组织)含量丰富。TF参与外源凝血途径的激活。

2. 因子 IV(Ca^{2+}) 在凝血途径的多个环节中,都需要Ca^{2+}的参与。

二、凝血机制

血液由液体状态变为凝胶状态称为血液凝固。20世纪60年代初期Davie、Ratnoff和Macfarlane等提出了瀑布学说,该学说认为凝血过程是一系列的酶促反应过程,每个凝血因子都被其前一因子所激活,最后生成纤维蛋白。该过程分为内源凝血途径和外源凝血途径,两条途径的主要区别在于启动方式和参与的凝血因子不同,结果形成两条不同的因子X激活通路。现在认为两条凝血途径并不是各自独立,而是相互密切联系,在整个凝血过程中可能发挥不同的作用。

(一)内源凝血途径

内源凝血途径(intrinsic pathway)是指从因子Ⅻ被激活到因子Xa形成的过程,本途径包括因子Ⅻ、Ⅺ、Ⅸ、Ⅷ、Ca^{2+}及PK、HMWK之间的作用。

1. 因子Ⅻ的激活有两种方式

(1)固相激活:因子Ⅻ与带负电荷的物质如体内的胶原、微纤维、长链脂肪酸等,以及体外的玻璃、白陶土等接触后,构型发生改变而被激活为Ⅻa。

(2)液相激活:因子Ⅻa。在辅因子HMWK的参与下.水解PK使之被激活为K,K又可反馈激活因子Ⅻ,生成大量的Ⅻa。

因为临床上缺乏因子Ⅻ无出血症状,因此因子Ⅻ在正常止血过程中不具重要意义。

2. 因子Ⅺ的激活 在因子Ⅻa的酶解作用下,因子Ⅺ被激活为Ⅺa。活化血小板、凝血酶也可激活因子Ⅺ。因子Ⅺa还可以自身激活Ⅺ,从而放大凝血过程。

3. 因子Ⅸ的激活 因子Ⅸ在因子Ⅸa的酶解作用下被激活为Ⅸa。

4. 因子Ⅷ的作用 因子Ⅷ:C可被少量凝血酶激活(Ⅷa)。因子Ⅷa与因子Ⅸa、Ca^{2+}、血小板3因子(PF_3)形成Ⅸa-Ⅷa-Ca^{2+}-PF_3复合物。该复合物有激活因子X的作用,其形成所需时间较长,一般为3~8min。

(二)外源凝血途径

外源凝血途径(extrinsic pathway)是指从因子Ⅲ的释放到因子X被激活的过程,参与该途径的凝血因子有因子Ⅲ、Ⅶ和Ca^{2+}。

1. 因子Ⅲ(TF) 是一种跨膜糖蛋白,作为因子Ⅶ的受体,可与因子Ⅶ或Ⅶa结合,启动外源凝血途径。

2. 因子Ⅶ的激活 当TF结合到因子Ⅶ后,因子Ⅶ的构型发生改变随之被凝血酶、Xa激活为Ⅶa。因子Ⅶa与TF、Ca^{2+}形成Ⅶa-TF-Ca^{2+}复合物,其形成所需时间很短,一般不超过10min。Ⅶa-TF-Ca^{2+}复合物可激活因子X和因子Ⅸ,使内源与外源凝血途径相沟通,具有重要的生理和病理意义。

(三)共同凝血途径

共同凝血途径是指从因子X的激活到纤维蛋白形成的过程,是内、外源凝血系统所共有。其包括凝血活酶(thromboplastin)的生成、凝血酶(thrombin)的生成及纤维蛋白(fibrin)的形成三个阶段。

1. 凝血活酶的生成

（1）因子X的激活：复合物Ⅶa-TF-Ca^{2+}和Ⅸa-Ⅷa-Ca^{2+}-PF_3均可激活因子X生成有活性的因子Xa。

（2）因子Ⅴ的激活：在少量凝血酶的作用下，因子Ⅴ被激活为Ⅴa。

（3）磷脂的作用：主要指血小板膜脂质双层中的磷脂酰丝氨酸（PF_3）。它提供反应的催化表面。

上述因子共同作用形成Xa-Va-Ca^{2+}-PF_3复合物，此即凝血活酶（凝血酶原酶）。

2. 凝血酶的生成

在凝血活酶的作用下，凝血酶原被水解释放出凝血酶原片段1和2（F_{1+2}），变成凝血酶（因子Ⅱa）。

凝血酶是一种蛋白水解酶，其活性中心位于丝氨酸残基上，属于丝氨酸蛋白酶类。凝血酶在止血与凝血的生理和病理过程中具有多种重要作用：①水解纤维ⅩⅢ蛋白原；②激活因子Ⅷ、Ⅴ、Ⅶ、ⅩⅢ，称为凝血酶的自身催化作用；③激活血小板；④激活抗凝系统的蛋白C；⑤抑制纤维蛋白（原）溶解活性。

3. 纤维蛋白的形成

（1）可溶性纤维蛋白的形成：在凝血酶的作用下，纤维蛋白原的Aα链和Bβ链先后被裂解，释出富含负电荷的纤维蛋白肽A（fibrinopeptide A，FPA）和肽B（FPB）后，生成纤维蛋白单体（fibrin monomer，FM），它们因负电荷减少，相互间排斥力明显降低，故能以氢键聚合。这种聚合物很不稳定，可溶于5mol/L（30%）尿素或1%单氯（碘）乙酸溶液中（它们能解开氢键），故称为可溶性纤维蛋白单体聚合物或可溶性纤维蛋白。

（2）交联纤维蛋白的形成：在凝血酶的作用下，因子ⅩⅢ被激活为具有转谷氨酰胺酶活性的ⅩⅢa。在因子ⅩⅢa和Ca^{2+}共同作用下，使FMγ链上的谷氨酸与另一个FMγ链上的赖氨酸以共价键交联，形成稳定的纤维蛋白。

从内源凝血途径启动到纤维蛋白形成称为内源凝血系统，从外源凝血途径启动到纤维蛋白形成称为外源凝血系统。

综上所述，血液的凝固是诸多凝血因子逐个被激活的一系列酶促反应，最后形成纤维蛋白，使血液凝固，见图18-4。

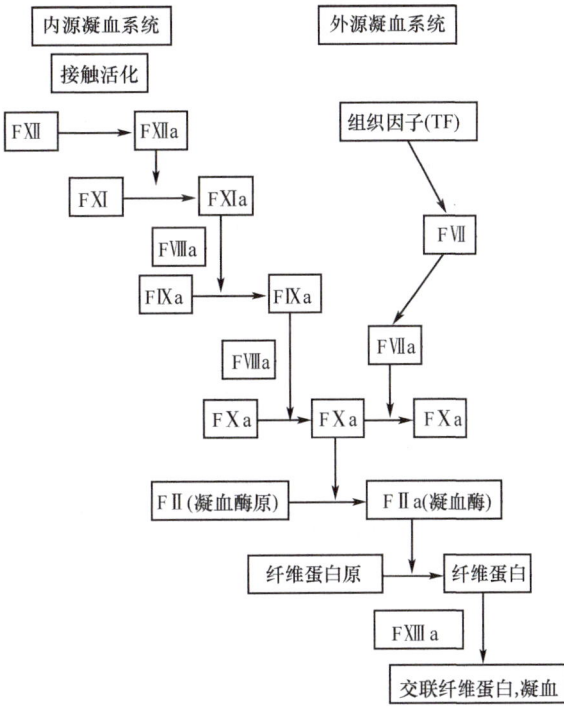

●●图18-4 血液凝固的机制●●

第4节 抗凝系统

正常抗凝是机体防止血管内形成血栓，保证血液能够在血循环中正常运行的重要功

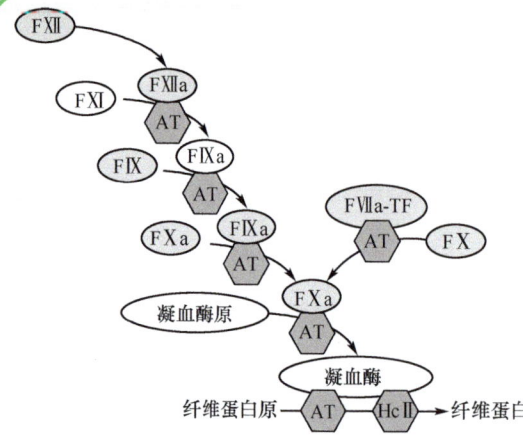

• • 图 18-5 抗凝血酶调控凝血的示意图 • •

能，包括细胞抗凝和体液抗凝两方面，其中以体液抗凝为重要。细胞抗凝主要指单核、巨噬细胞可吞噬和清除进入血循环中的 TF、凝血酶、纤维蛋白（原）降解产物。肝也可以摄取和灭活被激活的凝血因子，和血管内皮细胞参与合成和释放某些凝血抑制物，以及灭活或清除某些激活的凝血因子如 Ⅸa、Ⅶa 等，从而发挥抗凝作用。

体液抗凝主要指血浆中存在的多种蛋白酶抑制物，主要包括抗凝血酶Ⅲ、蛋白 C 系统、组织因子途径抑制物等。这些蛋白酶抑制物在生理抗凝和调控凝血机制过程中发挥重要的作用（图 18-5）。

第 5 节 纤溶系统

纤维蛋白溶解系统（fibrinolytic system）简称纤溶系统，包括纤溶酶原激活物、纤溶酶原、纤溶酶、纤溶抑制物。其主要作用是将沉积在血管内外的纤维蛋白溶解，起到修复、祛除和防止血管内由于纤维蛋白沉着（如血栓形成）引起的阻塞作用。纤溶系统功能亢进可引起出血，功能减低则可导致血栓形成。因而纤溶系统具有重要的生理和病理意义。

纤溶过程也是一系列蛋白酶催化的连锁反应，一般分为两个阶段：纤溶酶原被激活为纤溶酶和纤溶酶水解纤维蛋白（原）及其他蛋白质（如凝血因子Ⅴ、Ⅷ和ⅩⅢ。）

（一）纤溶酶原激活途径

1. 内激活途径 主要指血循环中内源凝血途径中某些因子，如因子Ⅻa、K 等能激活纤溶酶原形成纤溶酶。

2. 外激活途径 主要指体内合成的某些激活物，如 t-PA、u-PA 等进入循环，激活纤溶酶原形成纤溶酶。

外源激活途径 主要指外界进入体内的某些药物，如链激酶（SK）、尿激酶（UK）等激活纤溶酶原形成纤溶酶，这是溶栓治疗的基础（图 18-6）。

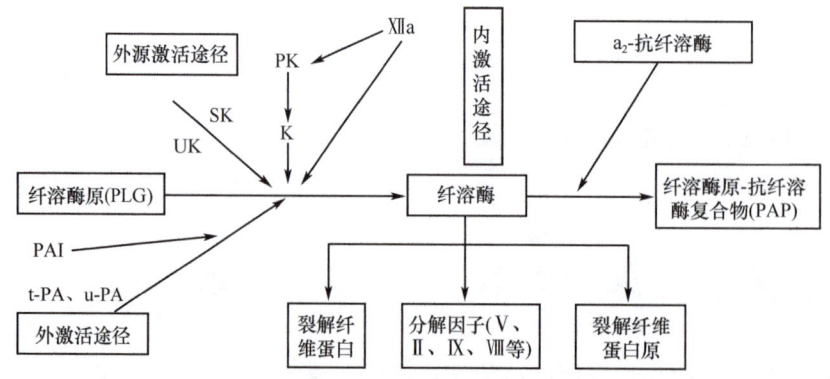

• • 图 18-6 纤溶的激活途径和主要作用方式 • •

（二）纤维蛋白（原）降解机制

1. 纤维蛋白原的降解 纤溶酶首先作用于纤维蛋白原 Bβ 链，释放出纤维蛋白 $Bβ_{1-42}$ 肽；又作用于 Aα 链，释放出其附属物 A、B、C、H，即 Aα 羧基端的四个小片段，剩下的部分称为 X 片段，然后 X 片段再依次被纤溶酶裂解出 Y、D、E 片段。纤溶酶对纤维蛋白原的裂解见于原发性纤溶。

2. 可溶性纤维蛋白的降解 可溶性纤维蛋白是纤维蛋白原被凝血酶降解释放出肽 A($Aα_{1-16}$) 和肽 B($Bβ_{1-14}$) 后形成的产物。纤溶酶作用于可溶性纤维蛋白后释放出 $Bβ_{15-42}$ 肽，不含 FPA 的裂解片段分别用 X'、Y'、D'、E' 命名。

3. 交联纤维蛋白的降解 在纤溶酶的作用下交联纤维蛋白除降解出碎片 X'、Y'、D'、E' 外，还生成 D- 二聚体和 DD/E、DY/YD、YY/DXD 等复合物。

纤溶酶对纤维蛋白和（或）纤维蛋白原裂解产物统称为纤维蛋白（原）降解产物（fibrin/fibrinogen degradation product，FDP）（图 18-7），FDP 中的 X（或 X'）、Y（或 Y'）和 E（或 E'）片段都保留了类似纤维蛋白原与凝血酶作用的部位，因此这些片段可与纤维蛋白原竞争凝血酶，阻止纤维蛋白单体（FM）形成，并可与 FM 结合形成可溶性复合物，抑制 FM 聚合和交联成不溶性纤维蛋白，因而发挥抗凝作用。由于交联纤维蛋白的裂解产物 D- 二聚体等发生在继发性纤溶，因此对它们的检测，在区别原发性与继发性纤溶有较高的价值。

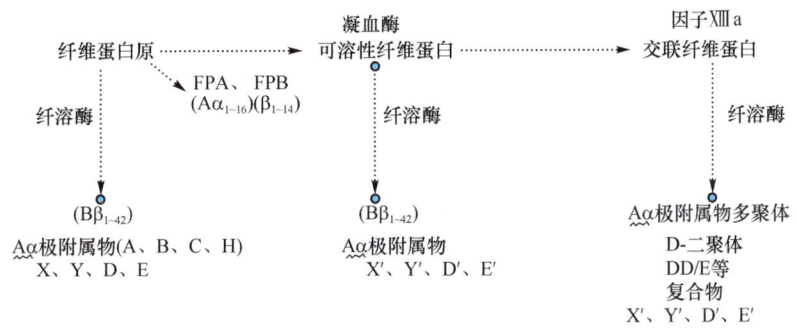

•• 图 18-7 纤维蛋白（原）降解产物 ••

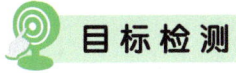

选择题

1. 血管壁的止血作用主要依赖于下列哪种结构
    A. 内膜 B. 中膜
    C. 外膜 D. 上皮层
2. 下列哪种物质参与血小板的促凝作用
    A. PF_4 B. PF_3
    C. β-TG D. 以上均可以
3. 在凝血过程中，血小板的作用是
    A. 与 FⅫ 接触，参与内源性凝血系统
    B. 作为组织因子，参与外源性凝血系统
    C. 稳定纤维蛋白
    D. 提供凝血因子催化表面
4. 内源性凝血系统与外源性凝血系统的主要区别是
    A. 纤维蛋白形成过程不同
    B. 凝血酶形成过程不同
    C. 是否有 PF_3 参与
    D. 凝血活酶形成的始动过程不同
5. 血小板膜糖蛋白 Ⅱb/Ⅲa 复合物主要与血小板哪种功能有关

  A. 聚集功能   B. 分泌功能

  C. 释放功能   D. 促凝功能

6. 血小板功能不包括

  A. 黏附功能   B. 活化因子Ⅻ

  C. 释放功能   D. 聚集功能

7. 参与蛋白C激活的物质是

  A. 纤溶酶   B. 胰蛋白酶

  C. 抗凝血酶   D. 凝血酶

8. 纤维蛋白原降解产物的主要生理功能是

  A. 促进血液凝固

  B. 促进纤维蛋白溶解

  C. 抗凝作用及抑制血小板聚集作用

  D. 抑制纤维蛋白溶解

9. 纤溶酶原激活物的作用

  A. 使纤维蛋白原变为纤维蛋白原降解产物

  B. 使纤维蛋白变为纤维蛋白降解产物

  C. 使纤溶酶原变纤溶酶

  D. 使纤维蛋白原变为纤维蛋白

10. 不依赖维生素K凝血因子是

  A. 因子Ⅱ   B. 因子Ⅹ

  C. 因子Ⅸ   D. 因子Ⅴ

11. 内源性凝血途经第一阶段涉及的凝血因子是

  A. 因子Ⅰ、Ⅱ、Ⅻ

  B. 因子Ⅻ、Ⅺ、Ⅸ、PK、HMWK

  C. 因子Ⅰ、Ⅱ、Ⅻ、Ⅸ

  D. 因子Ⅰ、Ⅱ、Ⅲ、Ⅴ

（杨　芳）

第十九章 血栓与止血检验的基本方法

学习目标

1. 掌握：血栓与止血检验的方法、原理、结果判断。
2. 熟悉：血栓与止血检验的临床意义。
3. 了解：血栓与止血检验的分类。

案例19-1

男孩，7岁，头外伤后昏睡3h入院。

既往有关节痛、肌肉血肿4年，曾按风湿性关节炎治疗无效，家族中无相同病例。

入院检查：头部CT提示颅内血肿，WBC 12.0×10^9/L，Hb 100g/L，PLT 160×10^9/L，APTT 150s，PT 14s，BT 正常，血小板聚集性正常。TGT 28s，TGT 延长能被正常血清纠正，不能被 $BaSO_4$（25s）纠正。

问题：

1. 首先考虑的诊断是什么？
2. 如何分析TGT及纠正试验？还需要做哪些重要的检查？
3. 能否做颅内血肿清除手术？

血栓与止血检验是出血与血栓性疾病的重要实验诊断方法，在临床上一般分筛查试验（screening test）和诊断试验（diagnostic test）。筛查试验是指简便、快速并具有较高灵敏度的检验项目，分一期/初期筛查试验和二期筛查试验。诊断试验是在筛查试验的基础上，结合病史和临床表现等资料，选择具有较高临床特异性的试验项目。本章将对筛查试验项目、诊断试验项目［包括血管壁与血管内皮细胞的功能检验、血小板的量与功能检验、凝血因子的含量与活性检验、抗凝血物质含量与活性及有无异常抗凝物检验、纤溶成分含量与活性及纤维蛋白（原）降解产物检验等相关检查］的实验方法与原理、参考范围和临床意义等内容进行论述。

第 1 节 血栓与止血的筛查试验

一、一期止血的筛查试验

初期止血过程主要涉及血管壁及血管内皮细胞的功能、血小板的数量与功能，临床常用的试验项目包括出血时间测定、血小板计数和血块收缩试验。

（一）出血时间测定

1. 实验原理 出血时间（bleeding time，BT）是指皮肤毛细血管被人为刺破后自然出血到自然止血所需的时间，它主要反映皮肤毛细血管状况、血小板质与量及毛细血管与血小板的相互作用，包括皮肤毛细血管的完整性与收缩功能、血小板数量与功能、血管内皮细胞的功能等。

2. 参考范围 6.9 ± 2.1 min。

3. 临床意义

（1）BT 延长：主要涉及血管壁和血小板的初期止血缺陷，多由于血小板减少所致，如血小板数量正常则提示可能血小板功能缺陷。凝血因子异常也可能导致 BT 延长，血友病患者及 V 因子缺陷的患者可有 BT 延长，一些有明显贫血、遗传性无纤维蛋白原血症患者也有 BT 延长。

（2）BT 缩短：一些高脂蛋白血症、糖尿病和动脉硬化患者可有 BT 缩短，某些严重的血栓前状态、血栓性疾病患者（如 DIC）也可见 BT 缩短。

（二）血小板计数

血小板计数方法常用血细胞分析仪计数法、显微镜计数法及流式细胞仪免疫计数法，后者为是血小板计数的参考方法，详细内容见《临床检验基础》教材。

（三）血块收缩试验

1. 实验原理 血液凝固后，血小板收缩蛋白可使血小板伸出伪足附着于纤维蛋白丝上，伪足向心性收缩时，纤维蛋白网收缩，形成血块固缩，称血块收缩（clot retraction，CR）。因此血块收缩程度主要取决于血小板数量、功能和纤维蛋白原含量等因素。血块收缩试验（clot retraction test，CRT）是指在一定条件下，按规定的时间观察血液凝固后血块的收缩情况或计算血块的收缩率。

2. 参考范围

（1）定性法：30~60min 血块开始收缩，24h 血块完全收缩。

（2）定量法：全血定量法：48%~64%；血浆定量法：40% 以上。

3. 临床意义

（1）血块收缩不良或血块不收缩：多与血小板数量减少或功能异常、凝血酶原或纤维蛋白原含量明显减少有关，见于原发性或继发性血小板减少性紫癜、血小板无力症，凝血酶原、纤维蛋白原严重减少的凝血障碍疾病，以及红细胞增多症、异常蛋白血症等。

（2）血块过度收缩：见于先天性或获得性因子 XIII 缺乏症、严重贫血等。

二、二期止血的筛查试验

二期止血障碍主要涉及凝血因子和抗凝物质异常,用于凝血与抗凝血功能筛查的试验较多,最常用的有凝血时间(clotting time,CT)测定、血浆凝血酶原时间(prothrombin time,PT)测定、血浆活化部分凝血活酶时间(activated partial thromboplastin time,APTT)测定、血浆凝血酶时间(thrombin time,TT)测定、纤维蛋白原(fibrinogen,Fg)测定和蛋白C活性依赖凝固时间(protein C activity-dependent clotting time,PCAT)测定及活化蛋白C抵抗试验(activated protein C resistance test)。

(一)凝血时间测定

1. 实验原理 血液离体后至完全凝固所需要的时间称为凝血时间(CT),CT是反映内源凝血系统凝血因子的筛查试验。

2. 参考范围

(1)玻璃试管法:4~12min。

(2)活化凝血时间法:1.1~2.1min。

(3)硅管法:15~30min。

(4)塑料试管法:10~19min。

3. 临床意义

(1)CT延长:①因子Ⅷ、因子Ⅸ水平显著减低的血友病甲、乙,以及因子Ⅺ缺乏症及部分血管性血友病;②严重的因子Ⅰ、Ⅱ、Ⅴ、Ⅹ缺乏,见于严重肝病、维生素K缺乏症等;③原发性或继发性纤溶亢进;④应用抗凝剂如肝素等;⑤血液中存在病理性抗凝物质如抗因子Ⅷ抗体或因子Ⅸ抗体及狼疮样抗凝物质等。

(2)CT缩短:①高凝状态:见于DIC高凝期、凝血因子活性增高及促凝物质进入血液等;②血栓性疾病:见于心肌梗死、深静脉血栓形成、糖尿病和肾病综合征等。

(3)CT也是监测体外循环中肝素用量的指标之一。

(二)血浆凝血酶原时间测定

1. 实验原理 一步凝固法:在体外37℃条件下,向待检血浆中加入过量的组织凝血活酶和适量的Ca^{2+},通过激活因子Ⅶ而启动外源性凝血途径,使乏血小板血浆凝固,凝固过程所需时间称为凝血酶原时间(PT)。PT的长短反映了血浆中凝血酶原、纤维蛋白原和因子Ⅴ、Ⅶ、Ⅹ的水平,它是最常用的检测外源凝血系统凝血功能的筛查试验。

2. 参考范围

(1)PT值:①成人:11~14s;②新生儿:13~17s。检测值超过正常对照值3s为异常。

(2)凝血酶原时间比率(PTR):成人为0.58~1.15。

(3)国际标准化比值(INR):依ISI不同而异。

3. 临床意义

(1)PT延长或PTR增高:见于①先天性低(无)纤维蛋白原血症、先天性凝血酶原及因子Ⅴ、因子Ⅶ、因子Ⅹ缺乏症;②获得性凝血因子缺乏,见于严重肝病、维生素K缺乏症、纤溶亢进、DIC晚期等;③血液中抗凝物质存在,如应用抗凝剂等。

(2)PT缩短或PTR降低:见于①先天性凝血因子Ⅴ增多症;②血栓前状态和血栓性疾病;③长期服用避孕药等。

(3) INR 是用于监测应用抗凝剂的首选指标。

（三）血浆活化部分凝血活酶时间测定

1. 实验原理 在 37℃条件下，向待检血浆中加入足量的接触因子激活剂（如白陶土）和部分凝血活酶（代替血小板磷脂）及 Ca^{2+}，通过激活因子Ⅻ启动内源性凝血途径，使乏血小板血浆凝固，凝固过程所需的时间称为活化部分凝血活酶时间（APTT）。它与内源性凝血因子或血浆的抗凝血物质有关，是常用的内源性凝血系统凝血功能的筛查试验，有试管法和仪器法。

2. 参考区间男性 $(37±3.3)s$，女性为 $(37.5±2.8)s$；测定值超过正常对照值 10s 以上有临床意义。

3. 临床意义

(1) APTT 变化的临床意义同 CT，但 APTT 敏感性更高，能检出轻型血友病。

(2) APTT 也是监测应用抗凝剂治疗的常用指标。

（四）血浆凝血酶时间测定

1. 实验原理 在 37℃条件下，往待检血浆中加入凝血酶溶液，纤维蛋白原转变为纤维蛋白，使乏血小板血浆凝固，凝固过程所需时间称为凝血酶时间（thrombin time，TT）。TT 延长提示血浆中纤维蛋白原量不足或结构异常。血浆中抗凝物质增多也可使 TT 延长。

2. 参考区间 16～18s，超过正常对照 3s 以上为异常。

3. 临床意义 TT 延长，见于：①低（无）纤维蛋白原血症、异常纤维蛋白原病，如肝病、DIC 晚期等；②应用肝素或其他抗凝物质存在或 FDP 增多等；③在使用链激酶、尿激酶等溶栓治疗时，若 TT 维持在基础值的 1.5～2.5 倍，提示治疗效果较好。

（五）血浆纤维蛋白原测定

1. 实验原理 纤维蛋白原（Fg）由肝脏合成，是血浆中含量最高的凝血因子，其含量或功能异常均可导致凝血障碍。Fg 测定是出血性疾病与血栓性疾病常用的检查项目，测定方法有多种，常用主要有 Clauss 法与 PT 衍生法。

(1) Clauss 法：即凝血酶法，向待检稀释的血浆中加入足量的凝血酶，使 Fg 转变成纤维蛋白致血浆凝固，凝固时间与 Fg 含量呈负相关。以一定含量 Fg 的国际标准品为参比血浆，测定其对应的凝固时间制作标准曲线；通过标准曲线可以得出待检血浆中 Fg 含量。此法操作较简单，并且敏感性和特异性较高，是目前推荐使用的 Fg 测定方法。

(2) PT 衍生法：是基于 PT 反应曲线差值来确定 Fg 含量的方法。在仪器法测定 PT 完成时，Fg 全部变成纤维蛋白，后者形成的浊度用终点法或速率法换算出 Fg 含量。此法操作简单，成本低，灵敏度很高。

2. 参考范围 成人：2.00～4.00g/L，新生儿：1.25～3.00g/L。

3. 临床意义

(1) Fg 减低：见于①原发性纤维蛋白原减少或结构异常，如先天性低（或无）纤维蛋白原血症、异常纤维蛋白原血症；②继发性纤维蛋白原减少，如 DIC 晚期、纤溶亢进、重症肝炎和肝硬化等。

(2) Fg 增高：见于①感染如肺炎、各种毒血症、亚急性细菌性心内膜炎等；②无菌炎症，如肾病综合征、风湿热、风湿性关节炎等；③血栓前状态与血栓性疾病，如糖尿病、急性心肌梗死等；④外伤、烧伤、外科手术后、放射治疗后；⑤恶性肿瘤；⑥妊娠期，如妊娠晚期或妊娠期高血压。

(3) 溶栓治疗监测：使用链激酶或尿激酶溶栓治疗，Fg 一般不应低于 1.2～1.5g/L，若低于 1.0g/L 则有出血的危险。故 Fg 可作为溶栓治疗的监测指标。

(六) 蛋白 C 活性依赖凝固时间

1. 实验原理 向待测血浆中加入因子Ⅻ激活剂、部分凝血活酶和蛋白 C(PC) 活化剂，使内源凝血途径和 PC 系统激活，再加入钙离子后血浆凝固所需的时间称为蛋白 C 活性依赖凝固时间（PCAT）。加入 PC 活化剂后，PC 系统激活生成活化蛋白 C(APC)，因 APC 能灭活 FⅤa 和 FⅧa，故 PCAT 比未加 PC 激活剂时间 (PCAT/0) 明显延长。

2. 结果计算 PCAT 结果一般以正常化比值 (NR) 表示。NR=(PCAT：PCAT/0) 待测血浆 ×CF，CF=SV/(PCAT：PCAT/0) 对照血浆。CF：校正系数，SV：试剂的对照血浆敏感值。

3. 参考范围 PCAT：85～200s，PCAT/0：33～55s，NR：0.97～1.83。

4. 临床意义 当 PC、PS 缺陷时，PC 系统不能活化，PCAT 缩短，NR 减低。当 PC 活性 <60% 时，PCAT 筛查的灵敏度可达 90%。若存在 APC-R（对 APC 灭活的抵抗性），尤其是有 FⅤ Leiden 突变（FⅤ 基因突变，导致 FⅤa 不被 APC 灭活）时，PCAT 筛查的灵敏度为 100%，PCAT 对 PC 系统功能异常检出的特异性为 79%。当 PCAT 异常时应进一步做确诊试验。

(七) 活化蛋白 C 抵抗试验

1. 实验原理 在被检血浆中加入 FⅫ激活剂、部分凝血活酶、钙离子和活化蛋白 C(APC)，由于 APC 使 FⅤa 和 FⅧa 灭活，导致 APTT 延长。若被检血浆存在 APC-R（如 FⅤ Leiden 突变等），则 APTT 延长不明显，通过比较加 APC(APTT + APC) 和不加 APC(APTT − APC) 的 APTT 比值即活化蛋白 C 敏感度比值 (APC-SR) 的大小，可判断 APC-R 存在与否。将被检标本与对照血浆的 APC-SR 相除，可得标准化 APC-R(n-APC-SR)。

2. 参考范围 APC-SR>2.0，n-APC-SR>84。

3. 临床意义 在健康人血浆中加入 APC 后，可使 APTT 明显延长。若向待测血浆中加入 APC 后 APTT 不延长或延长不明显，则称为活化蛋白 C 抵抗 (AFC-R)。引起 AFC-R 的原因可能是：①存在 APC 的抗体；②存在 APC 的某种抑制物；③蛋白 S 缺乏；④由于基因突变导致 APC 不能使 FⅤa 和 FⅧa 灭活；⑤某种尚不明确机制。因此，检测 APC-R 对血栓性疾病诊断有意义。

▶▶ 三、纤溶活性的筛查试验

(一) 血浆纤维蛋白（原）降解产物测定

1. 实验原理 纤维蛋白原、可溶性纤维蛋白、纤维蛋白多聚体及交联纤维蛋白均可被纤溶酶降解生成纤维蛋白（原）降解产物 (fibrin/fibrinogen degradation products, FDP)。当体内纤溶亢进时，纤溶酶活性增高，血液中 FDP 生成增加，故 FDP 增加可作为纤溶亢进的标志。FDP 中 X、Y、D 和 E 等片段具有纤维蛋白原的抗原决定簇，用其免疫动物从而获得抗-FDP抗体，因此可通过免疫学方法测到血浆中FDP。检测方法及原理如下。

（1）胶乳凝集试验：待检血浆中的FDP与包被在胶乳颗粒上的抗-FDP抗体发生抗原抗体反应，若血浆中FDP的浓度≥5mg/L时，出现肉眼可见的凝集反应。根据待检血浆的稀释度可计算出血浆中FDP含量。此法操作简单、快速，是目前FDP测定常用的方法。

（2）ELISA法：抗-FDP抗体具有较高的特异性，与血浆中的FDP反应，特异性比较高，可做定量测定，但操作较复杂，影响因素较多。

（3）仪器法（免疫比浊法）：标本中FDP与抗-FDP抗体胶乳颗粒发生抗原抗体凝集反应以致反应液浊度增加，用全自动血液凝固分析仪测定浊度变化率，并与标准曲线比较，求出FDP浓度。此法操作较简单、快速，结果准确，且易于质量控制。

2. 参考范围

（1）胶乳凝集试验：阴性（或FDP<5mg/L）。

（2）ELISA法：FDP<10mg/L。

（3）免疫比浊法：FDP<5mg/L。

3. 临床意义 原发性纤溶亢进及DIC、肺栓塞、深静脉血栓形成、急性粒细胞白血病、溶栓治疗等所致的继发性纤溶亢进，FDP可明显增高，常FDP>40mg/L。肝脏疾病、恶性肿瘤、器官移植排斥反应、某些急性感染、外伤及外科手术后等，FDP可轻度增高，在20～40mg/L。

（二）血浆D-二聚体测定

1. 实验原理 D-二聚体（D-dimer，D-D）是交联纤维蛋白的降解产物之一，是继发性纤溶时纤溶酶分解交联纤维蛋白的产物，是确定继发性纤溶的特异性成分。用D-D免疫动物获得抗D-D抗体，用抗D-D抗体检测血浆中D-D的存在。方法如下。

（1）胶乳颗粒浊度免疫分析（latex particle turbidimetric immunoassay，LPTIA）：在经过一定比例稀释的待测血浆中加入包被了抗D-D单克隆抗体的胶乳颗粒悬液，后者与血浆中D-D结合后发生颗粒凝集，凝集的强度与D-D的含量成正比。根据胶乳颗粒的凝集强度和待测血浆稀释度可进行血浆D-D含量半定量检测，用自动凝血仪动态监测胶乳颗粒凝集的强度，结合标准曲线可对血浆D-D含量作定量检测。

（2）ELISA法：特异性及灵敏度高，用酶标仪可作定量测定。

（3）胶体金免疫渗透试验（colloid gold immunofiltration assay，CGIFA）：将待检血浆加在一种包被抗D-D的单克隆抗体（McAb）的滤过膜上，D-D与McAb结合后滞留在膜上，再加入用胶体金标记的另一种McAb，形成抗体-抗原-抗体紫红色复合物，其颜色的深浅与血浆D-D含量呈正比。

2. 参考范围 LPTIA法：阴性；ELISA法：0～0.256mg/L，D-D>0.5mg/L有临床意义。

3. 临床意义

（1）血栓前状态与血栓性疾病：活动性深静脉血栓形成与肺栓塞时，血浆D-D显著升高。由于血浆D-D具有较高的阴性预测值，当临床怀疑有深静脉血栓形成与肺栓塞时，若D-D<0.5mg/L，发生急性或活动性血栓形成的可能性较小。如果患者已有明显的血栓症状与体征时，仍D-D<0.5mg/L，应考虑患者有无纤溶活性低下，如纤溶酶原激活物抑制剂（PAI）增多。当陈旧性静脉血栓已经机化后，血浆D-D不增高。动脉血栓性疾病如冠心病、动脉硬化，急性心肌梗死，血浆D-D可有轻度增高。

(2) 原发性与继发性纤溶亢进：原发性纤溶亢进是指在某些病理状况下，如体外循环、创伤、手术、恶性肿瘤、严重肝病等，纤溶酶原活化剂如 t-PA 释放入血增多或血液中纤溶抑制物如 α_2- 抗纤溶酶减少所致的纤溶酶活性显著增加。继发性纤溶亢进是指由原发病引起的局部凝血或 DIC 而继发的纤溶亢进。DIC 时，血浆 D-D 显著升高，与 FDP 联合测定对早期 DIC 的诊断更有意义。原发性纤溶亢进时，由于无血栓形成，仅有血浆 FDP 增高，D-D 一般不增高。

(3) 溶栓治疗监测：深静脉血栓的溶栓治疗有效后，血浆 D-D 在溶栓后的两天内增高，其增高幅度可达溶栓前的 2～3 倍。急性脑梗死溶栓治疗有效后，血浆 D-D 在 4～6h 升高至溶栓前的 2～3 倍，FDP 升高 10～13 倍，到 7 天时，血浆 D-D 一般已低于溶栓前水平，但 FDP 仍比溶栓前高 5 倍左右，说明 D-D 监测溶栓治疗比 FDP 更有意义。

（三）血浆鱼精蛋白副凝固试验（3P 试验）

1. 实验原理 向待测血浆中加入硫酸鱼精蛋白，可使可溶性纤维蛋白单体（soluble fibrin monomer，FM）与 FDP（主要为 X 片段）形成的可溶性复合物解离，游离的 FM 之间自行聚合呈肉眼可见的纤维状、絮状或胶胨状沉淀，这种不需加凝血酶便使血浆发生的凝固称为副凝固。因此，本试验被称为血浆鱼精蛋白副凝固试验（plasma protamine paracoagulation test，3P 实验）。

2. 参考范围 阴性。

3. 临床意义

(1) DIC 诊断：DIC 早期和中期，3P 试验可呈阳性。DIC 晚期，血浆中缺乏 FM 或仅存在较小的 FDP 片段（D、E 片段）时，FM 不能与其形成可溶性复合物，故 3P 试验可呈阴性。

(2) 鉴别原发性与继发性纤溶亢进：原发性纤溶亢进时，血浆中 FM 不增高，3P 试验阴性，继发性纤溶亢进时，血浆中 FM 明显增高，3P 试验可呈阳性。

(3) 其他：静脉血栓形成、肺梗死，以及脓毒血症、严重感染、休克、多发性外伤、烧伤、急性溶血等，3P 试验也可呈阳性。

（四）血浆优球蛋白溶解时间

1. 实验原理 血浆中的优球蛋白（euglobulin），包括纤维蛋白原、纤溶酶原（PLG）、纤溶酶和组织纤溶酶原激活剂（t-PA）等在乙酸溶液中发生沉淀，将其离心并去除上清液中的纤溶酶抑制物后，重新溶解于缓冲液中，再加入适量钙离子或凝血酶，使纤维蛋白原转变为纤维蛋白凝块，PLG 在 t-PA 作用下激活并转化为纤溶酶，使纤维蛋白凝块溶解，凝块完全被溶解所需的时间称为优球蛋白溶解时间（ELT）。

2. 参考范围 加钙法：90～120min；加凝血酶法：98～216min。

3. 临床意义

(1) ELT 缩短：纤溶活性增强时显著缩短，见于原发性和继发性纤溶亢进，如大面积创伤、外科手术后、休克、恶性肿瘤转移、急性白血病、肝硬化晚期、胎盘早剥、羊水栓塞等，常 ELT<70min。

(2) ELT 延长：见于纤溶活性降低，如血栓前状态、血栓性疾病和应用抗纤溶药物等。

第2节 血管内皮细胞的检验

一、血管性血友病因子

1. 实验原理 血管性血友病因子（vWF）是一种多聚体大分子蛋白质，相对分子质量500～20000kD，血浆浓度为7～10μg/L。vWF具有与胶原、肝素、凝血因子Ⅷ轻链、血小板膜糖蛋白Ⅰb（GPⅠb）及GPⅡb-Ⅲa、瑞斯托霉素等结合的多个功能区。因此，vWF的分析包括含量、活性、功能、多聚体等多项检测内容。

2. 测定方法

（1）vWF抗原（vWF：Ag）测定：临床常用胶乳颗粒增强的免疫比浊（LPEITA）法：在待测血浆中加入足量的包被有抗-vWF单克隆抗体的胶乳颗粒，抗-vWF与vWF：Ag结合后发生胶乳颗粒凝集，凝集的强度与血浆中的vWF含量成正比。检测结果以对照血浆的百分比表示。

（2）vWF活性（vWF：A）测定：用抗-vWF的血小板结合位点（GPⅠb受体）的单克隆抗体包被的胶乳颗粒与待检血浆中的vWF反应，胶乳颗粒发生凝集的程度与vWF活性（GPⅠb受体数量）成比例关系。检测结果以对照血浆的百分比表示。

（3）vWF的功能分析

1）瑞斯托霉素诱导的血小板凝集（RIPA）试验：在待测富血小板血浆（PRP）中加入一定浓度瑞斯托霉素（ristocetin，Ris），可诱导vWF与血小板膜GPⅠb-Ⅸ-Ⅴ复合物结合，使血小板发生凝集。在RIPA过程中血小板本身不会被激活，只要血浆中含有一定量的vWF或血小板膜上存在vWF与GPⅠb-Ⅸ-Ⅴ的复合物，血小板即可发生凝集。测定结果以血小板最大凝集百分率表示。

2）vWF瑞斯托霉素辅因子（vWF：RC）检测：在一定浓度的瑞斯托霉素和甲醛固定的正常血小板中加入不同稀释度的待测血浆，血浆vWF与血小板膜GPⅠb-Ⅸ-Ⅴ复合物相互作用而引起血小板凝集，凝集的强度与血浆中的vWF：RC含量呈正相关。检测结果以对照血浆的百分比表示。

3）vWF对FⅧ结合能力（vWF：FⅧ BC）测定：用抗-vWF单克隆抗体包被的酶标反应板，加入去除FⅧ的待测血浆，形成vWF与抗-vWF复合物，再加入一定浓度的重组FⅧ，然后通过ELISA法测定vWF结合FⅧ量。检测结果以对照血浆的百分比表示。

4）vWF的胶原结合能力（vWF：CBc）测定：将待测血浆加入用胶原包被的酶标反应板中，采用ELISA法用酶标仪定量检测胶原结合的vWF。检测结果以对照血浆的百分比表示。

（4）vWF多聚体分析：一般采用琼脂糖凝胶电泳方法检测，采用放射自显影技术鉴定和分析。

3. 参考范围

（1）血浆vWF：Ag（ACL血凝仪法）：41.1%～125.9%（O型）；61.3%～157.8%（A型＋B型＋AB型）。

（2）血浆vWF：A（ACL血凝仪法）：38.0%～125.2%（O型）；49.2%～169.7%（A

型＋B型＋AB型）。

(3) vWF 功能：血浆 RIPA 试验 0.5g/L，Ris<20%；1.5g/L，Ris>60%。

血浆 vWF：RC 70%～150%。

血浆 vWF：FⅧ BC 70%～150%。

血浆 vWF：CBc 70%～150%。

(4) vWF 多聚体：健康人可检测到大中小型多聚体，无异常电泳区带。

4. 临床意义

(1) 诊断血管性血友病（vWD）：vWF 质或量缺陷是导致 vWD 的主要原因，vWF 检测分析不仅用于遗传性 vWD 与获得性 vWD 诊断，还用于遗传性 vWD 的分型诊断，详见表 19-1。

表 19-1　遗传性 vWD 的分型诊断

遗传性 vWD 分型		vWF：Ag	vWF：A/vWF：Ag	RIPA 试验	vWF：RC	vWF 多聚体
1		5%～30%	>0.7	减低或无凝集	减低	正常
2	2A	减低或正常	<0.7	减低或无凝集	减低	正常或异常
	2B			Ris1.5g/L 时明显增高；Ris0.5g/L 时，仍 >20%	正常	
	2M			减低或无凝集	减低	
	2N			正常	减低	
3		缺如或很少	>0.7	减低或无凝集	减低	无

(2) 血栓性疾病辅助诊断：缺血性心脑血管病、周围血管病、肾小球疾病、尿毒症、妊娠高血压综合征等，由于血管内皮细胞损伤使 vWF 释放入血，vWF：Ag 可显著升高。

(3) 其他：类风湿病、恶性肿瘤、血管内膜炎、肾脏移植术后及大手术后等，vWF：Ag 可显著升高。

▶▶ 二、血浆血栓调节蛋白

1. 实验原理

(1) 血浆血栓调节蛋白抗原含量（TM：Ag）测定：临床上一般多采用 ELISA 法或放射免疫分析（RIA）法。

(2) 血浆 TM 活性（TM：A）测定：采用发色底物法，凝血酶单独激活蛋白 C 的速率很缓慢，当加入 TM 后，凝血酶激活蛋白 C 的速率可增加 1000～2000 倍。在一定浓度的凝血酶催化下，一定范围内活化蛋白 C（APC）的生成量与待测血浆中的 TM 活性呈比例关系，APC 分解发色底物（S2336）释放出黄色对硝基苯胺（pNA），pNA 在 405 nm 有最大吸收峰，通过自动凝血分析仪动态监测吸光度的变化量可测定血浆 TM：A。

2. 参考范围　血浆 TM：Ag：20～35ng/ml；血浆 TM：A：68%～120%。

3. 临床意义

(1) 血浆 TM 减低　见于 TM 缺乏症患者，发生血栓性疾病概率增高。

(2) 血浆 TM 增高　见于各种血管内皮损伤性疾病如肾小球疾病、系统性红斑狼疮、DIC、急性心肌梗死、脑梗死等。

三、血浆 6-酮-前列环素 $F_{1α}$ 和去甲基-6-酮-前列环素 $F_{1α}$

1. 实验原理 ELISA 法 用 6-酮-前列腺素 $F_{1α}$（6-keto-$PGF_{1α}$）或去甲基 6-酮-前列环素 $F_{1α}$（DM-6-keto-$PGF_{1α}$）和牛血清白蛋白的连接物包被酶标反应板，加入待测标本或标准品和一定量的抗-6-keta-$PGF_{1α}$ 抗体或抗-DM-6-keto-$PGF_{1α}$ 抗体，包被抗原与待测标本中抗原竞争性与抗体结合，抗体与包被抗原结合的量和待测标本或标准品中抗原的含量呈负相关，通过酶标第二抗体检测抗体结合量，加底物显色后测定吸光度值，从标准曲线即可计算出待测标本中 6-keto-$PGF_{1α}$ 或 DM-6-keto-$PGF_{1α}$ 的含量。

2. 参考范围 17.9 ± 7.2ng/L。

3. 临床意义 6-keto-$PGF_{1α}$ 或 DM-6-keto-$PGF_{1α}$ 显著减低多见于先天性花生四烯酸代谢缺陷或口服阿司匹林后。血栓性疾病如动脉粥样硬化、急性心肌梗死、血栓性血小板减少性紫癜等，也可明显减低。

第 3 节　血小板检验

一、血小板黏附试验

1. 实验原理 血小板黏附试验（platelet adhension test，PAdT）是用一定量的抗凝血标本与一定面积的玻璃表面接触，一定时间后血小板可黏附于带负电荷的玻璃表面，计算标本接触玻璃表面前、后血小板数量之差，可检出血小板的黏附百分率。

2. 参考范围 62.5% ± 8.6%（玻珠柱法）

3. 临床意义

（1）血小板黏附率增高：见于一些血栓前状态与血栓性疾病，如急性心肌梗死、脑血栓形成、动脉硬化、高脂蛋白血症、心绞痛、糖尿病等疾病。

（2）血小板黏附率降低：见于一些遗传性与获得性血小板功能缺陷病，如巨血小板综合征、血小板无力症、高球蛋白血症、尿毒症、骨髓增生异常综合征（MDS）等疾病。

（3）其他：血管性血友病、低（无）纤维蛋白原血症、服用抗血小板活化药物等也可见血小板黏附率降低。

二、血小板聚集试验

1. 实验原理 血小板聚集试验（platelet aggregation test，PAgT）分透射比浊法和电阻抗法。

（1）透射比浊法：向富含血小板血浆（PRP）中加入不同种类、不同浓度的激活剂，如 ADP、肾上腺素（EPI）、花生四烯酸（AA）、胶原（COL）、瑞斯托霉素（Ris）等使血小板聚集，致 FRP 的浊度降低。采用血小板聚集仪通过光电讯号转换而将血小板的聚集过程记录并计算出血小板聚集曲线的斜率、不同时间的聚集百分率和最大聚集率等参数，并绘出聚集曲线图。

（2）电阻抗法：在枸橼酸钠抗凝的全血中加入血小板激活剂，血小板聚集后导致浸在血液中的两电极间电阻增加，血小板聚集仪记录血小板聚集过程中的电阻变化并计算出血小板聚集曲线的斜率、不同时间的聚集百分率和最大聚集率等参数，并绘出聚集曲线图。

2. 参考范围 血小板最大聚集率：① ADP：0.5μmol/L 时 25.0% ~ 50.0%，1.0μmol/L 时 48.0% ~ 79%，3.0μmol/L 时 50.0% ~ 70.0%；② EPI：0.4mg/L 时 50.0% ~ 85.6%；③ AA：20mg/L 时 56.0% ~ 82.0%；④ COL：3.0mg/L 时 54.0% ~ 90.0%；⑤ Ris：1.5μmol/L 时 76.0% ~ 99.0%。

3. 临床意义

（1）血小板聚集率减低

1）遗传性血小板功能缺陷病：①血小板无力症（GT）：ADP、COL、AA 诱导的血小板聚集减低或不聚集，RIPA 正常；②巨血小板综合征（BSS）：RIPA 减低或不凝集，但 ADP、COL、AA 诱导的血小板聚集正常；③血小板贮存池缺陷症（SPD）：致密颗粒缺陷时，ADP 诱导的血小板聚集减低，COL、AA 诱导的聚集正常；α 颗粒缺陷时，血小板聚集正常；④血小板花生四烯酸代谢缺陷症（AMD）：ADP 诱导的血小板聚集减低，RIPA 正常，而 COL、AA 不能诱导血小板聚集。

2）获得性血小板功能缺陷症：见于肝硬化、异常球蛋白血症、尿毒症、骨髓增生性疾病、骨髓增生异常综合征、某些急性白血病等均有血小板聚集功能减低。

（2）血小板聚集率增高 见于血栓前状态与血栓性疾病，如动脉粥样硬化、急性心肌梗死、脑血栓形成、原发性高血压、糖尿病、高脂蛋白血症等。

▶▶ 三、血小板第三因子有效性测定

1. 实验原理 血小板第三因子有效性测定（platelet factor 3 availability test，PF_3aT）又称血小板促凝活性测定。凝固法：将健康人和待检者富血小板血浆（PRP）和乏血小板血浆（PPP）交叉混合，以白陶土激活 FXII，加钙离子后测定混合血浆的凝固时间，比较各组凝血时间的差异，从而判断 PF_3 是否有缺陷。

2. 参考范围 待检者与健康人 PRP 与 PPP 交叉混合的凝固时间延长 <5s。

3. 临床意义

（1）PF_3 有效性降低：见于先天性 PF_3 缺乏症、血小板无力症、特发性血小板减少性紫癜、原发性血小板增多症、肝硬化、尿毒症、骨髓增生异常综合征、多发性骨髓瘤、系统性红斑狼疮等。

（2）PF_3 有效性增强：见于动脉粥样硬化、心肌梗死等。

▶▶ 四、血小板膜糖蛋白测定

1. 实验原理 用荧光色素标记的血小板膜糖蛋白（glycoprotein，GP）单克隆抗体作分子探针，与全血或富血小板血浆反应，流式细胞术多参数分析血小板的荧光强度，可准确测定血小板质膜和颗粒膜 GP 阳性的血小板百分率或平均 GP 分子数。

2. 参考范围

（1）GP 阳性血小板百分率：GPⅠb（CD42b）、GPⅡb（CD41）、GPⅢa（CD61）、GPⅨ（CD42a）均为 95% ~ 99%，CD62P（GMP-140）、CD63 均 <2%，FIB-R<5%。

（2）静止血小板膜糖蛋白平均分子数：GPⅢa（CD61）为 $(53±12)×10^3$/PLT，GPⅠb（CD42b）为 $(38±11)×10^3$/PLT，GPIa（CD49b）为 $(5±2.8)×10^3$/PLT，CD62P（GMP-140）

为 >5000/PLT。

3. 临床意义

（1）血小板功能缺陷病：①血小板无力症：血小板膜 GP Ⅱb-Ⅲa 含量显著减少或缺乏，轻型患者可有部分残留（<25%），分子结构异常的变异型患者含量可正常或轻度减少。CD62P 在静止与活化血小板表达均无异常。②巨血小板综合征：血小板膜 GP Ⅰb-Ⅸ-Ⅴ含量显著减少或缺乏，GPⅠb-Ⅸ-Ⅴ复合物分子结构缺陷的变异型患者含量可正常。③血小板贮存池缺陷病：致密颗粒缺乏（Ⅰ型）患者，活化血小板膜 CD62P 表达正常。α颗粒缺乏（Ⅱ型）或α颗粒与致密颗粒联合缺陷（Ⅲ型）患者，活化血小板膜 GPⅠb、GPⅡb、GPⅢa 表达正常，而 CD62P 表达减低或缺乏。

（2）血栓性疾病：血小板膜 GPⅡb-Ⅲa 增加、FIB-R、CD62P 或 CD63 表达量增加是血小板活化的特异性标志，表明血小板的聚集性增高，易导致血栓形成。急性心肌梗死、急性脑梗死、脑动脉硬化、高血压病、糖尿病伴血管病等血小板活化显著增加。

▶▶ 五、血小板自身抗体测定

1. 实验原理　血小板自身抗体（platelet autoantibodies）可分为血小板相关免疫球蛋白（PAIg）、血小板蛋白自身抗体（又称血小板特异性自身抗体）及药物相关自身抗体、同种血小板自身抗体等。血小板自身抗体测定可用 ELISA 法、免疫荧光法、抗原固定法等方法。

（1）ELISA 法：用健康人血小板与待测血清孵育后裂解血小板，将血小板裂解液加入到包被有不同抗血小板膜蛋白的小鼠 McAb（抗-GPⅠb、抗-GPⅡb 等）的微孔板中，使血小板膜蛋白及其相应自身抗体的复合物与微孔 McAb 结合，再加入酶标羊抗人免疫球蛋白抗体，经酶底物显色，可检出血小板膜蛋白特异的自身抗体。

（2）血小板免疫荧光试验（platelet immunofluorescence test，PIFT）：可分为直接法和间接法，常用流式细胞术检测。直接法用荧光素标记的抗人免疫球蛋白的抗体检测待测血小板上结合的 PATg。间接法则检测待测血清中存在的可以与正常血小板结合的 PAIg。若用两种不同的荧光色素标记抗人 IgG 和 IgM 或 PAIgA 的抗体，则可同时检测 PAIgG 和 PAIgM 或 PAIgA。

2. 参考范围　PAIg 定量　PAIgM（0～7）ng/10^7PLT、PAIgG（0～79）ng/10^7PLT、PAIgA（0～2）ng/10^7PLT；血小板蛋白自身抗体均为阴性。

3. 临床意义　血小板自身抗体检测对自身免疫性血小板减少症（AITP）如特发性血小板减少性紫癜（ITP）和继发性免疫性血小板减少性紫癜（如系统性红斑狼疮等）有诊断意义，血小板膜蛋白自身抗体可作为 AITP 的免疫学诊断及鉴别诊断依据。

▶▶ 六、血小板生存时间测定

1. 实验原理　阿司匹林能抑制环氧化酶活性，使血小板花生四烯酸（AA）代谢受阻，代谢产物血栓烷 B_2（TXB_2）和丙二醛（MDA）生成减少，而新生成的血小板不受抑制。因此，观察患者服用阿司匹林后血小板 TXB_2 和 MDA 生成量恢复到服药前水平的时间，此时间称为血小板生存时间（platelet survival time，PST）。可用 ELISA 法或 RIA 法测定 TXB_2 和 MDA 含量推算 PST。

2. 参考范围　TXB_2 法：7.6～12 天；MDA 法 6.6～15 天。

3. 临床意义 PST 缩短见于：①血小板破坏增多，如 ITP、同种免疫性血小板减少性紫癜、系统性红斑狼疮、脾功能亢进等；②血小板消耗过多，如血栓性血小板减少性紫癜、溶血性尿毒症等；③血栓性疾病，如心肌梗死、肺梗死、糖尿病伴血管病变、某些恶性肿瘤等。

第4节 凝血因子检验

一、血浆凝血因子Ⅱ、Ⅴ、Ⅶ、Ⅹ测定

1. 实验原理

（1）抗原含量测定——火箭电泳法：将待测血浆分别加入含有 FⅡ、FⅤ、FⅦ、FⅩ抗血清的琼脂板中进行电泳，抗原抗体反应形成火箭样的沉淀峰，峰的高度与因子的抗原含量呈正相关，根据标准曲线可计算出各种因子相当于健康人含量的百分率。

（2）凝血活性测定——一步法：将待测血浆按一定比例分别与缺乏 FⅡ、FⅤ、FⅦ、FⅩ血浆混合并测定出各混合血浆的 PT，对照健康人混合血浆标准曲线，计算出待测血浆凝血因子活性相当健康人血浆的百分率。

2. 参考范围

（1）凝血因子抗原含量：① FⅡ：Ag：$98.7\% \pm 15.7\%$；② FⅤ：Ag：$102.0\% \pm 24.0\%$，FⅦ：Ag：$106.0\% \pm 21.0\%$；③ FⅩ：Ag：$96.0\% \pm 18.0\%$。

（2）凝血因子活性：① FⅡ：C：$97.7\% \pm 16.7\%$；② FⅤ：C：$102.4\% \pm 30.9\%$；③ FⅦ：C：$103.0\% \pm 17.3\%$；④ FⅩ：C：$103.0\% \pm 19.0\%$。

3. 临床意义

（1）含量减少与活性减低：见于①肝脏疾病，如重型肝炎、肝硬化及肝功能衰竭；②维生素 K 缺乏症或口服香豆素类抗凝药后；③ DIC 时，FⅤ减少最明显；④先天性 FⅡ、FⅤ、FⅦ、FⅩ缺乏症。

（2）活性增高：见于血栓前状态或血栓性疾病。

二、血浆凝血因子Ⅷ、Ⅸ、Ⅺ、Ⅻ测定

1. 实验原理

（1）抗原含量测定 采用火箭电泳法，原理同上。

（2）凝血活性测定 乏因子血浆纠正试验采取一步法：将待测血浆按一定比例分别与缺乏 FⅧ、FⅨ、FⅪ、FⅫ血浆混合并测定出各混合血浆的 APTT，对照健康人混合血浆标准曲线，计算出待测血浆凝血因子活性相当健康人血浆的百分率。

2. 参考范围

（1）凝血因子抗原含量：① FⅧ：Ag：$96.1\% \pm 28.0\%$；② FⅨ：Ag：$98.2\% \pm 29.5\%$；③ FⅪ：Ag：$97.2\% \pm 25.1\%$；④ FⅫ：Ag：$100.0\% \pm 22.0\%$。

（2）凝血因子活性：① FⅧ：C：$103.0\% \pm 25.7\%$；② FⅨ：C：$98.2\% \pm 30.5\%$；③ FⅪ：C：$100.0\% \pm 18.4\%$；④ FⅫ：C：$92.4\% \pm 20.7\%$。

3. 临床意义

（1）抗原含量减少或活性减低：FⅧ减少或活性减低见于血友病 A、血管性血友病、DIC 等；FⅨ减少或活性减低见于血友病 B、DIC、肝病、维生素 K 缺乏症、服用抗凝剂等；FⅪ减少或活性减低见于 FⅪ缺乏症、DIC、肝病等；FⅫ减少或活性减低见于先天性 FⅫ缺乏症、DIC、肝病等。

（2）活性增高：见于血液高凝状态和血栓性疾病，如静脉栓塞、肺栓塞、妊娠高血压综合征、肾病综合征、某些恶性肿瘤等。

（3）血友病治疗监测：血友病患者使用浓缩因子制剂治疗时，可对所输入因子的凝血活性进行监测，以判断疗效及用量。

三、血浆组织因子

1. 实验原理

（1）组织因子（TF）抗原（TF：Ag）含量测定：ELISA 法，用 TF 的 McAb 作抗体包被酶标反应板，用生物素标记 TF 的 McAb 作检测抗体，用酶标的链霉亲和素与检测抗体结合，底物显色，颜色的深浅与 TF：Ag 含量成正比。

（2）组织因子凝血活性（TF：A）测定：发色底物法，TF 与 FⅦ结合后激活 FX 转变为 FXa，后者可水解发色底物（如 S-2222）释放出对硝基苯胺（pNA），颜色深浅与血浆中 TF：C 呈正相关。pNA 在 405nm 波长有最大吸收峰。

2. 参考范围 血浆 TF：Ag 含量：30～220ng/L；血浆 TF：A：17%～98%。

3. 临床意义 TF 含量或活性增加见于深部静脉栓塞、急性心肌梗死、栓塞前状态及毒血症、感染性休克、严重创伤、急性呼吸窘迫综合征等。

第 5 节 抗凝物质检验

抗凝是机体防止血栓形成的重要功能，抗凝物质的种类可根据发生机制分为生理性的和病理性的。生理性抗凝物质最主要的有抗凝血酶（antithrombin antigen，AT）、组织因子途径抑制物（tissue factor pathway inhibitor activity，TFPI）、蛋白 C 系统：[包括蛋白 C（protein C，PC）、凝血酶调节蛋白（thrombomodulin，TM）、蛋白 S（protein S，PS）、活化蛋白 C 抑制物（activated protein C inhibitor，APCI）及内皮细胞蛋白 C 受体（endothelial protein C receptor，EPCR）]。病理性抗凝物质主要有肝素及类肝素物质、狼疮抗凝物质、凝血因子抑制物等。

一、血浆抗凝血酶测定

1. 实验原理

（1）抗凝血酶抗原（AT：Ag）含量测定：可采用 ELISA 或免疫火箭电泳法测定。

（2）抗凝血酶活性（AT：A）测定：发色底物法：在过量肝素和 FXa 存在条件下，待测血浆中 AT 与 FXa 形成无活性复合物，剩余的 FXa 水解发色底物并释放出黄色发色基团 pNA，其显色的深浅与剩余的 FXa 呈正相关，与待测血浆中 AT：A 呈负相关。

2. 参考范围 血浆 AT：Ag：290±30mg/L；血浆 AT：A：108%±5%。

3. 临床意义

(1) 遗传性 AT 缺乏：遗传性 AT 缺陷症分两型。Ⅰ型：交叉反应物质阴性（GRM⁻）型，血浆 AT：Ag 含量减少，AT：A 减低；Ⅱ型：GRM⁺型，血浆 AT：Ag 含量正常，AT：A 减低。

(2) 获得性 AT 缺乏：见于①AT 生成减少，如重型肝炎、肝硬化等；②AT 丢失增加，如肾病综合征；③AT 消耗增加，如血栓前期、DIC 早期及脓毒血症等；④新生儿期，因止血系统未成熟所致。

(3) AT 增高：白血病、血友病等急性出血期或服用抗凝药后 AT 可有增高。

二、血浆蛋白 C 测定

1. 实验原理

(1) 血浆蛋白 C 抗原（PC：Ag）含量测定：可采用 ELISA 或免疫火箭电泳法测定。

(2) 血浆蛋白 C 活性（PC：A）测定

1) 凝固法：向待测血浆中加入 PC 激活剂、FXII 活化剂、磷脂和钙离子，同时激活内源凝血途径和 PC 系统，测定 APTT。当不加 PC 激活剂时 APTT 会延长，延长程度与血浆 PC：A 呈正相关，由此计算出待测血浆 PC：A 相当于正常血浆的百分率。

2) 发色底物法：在待测血浆中加如 PC 激活剂，PC 被转化为活化蛋白 C（APC），后者水解发色底物并释放出发色基团 pNA，显色深浅与 PC：A 呈正相关。

2. 参考范围 血浆 PC：Ag：20.1%～102.5%；血浆 PC：A：13.2%～100.2%

3. 临床意义

(1) 含量与活性减低：见于①遗传性 PC 缺陷：Ⅰ型 PC：Ag，PC：A 均低；Ⅱ型中 PC：Ag 正常，PC：A 减低。②获得性 PC 缺乏，如肝病、DIC、维生素 K 缺乏症或使用抗凝药后等。

(2) 含量与活性增高：见于糖尿病、肾病综合征、急性炎症等。

三、血浆蛋白 S 测定

1. 实验原理

(1) 游离蛋白 S（free PS，FPS）抗原（FPS：Ag）含量测定

1) 胶乳颗粒凝集比浊法：将吸附补体 C4b 结合蛋白（C4BP）的胶乳颗粒与待测血浆混合，FPS 结合到 C4BP 胶乳颗粒上，再加入包被有抗人 PS 单克隆抗体的胶乳颗粒，两种胶乳颗粒在 FPS 的介导下发生凝集，凝集程度与血浆中 FPS 的含量呈正相关。

2) 免疫火箭电泳法：聚乙二醇能将血浆中与补体 C4 结合的 PS（C4BP-PS）沉淀，而 FPS 留在上清液中，用火箭电泳法测定上清液中 FPS。直接测定血浆 PS 可得出血浆总 PS（TPS）。

(2) 游离蛋白 S 活性（FPS：A）测定：采取凝固法，在待测血浆中加入组织因子、钙离子、磷脂和活化蛋白 C（APC），测定 PT。当不加 APC 时 PT 会延长，延长程度与血浆 FPS：A 呈正相关，由此计算出待测血浆 FPS：A 相当于正常血浆的百分率。

2. 参考范围 ①血浆 TPS：Ag：96.6%±9.8%；②血浆 FPS：Ag：101%±11.6%。

3. 临床意义

(1) 遗传性 PS 缺陷症：①Ⅰ型：TPS、FPS 和 PS：A 均减低；②Ⅱa 型：FPS：Ag、FPS：A 均减低，但 TPS：Ag 正常；③Ⅱb 型：FPS：A 减低，TPS：Ag 和 FPS：Ag 正常。

(2) 获得性 PS 缺乏：见于各种肝病、维生素 K 缺乏症、急性呼吸窘迫综合征等，也

见于服用抗凝药或避孕药后。

四、血浆组织因子途径抑制物测定

1. 实验原理 组织因子途径抑制物（TFPI）抗原（TFPI：Ag）含量测定可采用双抗体夹心 ELISA 法；组织因子途径抑制物活性（TFPI：A）测定可采用发色底物法。

2. 参考范围 ①血浆 TFPI：Ag：97.5±26.6μg/L；②血浆 TFPI：A：100%±5.0%。

3. 临床意义

（1）TFPI 增高：见于广泛性血管内皮损伤，如各种败血症、尿毒症等。妊娠期和老年人可轻度升高。在生理状况下，TFPI 是外源凝血途径的抑制剂，一旦缺陷将导致血液处于高凝状态。

（2）TFPI 减低：见于消耗过多所致，如各种原因所致 DIC、脓毒血症等。

五、血浆肝素及类肝素物质

1. 实验原理

（1）TT 纠正试验：向 TT 延长的血浆中加入一定量甲苯胺蓝，TT 明显缩短或恢复正常，提提示血浆中肝素或类肝素物质增多。

（2）血浆肝素定量测定：发色底物法：在待测血浆中加入过量的 AT（抗凝血酶）和 FXa，普通肝素可与 AT 形成复合物并灭活 FXa，剩余的 FXa 水解发色底物释放出发色基团 pNA，颜色深浅与血浆中肝素含量呈负相关。用标准曲线求出待测血浆肝素的浓度。

2. 参考范围

（1）TT 纠正试验：加入甲苯胺蓝后 TT 缩短 >5s，提示受检血浆中肝素或类肝素样物质增多，TT 缩短 <5s，排除肝素或类肝素样物质的因素。

（2）血浆肝素定量：1～9U/L。

3. 临床意义

（1）血液肝素增多：见于治疗用普通肝素，如抗凝治疗及体外循环、血液透析等。

（2）类肝素物质增多：见于严重肝病、系统性红斑狼疮、流行性出血热、过敏性休克等。肾上腺皮质肿瘤、多发性骨髓瘤等肿瘤细胞可分泌肝素样物质。

六、血浆狼疮抗凝物测定

1. 实验原理 狼疮抗凝物（lupus anticoagulation，LAC）是一组抗磷脂或磷脂与蛋白复合物的抗体，可以干扰磷脂依赖的止血反应和体外凝血试验。临床上有筛查试验和确证实验：①筛查试验：向受检血浆中加入钙离子、低浓度磷脂和 FX 激活剂（如 Russe Ⅱ 蛇毒试剂），血浆发生凝固，凝固所需时间称为 Russell 蛇毒时间（RVVT）；②确证实验：向 RVVT 明显延长的受检血浆（凝血因子缺陷或存在 LAC）中加入正常血浆后，RVVT 仍延长，提示 LAC 存在（若 RVVT 缩短或恢复正常，提示凝血因子缺陷），再加入高浓度的磷脂把 LAC 中和后，延长的 RVVT 缩短或恢复正常，确认血浆中存在 LAC。③标准化 LAL 比值（NLR）：计算筛查试验 RVVT 或确证实验 RVVT 与对照血浆 RVVT 的比值，得到筛查试验比值（SP）和确认试验比值（CR），用筛查除以确认比值得到标准化 LAC 比值（NLR），根据 NLR 的大小，判断待测血浆中有无 LAC。

2. 参考范围 血浆 LAC 为阴性。SR<1.2，NLR<1.2。

3. 临床意义　血浆 LAG 阳性见于系统性红斑狼疮、骨髓增生性疾病、某些病毒感染等。

七、血浆凝血因子抑制物测定

1. 实验原理

（1）混合血浆法：待测血浆与正常血浆按一定比例混合，在37℃温育一定时间后，检测混合血浆的凝血因子活性。如果待测血浆中含有凝血因子抑制物（factor inhibitor，FI）（如是 FⅧ抑制物），则混合血浆的凝血因子活性（如 FⅧ：C）将会降低。

（2）因子平行稀释法：把待测血浆和校准血浆进行系列稀释，可以降 FI 的抑制活性，使因子的凝血活性恢复。若待测血浆中含有 FI，则待测血浆和校准血浆的两条稀释曲线（凝固时间、因子活性）出现交叉，若不含 FI，则两条曲线平行，由此可判断待测血浆有无 FI。

2. 参考范围　阴性。

3. 临床意义　FI 是能中和血液各种凝血因子促凝血活性的循环自身抗体，患者的凝血因子与因子抑制物结合后被快速灭活，导致血浆凝血因子水平降低，出血风险增大。临床较常见的是 FⅧ抑制物，阳性者常见于反复输血、应用 FⅧ浓缩制剂的血友病患者及某些自身免疫性疾病患者。

第 6 节　纤溶活性检验

一、血浆纤溶酶原测定

1. 实验原理

（1）纤溶酶原（plasminogen，PLG）抗原（PLG：Ag）含量测定

1）ELISA 法：将两种抗纤溶酶原抗体分别包被成固相抗体和酶标抗体，用酶标仪作定量检测。

2）免疫扩散法：把待测血浆加到含抗 -PLG 抗体血清的琼脂糖扩散板中，自然扩散一定时间后，测定抗原抗体反应沉淀弧的直径，直径与 PLG：Ag 含量呈正相关。

（2）纤溶酶原活性（PLG：A）测定：采取发色底物法，向待测血浆中加入过量的链激酶（SK）和发色底物，生成 PLG-SK 复合物并水解发色底物释出 pNA 而显色，颜色深浅与纤溶酶含量呈正相关。

2. 参考区间　血浆 PLG：Ag：230～340mg/L；血浆 PLG：A：75%～150%。

3. 临床意义

（1）PLG 减低：见于①纤溶活性增强，PLG 消耗过多，如原发性和继发性纤溶亢进、溶栓治疗、DIC 等；②PLG 生成减少，如重型肝炎、肝硬化等；③先天性纤溶酶原缺乏症。

（2）PLG 增高：纤溶活性降低，见于血液高凝状态和血栓性疾病等。

二、血浆 α_2- 抗纤溶酶测定

1. 实验原理

（1）α_2- 抗纤溶酶抗原（α_2-antiplasmin antigen，α_2-AP：Ag）测定：可采用 ELISA 法、凝胶电泳或免疫比浊法测定。

(2) α_2-抗纤溶酶活性（α_2-antiplasmin activity，α_2-AP：A）测定：发色底物法：同待检血浆中加入过量的纤溶酶（PL），使之与 α_2-抗纤溶酶（α_2-AP）形成复合物，剩余的 PL 作用于发色底物而显色，颜色深浅与血浆中 α_2-AP：A 呈负相关。

2. 参考区间　①血浆 α_2-AP：Ag：60～100mg/L；②血浆 α_2-AP：A：95.6%±12.8%。

3. 临床意义

(1) α_2-AP 增高：见于血栓形成、恶性肿瘤等。

(2) α_2-AP 减低：见于①获得性 α_2-AP 缺乏，如肝病、DIC、某些细菌感染（白细胞酶水解 α_2-AP）、溶栓治疗等；②先天性 α_2-AP 缺乏症；③生理变化，如妊娠、分晚后和月经期。

三、血浆组织型纤溶酶原激活物测定

1. 实验原理

(1) 组织型纤溶酶原激活物抗原（tissue plasminogen activator antigen，t-PA：Ag）测定：一般采用双抗体夹心 ELISA 法。

(2) 组织型纤溶酶原激活物活性（tissue plasminogen activator activity，t-PA：A）测定：向待测血浆中加入过量纤溶酶原和纤维蛋白共价物，t-PA 可吸附于纤维蛋白上，使纤溶酶原转变为纤溶酶，后者水解发色底物并显色，颜色的深浅与 t-PA：A 呈正相关。

2. 参考范围　血浆 t-PA：Ag：1～12μg/L；血浆 t-PA：A：（0.3～0.6）活化单位/ml。

3. 临床意义

(1) 纤溶亢进：见于原发性与继发性纤溶亢进症，如 DIC 等。

(2) 纤溶活性减低：见于血栓前状态与血栓性疾病，如深静脉血栓形成、动脉血栓形成、缺血性脑梗死、高脂血症等。

(3) 溶栓治疗监测：静脉注射 t-PA 20min 后，血浆 t-PA：Ag 或 t-PA：A 达到参考范围上限的 2 倍有较好疗效。

四、血浆纤溶酶原活化抑制物测定

1. 实验原理

(1) 纤溶酶原活化抑制物含量（plasminogen activator inhibitor concentration，PAI：C）测定：向待测血浆中加入过量的 t-PA，使之与血浆中的 PAI 生成 1：1 的 t-PA-PAI 复合物，然后进行聚丙烯酰胺凝胶电泳，同时与已知 PAI 标准品比较并确定 t-PA-PAI 复合物的电泳位置区带，经凝胶电泳密度扫描仪分析可得 PAI：C。

(2) 纤溶酶原活化抑制物活性（PAI：A）测定：向待测血浆中加入过量的 t-PA 和 PLG，部分 t-PA 与血浆中的 PAI 形成 1：1 的复合物，剩余的 t-PA 激活 PLG 转化为 PL，PL 水解发色底物并释放 pNA，颜色深浅与 PAI 负相关。在 405nm 波长下测定 pNA 的吸光度可计算出血浆 PAI：A。

2. 参考范围　①血浆 PAI：C：4～43ng/ml；②血浆 PAI：A：（0.1～1.0）抑制单位/ml。

3. 临床意义

(1) PAI 升高：见于血栓形成或风险增加，如深静脉栓塞、心肌梗死等。

(2) PAI 减低：提示出血风险增加，见于严重肝病、急性感染、恶性肿瘤及原发性高血压、高脂血症等。

第十九章 血栓与止血检验的基本方法

第7节 血栓与止血筛选试验的临床应用

出血与止血是机体血液凝固和血液凝固调节的动态平衡结果，若止血、血液凝固活性增强或血液凝固调节机制活性减弱，将会导致血栓前状态或血栓形成。反之便会致低凝状态或出血倾向。血栓与止血的基本检验方法，为血栓和出血性疾病的诊断和药物治疗的监测提供必要的依据。

一、一期止血缺陷筛选的检验

一期止血缺陷是指血管壁和血小板异常所引起的止血功能缺陷，出血时可选择血小板（PLT）计数、出血时间（BT）进行分辨。

1. PLT、BT 均正常 多数是由于单纯血管壁通透性和（或）脆性增加所致的血管性紫癜，如过敏性紫癜、遗传性出血性毛细血管扩张症和单纯性紫癜等。这类出血其相关的实验室检查常为阴性或缺乏特异性。

2. PLT 减少、BT 延长 多数是由于血小板数量减少所引起的血小板减少性紫癜，如原发性和继发性血小板减少性紫癜。此类情况可选择血小板寿命测定和血小板表面相关抗体测定，如两者阳性可为特发性血小板减少性紫癜（ITP）；血小板表面相关抗体测定阴性、血小板寿命测定阳性则为 DIC、血栓性血小板减少性紫癜（TTP）、溶血性尿毒综合征（HUS）、脾亢等；两者均阴性则为其他继发性血小板减少性紫癜。

3. PLT 正常、BT 延长 多数是由于血小板功能异常或某些凝血因子缺乏所引起的出血性疾病，如遗传性、获得性血小板功能异常症或血管性血友病（vWD）、低（无）纤维蛋白原症。血小板黏附试验减低，伴有血小板膜糖蛋白Ⅰb/Ⅸ缺乏者，可诊断为巨大血小板综合征；血小板聚集试验减低伴血小板膜糖蛋白Ⅱb/Ⅲa缺乏者，可诊断为血小板无力症；有明确原发病因者，一般都是获得性血小板功能异常。

4. PLT 增多、BT 延长 常见于原发性和继发性血小板增多症。

二、二期止血缺陷筛选的检验

二期止血缺陷是指血液凝固和抗凝功能异常所引起的止血功能缺陷，出血时可选择血浆活化部分凝血活酶时间（APTT）、血浆凝血酶原时间（PT）进行分辨。

1. APTT、PT 均正常 当血栓与止血改变处在正常或代偿阶段，若临床上出现较明显的延迟性出血，则见于遗传性和获得性 FⅧ缺乏症。

2. APTT 延长、PT 正常 多数是由于内源性凝血途径缺陷所引起的出血性疾病，如血友病 A、B 和 FⅪ缺乏症。可进一步做凝血酶原消耗试验和 STGT 及其纠正试验来判断 FⅧ、FⅨ、FⅪ哪个有缺陷，或直接测定 FⅧ：C、FⅨ：C、FⅪ：C 水平。FⅫ缺乏者可为 APTT 延长和 PT 正常，但出血不明显。

3. APTT 正常、PT 延长 多数是由于外源性凝血途径缺陷所致的出血性疾病，如遗传性和获得性 FⅦ缺乏症。可用 PT、RVVT 联合测定判断是否有 FⅦ缺乏，如 PT 延长，RVVT 正常，则为 FⅦ缺乏，也可以直接测定血浆 FⅦ：C 加以判断。

4. APTT、PT 均延长 多数是由于共同途径的一个或多个凝血因子缺陷所致的出血性疾病，如遗传性和获得性 FX、FV 缺乏症、凝血酶原缺乏症和纤维蛋白原缺乏症等。而鉴别它们最可靠的方法是直接测定 FⅡ：C、FV：C 和 FX：C。

应用肝素时，APTT 延长，口服抗凝剂时，PT 延长，病理性抗凝物质增多时，APTT、PT 均可异常发现，应加以鉴别。

▶▶ 三、纤溶活性增强的筛选检验

纤溶活性增强指纤维蛋白（原）和某些凝血因子被纤溶酶异常降解所引起的止血功能缺陷，出血时可选用纤维蛋白（原）降解物（FDP）和 D-二聚体（D-D）作为筛检试验进行分辨。

1. FDP、D-D 均阴性　表示纤溶活性正常，出血原因与纤溶活性异常无关。

2. FDP 阳性、D-D 阴性　纤维蛋白原被降解而纤维蛋白未被降解，即原发性纤溶，可见于肝病、纤溶初期、类风湿等。

3. FDP 阴性、D-D 阳性　这种情况多数为 FDP 假阴性。

4. FDP、D-D 均阳性　纤维蛋白原和纤维蛋白同时被降解，见于继发性纤溶，如 DIC 和溶血栓治疗后。

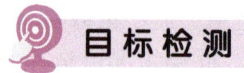

目标检测

选择题

1. 下列说法正确的是
   A. 一期止血缺陷是指血液凝固和抗凝功能异常所引起的止血功能缺陷
   B. 一期止血缺陷是指血管壁和血小板异常所引起的止血功能缺陷
   C. 二期止血缺陷是指血液凝固和血小板异常所引起的止血功能缺陷
   D. 二期止血缺陷是指血管壁和抗凝功能异常所引起的止血功能缺陷
   E. 二期止血缺陷是指纤维蛋白(原)和某些凝血因子被纤溶酶异常降解所引起的止血功能缺陷

2. 一期止血缺陷常用的筛查试验是
   A. PLT、PT　　　　B. BT、PT
   C. APTT、PT　　　D. APTT、CT
   E. PLT、BT

3. 纤溶活性增强的筛选检验是
   A. PLT、FDP、BT　　B. FDP、PT
   C. FDP、D-D　　　　D. BT、D-D
   E. FDP、BT、CT

4. 哪项用于鉴别原发或继发性纤溶亢进
   A. FDP、D-D　　　B. TT、3P 试验
   C. ELF、FDP　　　D. TT、ELF
   E. 纤溶酶原、D-D

5. PT、APTT 同时延长，哪组凝血因子有缺陷
   A. TF、FVⅡ　　　　B. FⅠ、FⅡ、FV、FX
   C. PK、HMWK　　　D. Ⅷ、Ⅸ、Ⅺ
   E. Ⅸ、Ⅺ、Ⅻ

6. 过敏性紫癜时，一期筛查为
   A. PLT 增多、BT 延长　B. PLT 正常、BT 延长
   C. PLT 减少、BT 延长　D. PLT、BT 均正常
   E. PLT 减少、BT 均正常

7. PLT 减少、BT 正常一般见于
   A. ITP　　　　B. TTP
   C. vWD　　　D. DIC
   E. 临床少见

8. APTT 延长，PT 正常不见于哪种情况
   A. 血友病 A　　　B. 血友病 B
   C. FⅪ缺乏症　　D. FⅦ缺乏症
   E. FⅫ缺乏

9. APTT、PT 均延长以下哪种除外
   A. FⅣ缺乏　　　B. FX 缺乏症
   C. FV 缺乏症　　D. 凝血酶原缺乏症
   E. 纤维蛋白原缺乏症

10. FDP 阴性、D-D 阳性一般多为哪种情况
    A. 肝病　　　　B. 纤溶初期
    C. 类风湿　　　D. 系统性红斑狼疮
    E. 多数为 FDP 假阴性

（赵景颁）

第二十章 出血性疾病概述

学习目标
1. 掌握：出血性疾病的分类。
2. 熟悉：出血性疾病的临床表现。
3. 了解：出血性疾病的诊断与治疗。

出血性疾病是以出血为突出临床表现的一类疾病，由止血、凝血、纤溶系统功能等障碍引起，有原发性、先天性的，有继发于各种疾病的，发生机制各不相同，诊断和防治也有差别。本章将对出血性疾病的分类、临床表现、诊断及防治作概括阐述。

第1节 出血性疾病的分类

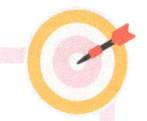

止血、凝血功能障碍，抗凝过度、纤溶亢进是引起出血的基本原因，因此，根据病因可把出血性疾病分为五大类，即血管因素所致、血小板因素所致、凝血因子异常所致、病理性循环抗凝物质所致、纤溶亢进所致。某些出血为综合因素所致，如 DIC。

一、血管因素引起的出血性疾病

1. 先天性或遗传性血管壁或结缔组织异常引起 主要有遗传性出血性毛细血管扩张症、Ehlers-Danlos 综合征、弹性假黄瘤、先天性成骨不全等。

2. 获得性血管壁结构受损所引起 此类疾病又称为血管性紫癜，有以下几种。

（1）感染性紫癜：见于①细菌感染，如流行性脑脊髓膜炎、猩红热等；②病毒感染，如肾综合征出血热、麻疹、水痘等；③立克次体病，如斑疹伤寒。

（2）药物性紫癜：如奎宁、磺胺类、某些抗生素等引起的紫癜。

（3）机械性紫癜：毛细血管内压增高所致，如直立性紫癜、阵咳引起的紫癜等。

（4）代谢性紫癜：有类固醇性紫癜、老年性紫癜、维生素 C 缺乏症引起的紫癜等。

（5）过敏性紫癜：超敏反应所引起紫癜。

（6）其他：皮肤病伴发的紫癜，如 Schamberg 病；异常蛋白血症伴发的紫癜，如良性高丙球蛋白血症性紫癜、冷球蛋白血症性紫癜、淀粉样变性紫癜；原因不明的血管性紫癜，如单纯紫癜等。

二、血小板因素引起的出血性疾病

1. 血小板减少引起紫癜

（1）原发性和继发性巨核细胞减少或无核细胞性血小板减少症。

（2）免疫性血小板减少：①特发性血小板减少性紫癜；②继发性免疫性血小板减少性紫癜，如同种免疫性血小板减少性紫癜、输血后紫癜、结缔组织病所致免疫性血小板减少症性紫癜、药物性免疫性血小板减少性紫癜。

（3）血小板破坏过多所致血小板减少：如溶血尿毒症综合征性紫癜和血栓性血小板减少性紫癜。

（4）分布异常所致血小板减少，有脾功能亢进所致和低温麻醉时所致。

2. 血小板功能缺陷引起的出血性疾病

（1）遗传性或先天性血小板功能缺陷：主要有巨血小板综合征、先天性血小板膜糖蛋白（GPⅠb、GPV、GPⅨ）缺失、血小板 GPⅠa 缺乏症、血小板无力症、血小板缺乏致密颗粒及致密颗粒分泌物缺乏、灰色血小板综合征、血小板活化缺陷、血小板对 TXA_2 反应障碍、血小板因子1缺乏症、血小板型血管性血友病。

（2）获得性血小板功能缺陷：常为多种功能障碍并存，见于尿毒症、骨髓增生性疾病、药物所引起的血小板功能缺陷、异常蛋白血症、肝病等。

三、凝血因子异常引起的出血性疾病

1. 遗传性或先天性凝血因子缺乏 包括血友病类如血友病 A（FⅧ缺乏或功能缺陷）和血友病 B（FⅨ缺乏或功能缺陷），纤维蛋白原病如无纤维蛋白原血症和低纤维蛋白原血症及异常纤维蛋白原血症、凝血酶原缺乏症及异常凝血酶原血症、FV 缺乏症、FⅦ缺乏及异常 FⅦ血症、FX 缺乏及异常 FX 血症、FXI 缺乏症（血友病 C）、FXⅡ缺乏症、FXⅢ缺乏症、血管性血友病（vWF 量和结构异常）、遗传性高相对分子质量激肽原缺乏症、遗传性激肽释放酶原缺乏症。

2. 获得性凝血因子缺乏 包括①依赖维生素 K 凝血因子缺乏，如新生儿出血症、阻塞性黄疸、维生素 K 吸收障碍、食物源性维生素 K 缺乏、应用双香豆素类药、服用抗菌药物引起的肠道灭菌综合征等；②严重肝脏病引起的多种凝血因子缺乏；③因破坏或消耗过多引起的凝血因子缺乏，如 DIC；④输入大量库血可引起的 FV 缺乏；⑤巨球蛋白血症所致凝血因子功能障碍等。

四、病理性抗凝物质所致出血性疾病

遗传性抗凝物质 抗胰蛋白酶（α_2-AT）Pittsburg 为 α_2-抗胰蛋白酶变异型，具有抗凝血作用，是一种遗传性疾病。

获得性抗凝物质 有凝血因子抑制物，此类一般为凝血因子的抗体或纤维蛋白肽 A、纤维蛋白单体聚合抑制物，还有肝素样抗凝物质及狼疮抗凝物质等。

五、纤溶亢进引起的出血性疾病

1. 遗传性纤溶亢进 有遗传性 α_2-纤溶酶抑制物缺乏症、先天性纤溶酶原激活剂抑制物 PAI-1 缺乏症。

2. 获得性纤溶亢进

（1）原发性纤溶亢进：各种原因导致大量纤溶酶原激活剂释放入血，如组织受损、注射溶栓剂、急性早幼粒细胞白血病、癌肿转移、体外循环等，或肝病使 $α_2$-PI 形成减少，PA 火活减少。

（2）继发性纤溶亢进：见于 DIC。

第2节 出血性疾病的临床表现

1. 皮肤

（1）瘀点：如针头大小呈细点状，色红或紫红，压之不退色，可自行消退，不留痕迹，多分布在四肢及躯干，面部较少。发生原因主要是由于血小板数量减少或功能障碍，致使毛细血管通透性、脆性增高，造成红细胞渗出于皮下。主要见于各种原因所引起的血小板减少、血小板无力症等血小板功能缺陷性疾病，以及有些血管因素所致的出血，如流行性出血热、药物性血管性紫癜、过敏性紫癜等。某些病灶因伴有血管扩张与血浆渗出，出血疹会隆起高于皮肤，色暗红，分布在下肢及躯体下垂部位。

（2）瘀斑：大于瘀点呈小片状，大小不等，紫红色，压之不褪色，不隆起皮肤，消退时，转变为黄褐色再消失，不留痕迹，可分布在四肢或躯干易受压或碰撞的部位。发生机制与瘀点相同，常见于血管性紫癜和严重血小板减少性紫癜或中度以下凝血因子缺乏，若血中出现抗凝物质（如肝素样抗凝物质、肝素用量过大）或纤溶亢进（如原发性或继发性纤溶酶形成过多）时，瘀斑会扩大或融合为大片状皮下淤血。

2. 黏膜 瘀点常出现在口腔黏膜、舌黏膜，可有鼻出血、牙龈渗血，一般见于严重的血小板减少性紫癜。

3. 肌肉 肌肉组织的出血表现为肌肉血肿，多发生于小腿或大腿、腰部的肌肉，血肿肌肉可有肿痛感觉。若出血量不多血肿可自行吸收而消失，若反复出血，在骨膜下、肌腱及筋膜下出血，则可在局部形成出血性囊肿，体积逐渐增大，引起周围组织受压破坏形成假肿瘤。如腰肌囊肿巨大者可压迫肾脏、输尿管，破坏盆骨骨质。肌肉血肿常因用力过度或在外伤后发生，也可无明显诱因发生肌肉血肿，一般见于凝血因子严重缺乏如重型血友病患者。

4. 关节 关节出血为关节腔内及关节周围组织出血，引起关节肿胀、疼痛、肌肉痉挛、关节活动受限，局部红热。在多数出血并不能完全被吸收，且反复出血，血中白细胞所释放的酶及血液中的其他成分刺激和损伤组织，引起慢性炎症，致使关节滑膜增厚、纤维化、僵硬、畸形，类似慢性关节炎，最后骨质破坏、关节挛缩、肌肉萎缩，关节丧失功能。出血常发生在关节腔较大的关节，如膝、踝、髋、肘、腕、肩等关节，常发生于用力、外伤、运动过量等之后。关节出血一般仅见于重型血友病（A、B）患者，也是该病的特征性表现。其他遗传性或先天性重型凝血因子缺乏症中也可见关节出血。

5. 消化道、泌尿道 出血较少时仅为大便或小便隐血试验阳性，较多时可见血尿、血便，持续出血者出现贫血表现。出血可发生在各种出血性疾病，如严重的血小板减少症、遗传性和获得性凝血因子缺乏症、血中抗凝物质增多及纤溶亢进。

6. 脑部 发生颅内出血可出现头疼、恶心、意识障碍、抽搐或惊厥等，可因呼吸或循环衰竭而致死。颅内出血一般发生在严重的血小板减少症、凝血因子严重缺乏、血中抗凝物质过多或纤溶亢进的患者中。

第3节 出血性疾病的诊断

出血性疾病的诊断要根据病史、临床表现和实验室检查结果综合分析。

1. 病史与临床表现 存在下列情况的出血应考虑出血性疾病。

（1）出血常发易发、伤口出血难止、多处出血，没有明确的诱发出血的局部原因。

（2）自幼有出血史和（或）有家族出血史；或原有可引起出血的疾病如肝病、尿毒症、结缔组织病等。

2. 实验室检查 出血检验在临床上作为出血性疾病诊断、鉴别诊断、病情分析、疗效观察、用药监测及预后评估的重要依据，对出血性疾病有重要意义，有关实验检查的应用已在"第十九章血栓与止血检验的基本方法"中详细阐述，此处不再赘述。

第4节 出血性疾病的治疗

主要针对病因进行治疗及对症治疗，包括避免应用肝素，禁用抗血小板功能药物，避免外科手术、肌内注射等。血管因素引起的出血：卡巴克络，大量维生素C等；血小板功能障碍疾病：升血小板药，输注血小板；凝血因子缺乏性疾病：输注凝血因子。

目标检测

选择题

1. 溶栓治疗的有效指标是
   A. PT   B. APTT
   C. BT   D. PLT
   E. D-D

2. 哪项不符合过敏性紫癜的叙述
   A. 出血性毛细血管中毒症
   B. 变态反应性疾病
   C. 血小板和凝血因子异常性疾病
   D. 血管壁脆性和通透性增加所致
   E. 好发于青春期和儿童期

3. 下列感染性紫癜哪个是细菌感染所致
   A. 猩红热   B. 流行性出血热
   C. 麻疹   D. 水痘
   E. 斑疹伤寒

4. 输血后紫癜属于哪种原因的血小板减少所致
   A. 先天性的   B. 免疫性的
   C. 血小板消耗过多   D. 血小板分布异常
   E. 血小板功能异常

5. 不会引起依赖维生素K凝血因子缺乏的是
   A. 新生儿出血症   B. 阻塞性黄疸
   C. 应用双香豆素类药   D. 输入大量库血
   E. 服用抗菌药物引起的肠道灭菌综合征

6. 哪组凝血因子没有遗传性或先天性缺乏症
   A. Ⅰ、Ⅱ   B. Ⅲ、Ⅳ
   C. Ⅴ、Ⅶ   D. Ⅸ、Ⅹ
   E. Ⅻ、ⅩⅢ

7. 继发性纤溶亢进一般见于
   A. 组织受损
   B. 急性早幼粒细胞白血病
   C. 癌肿转移
   D. 体外循环
   E. DIC

8. 不属于瘀斑特征的是

A. 紫红色小片状　　B. 大小不等
C. 压之不退色　　　D. 隆起皮肤
E. 消退不留瘢痕

9. 关节出血最常发生在哪种疾病
   A. 流行性出血热　　B. 药物性血管性紫癜
   C. 过敏性紫癜　　　D. 重型血友病
   E. DIC

10. 能增强血小板黏附功能，缩短出血时间，加速血块收缩，减低毛细血管通透性的是
    A. 芦丁　　　　　B. 酚磺乙胺
    C. 卡巴克络　　　D. 维生素
    E. 泼尼松

（赵景颀）

第5节　血 友 病

案例 20-1

患者，男，18 岁，因"左膝关节肿胀疼痛 2 天"入院，自幼年起经常出现活动时或轻微损伤后皮肤血肿，有时伴关节轻微肿胀，经输血、止血后可以缓解。母亲家族中有类似患者。

查体：体温 36.7℃，脉搏 96 次/分，呼吸 19 次/分，血压 128/88mmHg。一般情况良好，轻度贫血貌，皮肤无出血点，心肺无异常，腹软，肝脾肋下未触及，左膝关节肿胀，无红热，活动受限，余无异常发现。血常规：WBC9×10^9/L，N89%，Hb92g/L，RBC4×10^{12}/L，PLt：189.00×10^9/L；凝血 5 项：CT15min，APTT84s，PT12s，TT16s，BT6min。

问题：
1. 关节出血原因是什么？
2. 诊断该病的依据是什么？
3. 该病进一步检查有哪些？

▶▶ 一、概述

血友病是由于遗传性凝血因子Ⅷ（FⅧ）或Ⅸ（FⅨ）基因缺陷，造成血浆 FⅧ 和 FⅨ 含量不足或功能缺陷，引起的一组终生出血的凝血障碍性疾病，患病者通常为男性。西方国家血友病患病率为（5～10）/10 万人口，我国大概为（0.5～1）/1 万人口。

▶▶ 二、病因与发病机制

血友病 A/B 是一种性联隐性遗传性疾病，其遗传基因位于 X 染色体上，男性患者具有一条含致病突变基因的 X 染色体，不能控制 FⅧ/FⅨ 促凝活性的正常合成，即产生了 FⅧ/FⅨ 分子结构缺陷或蛋白含量减少，导致程度不一的出血症状。女性如含有一条突变基因的 X 染色体，因尚有另一条正常的 X 染色体，故其本身多无出血的临床表现，但其所携带的致病突变基因可以遗传给下一代，即为女性携带者。

▶▶ 三、遗传方式

以 X^o 表示血友病 A/B 染色体，X^{o}Y 表示男性血友病 A/B 患者，XY 表示正常男性染色体，XX 表示正常女性染色体，X^{o}X 表示女性携带者的染色体，X^{o}X^o 表示女性血友病

A/B 患者的染色体。血友病 A/B 遗传方式理论上有以下 4 种可能（图 20-1）：

第一种，血友病 A/B 与正常女性结婚，他们所生的儿子中无血友病 A/B 患者，但所生女儿 100% 成为血友病 A/B 患者携带者。

第二种，正常男子与血友病 A/B 携带者结婚，他们所生的儿子中发生血友病 A/B 的可能性为 50%，所生女儿成为血友病 A/B 携带者的可能性也有 50%。

第三种，血友病 A/B 男患者与携带血友病 A/B 的女子结婚，他们所生的子女中血友病 A/B 男患者、血友病女患者、携带血友病 A/B 的女儿及正常儿子的比例均为 25%，但这种概率只有 1/100 万。

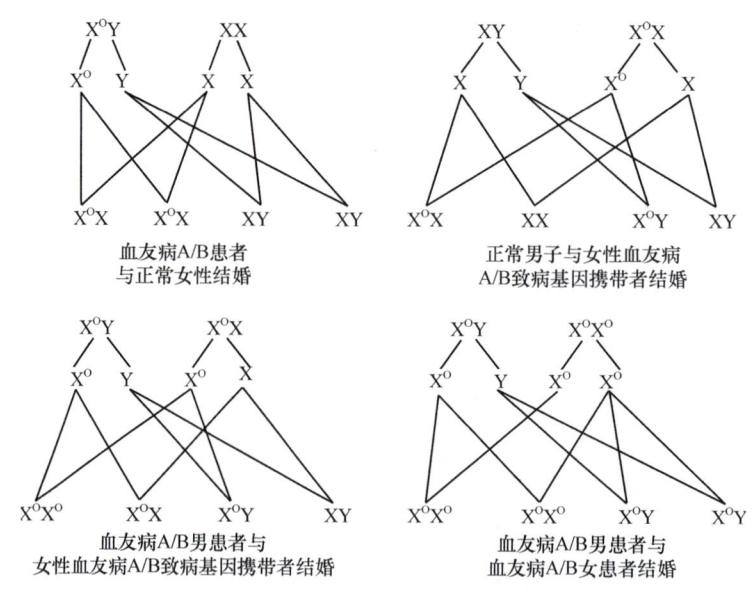

•• 图 20-1 血友病 A/B 的遗传方式 ••

第四种，血友病 A/B 男患者与血友病 A/B 女患者结婚，他们所生的子女均为血友病 A/B 患者，这种可能性更少。

此外，文献报道，约 30% 血友病 A/B 患者的发病是由于自发性基因突变所致，这种非上代遗传的血友病 A/B 仍可遗传给下代。

▶▶ 四、临床表现

主要表现为自幼反复发生异常出血，重型患者可在出生后即发病，而轻型患者可较晚发病，甚至成年后发病。出血可为自发性出血，也可轻微外伤或手术后过度出血。重症患者大多出血部位多、程度重、频率高。出血多为缓慢持续性出血，常见的出血部位有关节、肌肉和软组织、口腔、牙龈、鼻腔、消化道和泌尿生殖道等，其中关节出血最具特点，形成血友病关节炎，最终致残。致死性出血主要见于神经系统出血、消化道出血、颈部和喉部出血、严重外伤等。

▶▶ 五、实验室检查

1. 筛选试验 活化部分凝血活酶试验（APTT）是内源性凝血系统敏感的筛选试验，血友病时可延长。

2. 纠正试验 在20世纪六七十年代常用简易凝血活酶生成试验（STGT）及纠正试验诊断血友病。

3. 确诊试验（凝血因子的活性测定） 自20世纪80年代以来已广泛应用于临床。

(1) FⅧ：C/ⅨC活性检测：血友病A时FⅧ：C活性明显降低，血友病B时FⅨ：C活性明显降低。

(2) vWF的抗原含量正常。

▶▶ 六、诊断和鉴别诊断

1. 诊断 血友病临床表现是本病诊断的重要组成部分。根据出血部位、出血性质和家族中有相同患者的情况，有助于本病的诊断和鉴别诊断。

根据FⅧ：C/Ⅸ：C活性检测结果将血友病分为重、中、轻三型。

(1) 重型：FⅧ：C/Ⅸ：C的活性<1%，多于2岁以前发病，自发出血部位主要为关节和肌肉，出血症状重，致残率高。

(2) 中间型：FⅧ：C/Ⅸ：C的活性在1%~5%，出血症状相对较轻，多于童年期以后发现，偶尔自发出血，外伤或手术后严重出血，可有关节腔出血，但其程度和频度均较轻，一般不留关节畸形。

(3) 轻型：FⅧ：C/Ⅸ：C的活性在5%~40%，出血症状轻微，多于青年期以后，或于外伤、手术、拔牙时出血不止而被发现，轻型病例可胜任一般的体力劳动。

2. 鉴别诊断 血友病A应与血管性血友病鉴别。

▶▶ 七、治疗

血友病A/B的治疗原则是综合性的，以替代治疗为主，补充所缺乏的凝血因子，其次是加强自我保护，避免肌内注射，预防损伤出血；尽量有效地处理血友病的出血，避免并发症的发生和发展；对血友病患者手术前，务必做好各方面的准备；禁服阿司匹林、非甾体消炎药及其他可能干扰血小板聚集的药物；所有血友病患者都应在血友病诊治中心登记，进行定期的随访和得到医师的指导。

> **链接**
> 获得性血友病是指在某些原发病的基础上发生的凝血因子功能异常伴随着临床出血的疾病，男女均可发病，无出血性疾病的家族史和既往史，其发生率远远高于遗传性凝血因子缺陷，由于原发病各有不同，发病机制也复杂得多，但共同点是凝血因子功能减低。

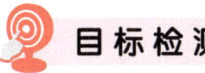

目标检测

1. 血友病是X染色体上隐性基因遗传病。某男孩为血友病患者，但他的父母、祖父母、外祖父母均正常。血友病基因在该家族中传递的顺序是

 A. 外祖父—母亲—男孩

 B. 外祖母—母亲—男孩

 C. 祖父—父亲—男孩

 D. 祖母—父亲—男孩

2. 下面哪些有关血友病的描述是错误的

 A. 血友病A较为常见

 B. 血友病A是性联隐性遗传性疾病

 C. 血友病A遗传基因位于Y染色体

 D. 血友病A只有男性发病，女性都不可能发病

3. 血友病患者，FⅧ：C为0.5%（正常对照为98%），FⅧ：Ag为3%（正常对照为98%），可确诊为
   A. 重型血友病甲　　B. 重型血友病乙
   C. 中型血友病甲　　D. 中型血友病乙
   E. 轻型血友病甲
4. 血友病A实验室检查中，错误的一项是
   A. 凝血时间延长
   B. 出血时间延长
   C. 活化部分凝血活酶时间延长
   D. 血小板计数正常

（曾小菁）

第6节　免疫性血小板减少症

案例 20-2

患者，女，38岁，因"月经量增多2⁺月，皮肤出血点2天，"入院，无咳嗽、咳痰，无畏寒发热，无胸痛胸闷。

体查：体温36.3℃，脉搏96次/分，呼吸22次/分，血压120/80mmHg。一般情况良好，四肢皮肤散在出血点，心肺无异常，腹软，肝脾肋下未触及，余无异常发现。血常规：WBC9×10^9/L，N88.2%，Hb112.00g/L，RBC4×10^{12}/L，PLt36.00×10^9/L；骨髓细胞学检查：骨髓增生明显活跃，粒系、红系增生活跃，各阶段比值及形态大致正常，成熟红细胞大小形态大致正常，全片巨核细胞420个，分类原巨核细胞占2%，幼稚巨核细胞占6%，颗粒型巨核细胞占91%，产板型巨核细胞占1%，巨核细胞可见成熟障碍表现，血小板散在少见。

问题：

1. 出血原因是什么？
2. 该病的诊断依据是什么？
3. 明确诊断该病进一步检查有哪些？

▶▶ 一、概述

免疫性血小板减少症既往亦称特发性血小板减少性紫癜（idiopathic thrombocytopenic purpura，ITP），是一种获得性自身免疫性出血性疾病，约占出血性疾病总数的1/3。成人发病率免疫性血小板减少症为（5～10）/10万，育龄期女性发病率高于男性，60岁以上老年人是该病的高发群体，我国尚无ITP发病的流行病学资料。一般认为该病的发生是由于自身抗体致敏的血小板被单核/巨噬细胞系统过度破坏。

▶▶ 二、发病机制

近年来，ITP发病机制研究取得了一系列重要进展，欧美患者提出了一系列新观点。在体液免疫机制方面，提出了自身抗体介导的巨核细胞数量和质量异常；在细胞免疫机制方面，提出了细胞毒T细胞直接溶解血小板和抗原特异性T细胞免疫失耐受等新见解。体液和细胞免疫介导的巨核细胞数量和质量异常，血小板生成不足。阻止血小板过度破坏和促血小板生成已成为ITP现代治疗不可缺少的重要方面。

三、临床表现

临床以皮肤黏膜出血为主，严重者有内脏出血，甚至颅内出血，出血风险随年龄而增加。部分患者仅有血小板减少，没有出血症状。

1. 急性型

(1) 儿童多见；

(2) 最常见于冬春季节，80%以上发病前 1~2 周有感染史，以上呼吸道感染多见，多为病毒感染；

(3) 起病急骤；

(4) 皮肤黏膜出血较严重，严重者有内脏黏膜出血，如消化道、泌尿道、阴道出血，甚至发生致命性的颅内出血，表现为意识障碍、瘫痪、抽搐等；

(5) 肝脾及浅表淋巴结不大；

(6) 可自发缓解，病程一般少于半年。

2. 慢性型

(1) 成年人多见；

(2) 起病缓慢，有长期皮肤黏膜反复出血及女性月经过多，病程多在半年以上；

(3) 出血症状相对较轻；

(4) 一般脾脏不大；

(5) 病程长，反复发作可迁延数年，自行缓解较少。

四、实验室检查

1. 血常规 血小板计数不同程度的减少，血小板大小及形态异常。

2. 骨髓检查 主要是巨核细胞系的改变。①骨髓巨核细胞数量增加或正常，但能产生血小板的巨核细胞数量明显减少或缺乏。②突出变化是巨核细胞的核质成熟不平衡，胞质中颗粒减少，并出现空泡、变性等（图 20-2）。

(1) 急性型巨核细胞数量正常或增多，以幼稚型为主。

(2) 慢性型巨核细胞数量增多或正常，以颗粒型为主，血小板生成减少。

3. 诊断 ITP 的特殊检查

(1) 血小板抗体的检测：包括 PAIgG、PAIgM、PAIgA、PAC$_3$ 测定，其中 80% 以上患者有 PAIgG 增高。

(2) 血小板寿命测定：均表现为血小板破坏过多，寿命缩短。

(3) 抗血小板膜糖蛋白自身抗体：流式微球技术检测血小板膜表面糖蛋白特异性自身抗体，对 ITP 诊断的敏感性、特异性较高，对治疗及预后也有一定临床指导意义。

(4) 血小板生成素（TPO）水平检测：可以鉴别血小板生成减少（TPO 水平升高）和血小板破坏增加（TPO 正常）。

五、诊断

ITP 诊断是临床排除性诊断，其诊断要点如下：

(1) 至少 2 次检查血小板计数减少，血细胞形态无异常。

(2) 脾脏一般不增大。

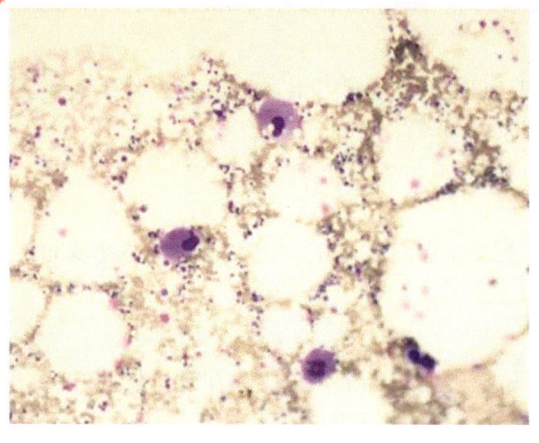 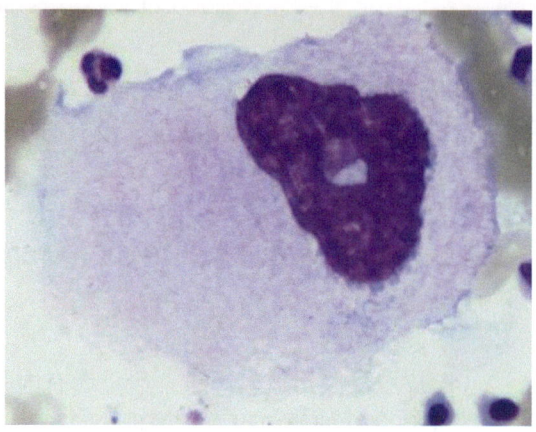

• • 图 20-2 原发性血小板减少性紫癜骨髓象（瑞-姬染色 ×100；×1000）• •

(3) 骨髓检查：巨核细胞数增多或正常，有成熟障碍。
(4) 须排除其他继发性血小板减少症。
(5) 血小板抗体的检测：血小板特异性自身抗体阳性。

▶ 六、鉴别诊断

1. 假性血小板减少。
2. 各种自身免疫性疾病 如系统性红斑狼疮、舍格伦综合征等均可在该疾病诊断前或病程中出现血小板计数减少。
3. 脾功能亢进 血小板计数减少可以是本病的首要表现，但脾大是其特有的临床特征。

▶ 七、治疗

1. 糖皮质激素 是治疗 ITP 的首选药物，适用血小板计数 $<30 \times 10^9/L$，并且有严重出血；或出血危险者；或存在明显的乏力症状者。一般口服首选泼尼松，治疗有效后逐渐减量直至停药。
2. 大剂量静脉滴注丙种球蛋白 在有紧急出血情况时应用，不良反应轻微。
3. 脾切除 被认为是仅次于糖皮质激素的主要治疗方法。用于糖皮质激素治疗无效或剂量依赖者。有效率在 60%～80%。
4. 其他免疫抑制剂 包括达那唑、长春新碱、环磷酰胺、环孢素 A、硫唑嘌呤等。对慢性 ITP 经糖皮质激素或脾切除治疗疗效不佳者，或者不适宜糖皮质激素、脾切除治疗者可采用其中单一药物治疗或联合方案治疗。
5. 血小板生成素受体激动剂 是与发病机制研究成果相关的治疗理念的更新。其包括血小板生成素（TPO）、TPO 拟肽和非拟肽类 TPO 类似物。此类药物耐受性良好，不良反应轻微。
6. 利妥昔单抗 (rituximab、抗 CD20 单抗、美罗华) 可抑制生成抗血小板自身抗体的异常 B 细胞。使 ITP 获得长期持续缓解，但起效较慢，价格较昂贵。

第二十章 出血性疾病概述

> **链接**
>
> 伊文综合征（Evans Syndrome）是一种自身免疫性疾病，系血细胞特异性自身抗体引起红细胞和血小板破坏增加，而导致相继或同时发生自身免疫性溶血性贫血（AIHA）和免疫性血小板减少症（immune thrombocytopenia, ITP）。其特点是自身抗体的存在，导致红细胞及血小板的破坏过多，而造成溶血性贫血及血小板减少性紫癜。

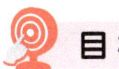

目标检测

选择题

1. 除下列哪项外，骨髓检查可表现有巨核细胞增多
   A. 原发免疫性血小板减少性紫癜
   B. 再生障碍性贫血
   C. 放射病
   D. 浆细胞性白血病
2. 原发免疫性血小板减少性紫癜治疗首选
   A. 血小板悬输注   B. 免疫抑制剂
   C. 糖皮质激素   D. 脾切除
3. 原发免疫性血小板减少性紫癜诊断依据不包括
   A. 血小板寿命缩短
   B. 血小板减少
   C. 骨髓巨核细胞增多并成熟障碍
   D. APTT 延长
4. 原发免疫性血小板减少性紫癜血小板相关抗体主要抗体成分为
   A. IgA   B. IgG
   C. IgM+G   D. IgA+
5. 原发免疫性血小板减少性紫癜做骨髓检查的主要目的是

   A. 证明有无巨核细胞增生及成熟障碍表现
   B. 证明有无幼巨核细胞
   C. 证明有无血小板减少
   D. 以上均不是
6. 原发免疫性血小板减少性紫癜的发病机制是
   A. 脾吞噬血小板增多
   B. 骨髓巨核细胞生成减少
   C. 骨髓巨核细胞成熟障碍
   D. 抗血小板抗体的产生
7. 诊断原发免疫性血小板减少性紫癜实验室检查不可能出现的结果为
   A. PAIg 阳性   B. PAC_3 阳性
   C. 产板型巨核细胞增多   D. 血小板计数减少
8. 诊断原发免疫性血小板减少性紫癜实验室检查可能出现的结果为
   A. 血小板减少   B. 血块回缩不良
   C. 束臂试验阳性   D. 出血时间延长
   E. 以上均可出现

（曾小菁）

第 7 节 弥散性血管内凝血

案例 20-3

患者，女，56 岁，反复"上腹部不适 10 余年，1 个月来症状加重伴恶心、呕吐、腹胀"入院。患者 10 余年前开始出现间断上腹部不适、食欲不振，未经特殊处理。1 个月前自觉上述症状加重，伴恶心、呕吐、黄疸、便血，随即出现腹胀，来我院就诊。既往史：20 年前患乙型肝炎，余无特殊。

体查：体温37℃，脉搏80次/分，呼吸17次/分，血压96/60mmHg。神清，精神弱，慢性病容，头颅大小正常无畸形，全身皮肤、巩膜中度黄染，周身淋巴结未触及肿大，瞳孔等大等圆，对光反射存在，鼻腔、耳道无分泌物，颈软无抵抗，气管居中，双侧甲状腺无肿大，肝掌、前胸皮肤可见数个散在的血管痣，胸廓对称无畸形，双肺呼吸音清，叩诊清音，心音有力，心率：80次/分，律齐，各瓣膜听诊区未及病理性杂音，肝脾触诊不满意，腹部膨隆，腹水征阳性，腹壁浅静脉怒张，腹部无压痛及反跳痛，双肾区无叩击痛，脊柱及四肢无畸形，生理反射存在，病理反射未引出。

肝功能：总胆红素450mol/L（正常1.7～17mol/L），白蛋白26g/L（35～55 g/L），球蛋白31g/L（20～35 g/L）；HBsAg（+）；ALT（GPT）、AST（GOT）增高。出凝血检查：凝血酶原时间（PT）正常，活化部分凝血活酶时间（APTT）延长。血小板计数 60×10^9/L，纤维蛋白原0.9g/L，3P试验阳性，凝血酶时间24s（正常对照18s）。

问题：
1. 该病的诊断是什么？
2. 诊断依据是什么？

▶▶ 一、概述

弥散性血管内凝血（disseminated intravascular coagulation，DIC）是指在许多疾病基础上，致病因素损伤微血管体系，导致凝血活化，全身微血管血栓形成、凝血因子和血小板大量消耗并继发纤溶亢进，引起以出血及微循环衰竭为特征的临床综合征。

▶▶ 二、病因和发病机制

DIC本身并不是一个独立的疾病，而是众多疾病复杂病理过程的中间环节。其主要基础疾病包括严重感染、恶性肿瘤、病理产科、手术及外伤等。按DIC的病理变化过程可分为三个时期：高凝血期、消耗性低凝血期和纤溶亢进期。

1. 病因 感染性疾病、肿瘤性疾病与血液病、外科手术及广泛组织损伤、病理产科等。

2. 发病机制

（1）组织严重损伤：严重创伤和烧伤、外科手术、产科意外、病变器官组织的大量坏死、癌组织坏死或广泛性转移等，使组织因子大量释放入血，启动外源性凝血途径，导致凝血酶生成。凝血酶又可以正反馈加速FⅤ、FⅧ、FⅨ激活，从而也加速凝血酶的生成，并加速凝血反应及血小板活化、聚集过程，在微血管内形成大量微血栓，导致DIC发生。

（2）血管内皮细胞损伤：细菌、病毒、内毒素、抗原-抗体复合物、持续性缺氧、酸中毒、颗粒或胶体物质进入体内时，都可以损伤微血管的血管内皮细胞（vascular endothelial cell，VEC）。

（3）血细胞大量破坏，可释出大量活性较高的促凝物质（表达组织因子和释放溶酶体酶）致血管内皮细胞和血管壁损伤；血小板被激活，聚集的血小板进一步引起结构变化；释放的胰蛋白酶能降解和灭活FⅤ、FⅧ、AT-Ⅲ、TFPI和PAI等，引起凝血-抗凝血平衡紊乱，造成DIC发生。

（4）纤溶功能失调

1）DIC时损伤的血管内皮细胞失去了正常的抗凝功能，有利于Fbn在局部沉积和微血栓形成，受损的血管内皮细胞膜上的血栓调节蛋白（TM）表达减少，使其促进蛋白 C 活化的能力降低，也导致局部抗凝和纤维蛋白溶解功能降低。

2）继发性纤溶功能亢进在促使微血管中微血栓溶解的同时，也加剧了机体止、凝血功能的障碍而引起出血。

三、临床表现

DIC 主要临床表现因原发病不同差异较大，但 DIC 病理生理过程相关的临床表现可归纳为出血、微循环障碍（休克）和微血管病性溶血。急性 DIC 时以前三种症状较为多见。

1. 出血 特点多为自发性、多部位出血，常见皮肤、黏膜、伤口及穿刺部位，严重者可发生危及生命的出血。

2. 休克或微循环衰竭 DIC 诱发休克的特点为不能用原发病解释、顽固、不易纠正，早期即出现肾、肺、大脑等器官功能不全。

3. 微血管栓塞 可发生在浅层皮肤、消化道黏膜的微血管，较少出现局部坏死和溃疡。发生于器官的微血栓其临床表现各异，可表现为顽固性的休克、呼吸衰竭、意识障碍、颅内高压和肾衰竭等，严重者可导致多脏器功能衰竭（MODS）。

4. 微血管病性溶血性贫血 较少发生，贫血和出血不成比例，偶见皮肤、巩膜黄染。

四、实验室检查

DIC 病情发展快，变化大，化验结果必须及时正确，必要时还要反复检查，作动态观察，DIC 的实验室检查主要分以下几种：

（一）消耗性凝血障碍

1. 血小板 $<100 \times 10^9/L$ 或进行性下降。

2. 凝血酶原时间延长 先缩短后延长，呈进行性延长。

3. 纤维蛋白原 $<1.5g/L$ 或进行性下降。

4. 活化部分凝血活酶时间 (APTT) 先缩短后延长，呈进行性延长。

（二）纤维蛋白溶解亢进

1. 纤维蛋白(原)降解产物 (FDP) 增高。

2. D-二聚体 (D-D) 阳性。

3. 凝血酶试验 (TT) 进行性延长。

（三）反映微血管病性溶血的检查

异型或破碎红细胞增多，正常 <0.2%，DIC 时 >10%

五、诊断

1. 存在易于引起 DIC 基础疾病 如感染、恶性肿瘤、病理产科、大型手术及创伤等。

2. 有下列 1 项以上临床表现 ①多发性出血倾向；②不易以原发病解释的微循环衰竭或休克；③多发性微血管栓塞症状、体征，如皮肤、皮下、黏膜栓塞坏死及早期出现的肾、肺、脑等脏器功能不全。

3. 实验室检查指标同时有以下 3 项以上异常 ① PLT$<100 \times 10^9/L$ 或进行性下降；②血浆纤维蛋白原 <1.5g/L 或呈进行性下降，或 >4.0 g/L；③ 血浆 FDP>20mg/L 或 D-

二聚体水平升高或阳性，或 3P 试验阳性；④ PT 缩短或延长 3 s 以上，或 APTT 延长 10s 以上。

六、治疗

原则：序贯性、及时性、个体性和动态性。

目前的观点认为原发病的治疗是终止 DIC 病理过程的最为关键和根本的治疗措施。在某些情况下，凡是病因能迅速去除或控制的 DIC 患者，凝血功能紊乱往往能自行纠正。但多数情况下，相应的治疗，特别是纠正凝血功能紊乱的治疗是缓解疾病的重要措施。主要治疗措施包括：①治疗基础疾病及去除诱因；②阻断血管内凝血过程；③恢复正常血小板和血浆凝血因子水平；④对症和支持治疗及抗纤溶治疗。

目标检测

选择题

1. DIC 的最主要特征是
   A. 广泛微血栓形成　　B. 凝血因子大量消耗
   C. 纤溶过程亢进　　　D. 凝血功能紊乱
2. 凝血因子和血小板生成大于消耗的情况见于
   A. 失代偿型 DIC　　　B. 代偿型 DIC
   C. 过度代偿型 DIC　　D. 急性 DIC
3. 下述哪项是 DIC 最常见的病因
   A. 细菌感染
   B. 恶性肿瘤转移
   C. 严重挤压伤
   D. 单核／巨噬细胞系统功能抑制
4. 大量组织因子入血的后果是
   A. 激活内源性凝血系统
   B. 激活外源性凝血系统
   C. 激活补体系统
   D. 激活激肽系统
5. DIC 造成的贫血属于
   A. 缺铁性贫血　　B. 中毒性贫血
   C. 大细胞性贫血
   D. 微血管病性溶血性贫血

（曾小菁）

实　　训

实训一　骨髓粒系细胞形态观察

【实验目的】
1. 掌握骨髓粒系各期细胞形态特点。
2. 掌握骨髓粒系细胞与其他系细胞鉴别要点。

【实验器材】
瑞氏染色正常骨髓片或慢性粒细胞白血病骨髓片、显微镜、香柏油、擦镜液。

【实验步骤】
1. 选择取材、涂片、染色良好之标本片，正面向上放置于显微镜载物台上，用标本夹固定好。
2. 低倍镜下找到视野，选择体、尾交界细胞分布均匀处，转换镜头，滴加香柏油后用油镜观察。

【实验内容】
在油镜下寻找具备粒细胞系统形态特征的细胞认真观察，各阶段粒细胞形态学鉴别（实训表1-1）划分具体阶段。中性、嗜酸、嗜碱粒细胞的鉴别参照第二章表2-2。

实训表1-1　各阶段粒细胞形态学鉴别

鉴别点	原粒细胞	早幼粒细胞	中幼粒细胞	晚幼粒细胞	杆状核粒细胞	分叶核粒细胞
胞体直径	10～20μm	12～22μm	10～18μm	10～16μm	10～13μm	10～13μm
胞体形态	圆形或椭圆形	圆形或椭圆形	圆形或椭圆形	圆形或椭圆形	圆形或椭圆形	圆形或椭圆形
胞核形态	圆形或椭圆形	圆形或椭圆形，常偏于一侧	椭圆形、一侧扁平或略凹陷	明显凹陷呈肾形、半月形等	呈带形、"S"形、"U"形等	分叶（2～5叶）
核仁	2～5个，较小	常清楚	常无	无	无	无
染色质	细颗粒	开始聚集，较原粒细胞粗	聚集呈索块状	小块状，出现副染色质	粗块状，副染色质明显	粗块状，副染色质明显
胞质量	较少	较多或多	多	多	多	多
胞质颜色	透明天蓝色	淡蓝色	淡红色	淡粉色	淡粉色	淡粉色

续表

鉴别点	原粒细胞	早幼粒细胞	中幼粒细胞	晚幼粒细胞	杆状核细胞	分叶核粒细胞
胞质颗粒	无或有少许、细小颗粒	数量不等、粗细不均的A颗粒	出现特异性颗粒，A颗粒常较多	充满特异性颗粒，A颗粒少或无	充满特异颗粒	充满特异颗粒

【注意事项】

1. 在低倍镜下选择染色好、厚薄适宜的部位进行观察。厚薄适宜的部位多在血膜的体尾交界处，其成熟红细胞不重叠也不过分分离，细胞形态完整，染色好，细胞结构清楚。在血膜厚的部位，显微镜下的有核细胞胞体小，胞质少；而尾部细胞，胞体大，胞质量也较多。所以，选择合适的部位观察非常重要。

2. 观察前应确定骨髓片的正反面，有血膜面反光性差，而反面反光性好。如反面朝上放置，低倍镜和高倍镜下可见片中细胞，油镜下却看不到细胞，如果过度地调节焦距易压碎骨髓片。

3. 由于细胞形态变化多样，故观察细胞时不能只抓住某一、两个特点，就轻易地作出否定或肯定性判断。应全面观察细胞，如胞体大小、形态，胞质量、颜色、颗粒、空泡等，胞核大小、形态、位置、核染色质、核仁（包括数量、大小、清晰度），同时要注意与周围细胞进行比较。对于形态不典型的粒细胞，应注意与其他细胞进行鉴别，如单核细胞、淋巴细胞等，通过与周围其他细胞（包括粒系和非粒系细胞）进行比较，有助于作出正确判断。

4. 细胞发育是一个连续的过程，阶段的划分是人为的，对细胞的辨认应综合全面分析。一般认为无论胞核或胞质，凡出现下一阶段特征的细胞，应归为较成熟阶段的细胞。

5. 要注意粒细胞胞质中四种颗粒的鉴别。注意辨认双染嗜酸粒细胞，它一般见于中幼、晚幼粒细胞阶段，由于其颗粒不典型，易误认为嗜碱粒细胞。

6. 涂片观察结束后应用擦镜纸蘸取擦镜液进行油镜头清理和标本片退油处理。

实训二　骨髓红系细胞形态观察

【实验目的】

1. 掌握骨髓红系各期细胞形态特点。
2. 掌握骨髓红系细胞与其他系细胞鉴别要点。

【实验器材】

瑞氏染色正常骨髓片或溶血性贫血骨髓片、显微镜、香柏油、擦镜液。

【实验步骤】

同实训一

【实验内容】

油镜下寻找具备红细胞系统形态特征的细胞认真观察，参照各阶段有核红细胞形态学鉴别（实训表2-1）划分具体阶段。

实　训

实训表 2-1　各阶段有核红细胞形态学鉴别

鉴别点	原红细胞	早幼红细胞	中幼红细胞	晚幼红细胞
胞体直径	15～22μm	15～20μm	8～15μm	7～10μm
胞体形态	圆形或椭圆形，常有瘤状突起	圆形或椭圆形，可有瘤状突起	圆形	常圆形
胞核形态	圆形、椭圆形，约占细胞直径的4/5，常居中	圆形、椭圆形，约占细胞直径的2/3，常居中	圆形、椭圆形，占细胞直径的1/2～2/3，常居中	圆形，椭圆形，约占细胞直径的1/2以下，常居中或偏位
核仁	1～3个	模糊或无	无	无
染色质	细颗粒状，有聚集趋势	粗颗粒状或小块	块状如击碎木块，副染色质明显	固缩成团块状，副染色质可见或无
胞质量	较少	略增多	多	多
胞质颜色	深蓝色不透明，有核周淡染区	深蓝色不透明，可见核周淡染区	灰蓝、灰红色	浅红色或灰红色
胞质颗粒	无	无	无	无

【注意事项】

1. 首先选择具有红细胞系统特征的细胞进行观察，再进一步辨认各阶段有核红细胞的特点。观察有核红细胞胞质颜色时，要与周围红细胞进行比较，因为骨髓片偏酸或偏碱均会影响胞质颜色。

2. 有的骨髓片中可见多个有核红细胞围绕巨噬细胞或组织细胞，称为幼红细胞造血岛。有核红细胞围绕巨噬细胞的主要目的是摄取铁以合成血红蛋白。幼红细胞造血岛增多见于溶血性贫血、白血病化疗后恢复期等，正常人偶见。

3. 原红细胞与原粒细胞在正常人骨髓中相对较易见，两者鉴别见实训表2-2。

实训表 2-2　原粒细胞与原红细胞鉴别

鉴别点	原粒细胞	原红细胞
胞体	直径10～20μm	直径15～25μm，常可见瘤状突起
核仁	2～5个（多数>3个）较小，界限清晰	1～3个较大，界限常不清楚
染色质	细颗粒状，排列均匀，平坦	颗粒状（较粗），不太均匀，但着色深
胞质颜色	蓝色或深蓝色（但不如原红细胞深蓝），着色均匀，如水彩画感	不透明的深蓝色，着色不均匀，如油画蓝感

实训三　骨髓巨核系细胞形态观察

【实验目的】

1. 掌握骨髓巨核系各期细胞形态特点。
2. 掌握骨髓巨核系细胞与其他系细胞鉴别要点。

【实验器材】

特发性血小板减少性紫癜（ITP）骨髓片或巨核细胞增生的骨髓片、显微镜、香柏油、擦镜液。

【实验步骤】

同实训一

【实验内容】

先在低倍镜下找到巨核细胞，然后将其移至视野正中，转换油镜进行确认，参照各阶段巨核细胞形态学鉴别（实训表3-1）划分具体阶段。

实训表 3-1　各阶段巨核细胞形态学鉴别

鉴别点	原巨核细胞	幼巨核细胞	颗粒型巨核细胞	产血小板型巨核细胞	裸核型巨核细胞
胞体直径	20～30μm	30～50μm	40～100μm	40～100μm	—
胞体形态	圆形或不规则形，可有指状突起	不规则形	不规则形	不规则形，胞膜不完整	—
胞核形态	圆形、椭圆形或不规则形，约占细胞直径的4/5	不规则形	不规则，可见扭曲、折叠、分叶或花瓣状	不规则或高度分叶但常重叠	不规则或高度分叶但常重叠
核仁	2～3个，不清晰	模糊或无	无	无	无
染色质	粗颗粒状，排列紧密	粗或小块状	呈粗块状或呈条状	呈块状或条状	呈块状或条状
胞质量	较少	较丰富	极丰富	极丰富	无或有少许
胞质颜色	深蓝色或蓝色	深蓝色或蓝色	粉红色	粉红色	—
胞质颗粒	无	近核处出现细小且大小一致的嗜天青颗粒	充满细小、大小一致的嗜天青颗粒	颗粒丰富，并常有雏形血小板形成，并释放	—

【注意事项】

1. 巨核细胞是个多倍体细胞，胞体巨大，多位于血膜的边缘（包括血膜尾部、上下边缘及头部），且数量一般较少，故观察巨核细胞时应先在低倍镜下观察血膜边缘部分，找到巨核细胞后移至视野正中，然后转换油镜进行确认和阶段划分。

2. 一般骨髓片中，原巨核细胞很少，且与其他二倍体血细胞的大小相似，常很难发现，但它与其他原始细胞较易鉴别，因其具有一些较独特的形态学特点，如常有指状胞质突起、血小板附着，两个或多个胞核等。

3. 小巨核细胞细胞较小，直径为10～20μm，与大淋巴细胞相近。细胞核圆形或椭圆形，核染色质致密、深染，一般无核仁。胞质量少，呈灰蓝色或浅红色，可含少量嗜天青颗粒，边缘可有血小板生成或脱落。小巨核细胞常见于骨髓增生异常综合征。

4. 观察骨髓片时，要注意观察血小板形态、数量、大小及分布状态。异常血小板对形态学诊断也有参考价值，如巨型血小板、小型血小板及无颗粒血小板。正常情况下血小板呈成堆分布，当在血小板减少或骨髓液经抗凝后制备的骨髓片中，血小板呈散在分布。当制片时标本出现凝固，显微镜下可见标本凝块中有聚集的血小板，而血膜其他部位的血小板明显减少或无。

实训四　骨髓淋巴系细胞形态观察

【实验目的】
1. 掌握淋巴系各期细胞形态特点。
2. 掌握淋巴系细胞与其他系细胞鉴别要点。

【实验器材】
急性淋巴细胞白血病（ALL-L2）骨髓片、显微镜、香柏油、擦镜液。

【实验步骤】
同实训一

【实验内容】
油镜观察，寻找具备淋巴细胞系统形态特征的细胞，参照各阶段淋巴细胞形态学鉴别（实训表4-1）划分具体阶段。

实训表 4-1　各阶段淋巴细胞形态学鉴别

鉴别点	原淋巴细胞	幼淋巴细胞	大淋巴细胞	小淋巴细胞
胞体直径	10～18μm	10～16μm	12～15μm	6～9μm
胞体形态	圆形或椭圆形	圆形或椭圆形	圆形或椭圆形	圆形、椭圆形或蝌蚪形
胞核形态	圆形或椭圆形	圆形或椭圆形	椭圆形，常偏位	椭圆形或有小切迹
核仁	1～2个	模糊或消失	消失	消失
染色质	粗颗粒状	较粗	紧密而均匀	块状，副染色质不明显
胞质量	少	少	较多	很少
胞质颜色	蓝色、核周淡染区	蓝色	清澈的淡蓝色	淡蓝色或深蓝色
胞质颗粒	无	偶有少许紫红色颗粒	常有紫红色颗粒	常无颗粒

【注意事项】
1. 有些淋巴细胞形态变化大，应注意与中幼红细胞、浆细胞、嗜碱粒细胞等进行鉴别。
（1）小淋巴细胞与胞体小的嗜碱粒细胞、炭核的鉴别（实训表4-2）。

实训表 4-2　小淋巴细胞、嗜碱粒细胞和炭核的鉴别

鉴别点	小淋巴细胞	胞体小的嗜碱粒细胞	炭核
胞体大小	6～9μm	与小淋巴细胞相仿	如晚幼红细胞胞核大小
核形	类圆形或有小切迹	轮廓不清楚	常呈圆形
核染色质	染色质呈块状	结构不清楚	呈团块状，未见副染色质
胞质	极少，呈淡蓝色	极少，有时呈红色	无
颗粒	常无，有时有少许紫红色颗粒	有少许紫黑色颗粒，常覆盖核上	无

（2）有些大淋巴细胞胞体较大、颗粒多，应注意与幼粒细胞相鉴别。
2. 淋巴细胞分为大淋巴细胞和小淋巴细胞，骨髓片中一般以小淋巴细胞为主。

3. 各阶段淋巴细胞的划分中，其关键是如何区分不成熟淋巴细胞和成熟淋巴细胞。

实训五　骨髓单核系细胞形态观察

【实验目的】
1. 掌握单核系各期细胞形态特点。
2. 掌握单核系细胞与其他系细胞鉴别要点。

【实验器材】
单核细胞增多的骨髓片或急性单核细胞白血病的骨髓片、显微镜、香柏油、擦镜液。

【实验步骤】
同实训一

【实验内容】
油镜下寻找具备单核细胞系统形态特征的细胞认真观察，参照各阶段单核细胞形态学鉴别（实训表 5-1）划分具体阶段。

实训表 5-1　各阶段单核细胞形态学鉴别

鉴别点	原单核细胞	幼单核细胞	单核细胞
胞体直径	15~25μm	15~25μm	12~20μm
胞体形态	圆形或不规则，有时有伪足	圆形或不规则，有时有伪足	圆形或不规则，有时有伪足
胞核形态	胞核较大，约占细胞直径的2/3，常为圆形、椭圆形或不规则形	不规则，呈椭圆形、肾形或有切迹、扭曲、折叠状	不规则形，呈扭曲、折叠状或大肠形、笔架形、马蹄形、"S"形等
核仁	1~3个，大而清楚	有或消失	消失
染色质	纤细、疏松，呈细丝网状	开始聚集，呈疏松网状	呈疏松条索状或网状
胞质量	较多	增多	多
胞质颜色	蓝色或灰蓝色，半透明如毛玻璃样	蓝色或灰蓝色，半透明如毛玻璃样	灰蓝色或略带粉色
胞质颗粒	无或有少许细小颗粒	可见细小、粉尘样紫红色嗜天青颗粒	可有细小、粉尘样紫红色嗜天青颗粒
空泡	可有	可有	常有

【注意事项】
1. 单核细胞是一种较难辨认的细胞，因其形态变化较大，初学者经常将不典型的单核细胞误认为粒细胞或淋巴细胞，而使分类中单核细胞的比例下降，应注意它们之间的鉴别。

（1）原单核细胞与原粒细胞、原淋巴细胞的鉴别，实训见表 5-2。

实训表 5-2　原单核细胞与原粒细胞、原淋巴细胞的鉴别

鉴别点	原单核细胞	原粒细胞	原淋巴细胞
胞体大小	大，14~25μm	中等，10~20μm	小，10~18μm

续表

鉴别点	原单核细胞	原粒细胞	原淋巴细胞
胞体形态	圆形或不规则，可有伪足	规则（圆形或椭圆形）	规则（圆形或类圆形）
核形	规则或不规则，常折叠、偏位	规则（圆形或椭圆形）	规则（圆形或类圆形）
核仁	1～3个（常为1个），大而清晰	2～5个，小而清晰	1～2个，较清晰
染色质	纤细、疏松，呈细丝网状，有起伏不平感，无厚实感	细颗粒状，分布均匀，有轻度厚实感	颗粒状，排列紧密，分布不均匀，有明显厚实感
胞质量	较多	较少	少或很少
胞质颜色	蓝色或灰蓝色	蓝色或深蓝色，透明	蓝色，透明

(2) 单核细胞与中性粒细胞的鉴别，见实训表5-3。

实训表 5-3　单核细胞和中性粒细胞的鉴别

鉴别点	中性粒细胞	单核细胞
胞体	10～20μm，圆形	12～20μm，圆形或不规则形，可见伪足
胞质量	中等至较多	多
浆色	淡红色*	灰蓝色或略带红色，半透明如毛玻璃样
空泡	常无	常有
颗粒	有中性颗粒，非特异性颗粒有或无	常有细小、粉尘样的紫红色颗粒
胞核	椭圆形、半圆形、肾形、杆状、分叶等	不规则，常扭曲、折叠，也可呈大肠状、马蹄形、"S"形等
染色质	呈块状	疏松，呈条索状、小块状

*：由于中性颗粒丰富，常掩盖其胞质颜色，而使胞质呈中性颗粒的颜色

(3) 单核细胞与淋巴细胞鉴别：有的单核细胞胞体较小与胞核不规则的淋巴细胞相似，应结合各自的特点仔细辨认。

2. 一般情况下骨髓中的原单核细胞罕见，如果偶见原单核样细胞可根据不同情况进行归属。例如，对于急性单核细胞白血病或复查患者，一般将它归属原单核细胞；而在其他情况下，一般将它归属原粒细胞。

实训六　骨髓浆系细胞形态观察

【实验目的】
1. 掌握浆系各期细胞形态特点。
2. 掌握浆系细胞与其他系细胞鉴别要点。

【实验器材】
浆细胞反应性增多的骨髓片或多发性骨髓瘤（MM）骨髓片、显微镜、香柏油、擦镜液。

【实验步骤】
同实训一

【实验内容】
油镜观察，寻找具备浆细胞系统形态特征的细胞，参照各阶段浆细胞形态学鉴别

（实训表6-1）划分具体阶段。

实训表6-1　各阶段浆细胞形态特点

鉴别点	原浆细胞	幼浆细胞	浆细胞
胞体直径	12～20μm	12～16μm	8～15μm
胞体形态	圆形或椭圆形	圆形或椭圆形	常椭圆形
胞核形态	圆形，较大，约占细胞直径2/3以上，常偏位	圆形或椭圆形，约占细胞直径2/3以上，常偏位	圆形或椭圆形，较小，常偏于一侧
核仁	1～2个，清晰	模糊或无	无
染色质	粗颗粒网状	聚集，较粗大颗粒	聚集成块状，呈典型的车轮状或龟背状
胞质量	较多	较多	丰富
胞质颜色	不透明深蓝色，有核旁淡染区	深蓝色，有核旁淡染区	不透明蓝色或蓝紫色
胞质颗粒	无	偶有少许紫红色颗粒	偶有少许紫红色颗粒
空泡	可有	可有	明显

【注意事项】

1. 某些浆细胞形态不典型，应注意与不典型中幼红细胞、小淋巴细胞等的鉴别，详见实训表6-2。

实训表6-2　浆细胞、中幼红细胞和小淋巴细胞的鉴别

鉴别点	浆细胞	中幼红细胞	小淋巴细胞
胞体	8～15μm，椭圆形	8～15μm，圆形	6～9μm，（类）圆形、蝌蚪形
胞质颜色	多呈深蓝色，个别呈红色	灰蓝色、灰红色	多呈浅蓝色
胞质量	丰富	多（围绕核周）	常极少（位于局部）
颗粒	偶有紫红色颗粒	无，但可有嗜碱性点彩	常无颗粒，但有时可有少许
核形	圆形	圆形	有小切迹、类圆形或圆形
核位置	常偏位	常居中	居中或偏位
染色质	块状，副染色质较明显	块状，副染色质明显	块状，副染色质不明显
其他	有核旁淡染区，泡沫浆	常无空泡	有时可见胞质突起

2. 浆细胞岛　某些反应性浆细胞增多的骨髓片中，有时可见3个或3个以上成熟浆细胞围绕巨噬细胞或组织细胞，称之为浆细胞岛，应注意与成骨细胞鉴别。

3. 各种原始细胞比较相似，形态上难以鉴别，往往要借助于血细胞化学染色等手段。各种原始细胞形态鉴别见实训表6-3。

实训表6-3　各种原始细胞的鉴别

鉴别点		原粒细胞	原淋细胞	原单细胞	原红细胞	原巨细胞	原浆细胞
胞体	大小	10～20μm	10～18μm	14～25μm	15～25μm	15～30μm	15～25μm
	形态	圆形、椭圆形	圆形、类圆形	圆形、不规则，可有伪足突起	圆形，常有瘤状突起	圆形、不规则，常有指状突起	圆形、椭圆形

续表

鉴别点		原粒细胞	原淋细胞	原单细胞	原红细胞	原巨细胞	原浆细胞
细胞核	核形	圆形	（类）圆形	圆形、不规则可扭曲、折叠	圆形	圆形、不规则常凹陷、折叠	圆形
	位置	居中或偏位	居中或偏位	居中或偏位	居中	居中或偏位	偏位
	核仁	2~5个，小边界清楚	1~2个，小边界清楚	1个、大边界清楚	1~3个较大边界欠清楚	2~3个边界模糊	2~5个边界清楚
	染色质	细颗粒状	颗粒状	纤细疏松	较粗颗粒状	粗、排列紧密	粗颗粒网状
细胞质	量	较少	少	较多	较多	较少	丰富
	颜色	淡蓝色	淡蓝色	淡蓝、灰蓝色	深蓝色	深蓝色	深蓝色
	颗粒	无或少许	无或少许	无或少许	无	无	无
	其他			有时胞质中可有空泡	核周常有淡染区，胞质中常有假颗粒	胞体周围常有血小板附着，有时呈双核	可见空泡、核旁淡染区

实训七　骨髓其他细胞形态观察

【实验目的】

熟悉骨髓其他各种细胞形态特点。

【实验器材】

再生障碍性贫血骨髓片、白血病化疗后骨髓片、噬血细胞综合征骨髓片、衰老细胞多的骨髓片、显微镜、香柏油、擦镜液。

【实验步骤】

同实训一。

【实验内容】

低倍镜下浏览全片，寻找目标细胞，用油镜仔细观察，参照各种非造血细胞的形态特点（实训表 7-1）进行确认。

实训表 7-1　各种非造血细胞形态特点

鉴别点	胞体大小	胞体形态	核形及个数	核仁	染色质	胞质量	胞质颜色	胞质颗粒	其他特点
组织细胞	20~50μm	长椭圆形或不规则形	1个，圆形或椭圆形	1~2个	粗网状	较丰富	淡蓝色	可有少许紫红色颗粒	胞膜不完整
肥大细胞	15~30μm	外形不规则，呈梭形、蝌蚪形或圆形等	1个，较小，圆形	无	结构不清楚	较丰富	淡红色	充满圆形、大小均一深紫黑色颗粒	—

续表

鉴别点	胞体大小	胞体形态	核形及个数	核仁	染色质	胞质量	胞质颜色	胞质颗粒	其他特点
吞噬细胞	不定（多数大）	极不一致	常1个，圆形、椭圆形或不规则	有或无	较疏松	不定	灰蓝色	可有颗粒，棕色或蓝色、紫红色	可见多少不一的吞噬物
成骨细胞	25~45μm	长椭圆形或不规则形，边缘常呈云雾状	1个，偏位，圆形或椭圆形	1~3个，淡蓝色	粗网状	丰富	深蓝色或蓝色	偶有少许紫红色颗粒	核远处常有淡染区，常成堆分布
破骨细胞	60~100μm	不规则形，边缘清楚或不整齐	1~100个，圆形或椭圆形	1~2个，淡蓝色	粗网状	极丰富	淡蓝或淡红色	有大量细小、淡紫红色颗粒	有的细胞同时伴有粗大颗粒
脂肪细胞	30~50μm	圆形或椭圆形	1个，偏位，小而不规则	无	致密	多	淡蓝色	无	充满大小不一空泡
内皮细胞	10~30μm	梭形、椭圆形或长尾形	1个，圆形、椭圆形或不规则	无	细网状	较少	淡蓝或淡红色	可有细小、紫红色颗粒	—
纤维细胞	>200μm	长条状	多个至数十个，椭圆形	1~2个	网状	极丰富	淡蓝或淡红色	可有少许紫红色颗粒	含纤维网状物

【注意事项】

1. 非造血细胞胞体较大、数量少，一般应在低倍镜下寻找，找到疑似细胞后再转至油镜下确认。

2. 有些非造血细胞在骨髓小粒中较易见，如网状细胞、肥大细胞、脂肪细胞及纤维细胞等，可首先在骨髓小粒中查找，尤其是再生障碍性贫血患者。

3. 有的组织嗜碱细胞胞质中颗粒排列致密，染色后整个细胞呈紫黑色，易误认为异物，但仔细观察其胞体边缘，往往可发现胞质中充满颗粒。

（余先祥）

实训八 过氧化物酶染色

过氧化物酶染色现以四甲基联苯胺法最为常用，还有改良Pereira染色法、瑞氏-4-氯-1-萘酚同步过氧化酶染色法等。

实 训

▶ 一、四甲基联苯胺法

【原理】

粒细胞和单核细胞的胞质中含有过氧化物酶，此酶能使过氧化氢释放出新生态氧，将联苯胺氧化成联苯胺蓝。后者与亚硝基铁氰化钠结合成稳定的蓝色颗粒，定位于细胞质内。

【试剂】

1. 0.1%TMB（3，5，3'，5'-四甲基联苯胺）乙醇溶液，0.1g TMB 溶于 100ml 88% 乙醇中，置棕色瓶内，于冰箱中保存。
2. 亚硝基铁氰化钠饱和液（360g/L）。
3. 稀过氧化氢溶液（新鲜配制），30g/L 过氧化氢 0.3ml，加蒸馏水 25ml 即可。
4. 瑞氏染液。

【操作方法】

1. 配制 0.1%TMB-亚硝基铁氰化钠饱和液的混合试剂（两者之比为 10∶1，新鲜配制，呈淡黄色）。
2. 于新鲜干燥涂片上滴加上述染液 3～5 滴，使之盖满涂片，1min 后加等量稀释过氧化氢溶液，染 4～8 min。
3. 流水冲洗，再用瑞氏染液复染 5～20min。

【结果判断】

胞质中有蓝色颗粒者为阳性。颗粒粗大密集者为强阳性，稀疏细小者为弱阳性。

【质量控制】

TMB 配制在 85%～88% 的乙醇溶液染色效果较好，乙醇浓度过高，易使细胞表面蛋白凝固，影响着色。稀过氧化氢溶液须新鲜配制，且浓度不宜过高。染液 pH 以 5.5 为宜。

【临床意义】

过氧化物酶主要存在于粒系细胞中，除早期原粒细胞外，其后各阶段细胞均呈阳性反应，细胞越成熟反应越强。从幼单核细胞起呈弱阳性，各阶段淋巴细胞均呈阴性，故本染色法有助于急性白血病的鉴别诊断。急性粒细胞性白血病多呈阳性，急性单核细胞性白血病呈弱阳性，急性淋巴细胞性白血病则呈阴性，FAB 分型规定其阳性率 <0.03。也可用于区别早幼粒细胞白血病和单核细胞性白血病，前者呈阳性，后者弱阳性；区别异常组织细胞和单核细胞，前者为阴性。

▶ 二、改良 Pereira 染色法

【实验原理】

碘化钾在有氧条件下与 POX 作用产生碘，后者与煌焦油蓝（BCB）形成蓝绿色复合物定位于胞质中。

【试剂】

1. **固定液**　1∶9 甲醛无水乙醇液，或 4∶3 甲醇乙醇液，室温保存。
2. **磷酸盐缓冲液**　0.067mol/L 磷酸盐缓冲液 pH5.8。
3. **磷酸盐碘化钾缓冲液**　50mg KI，溶于 50ml pH5.8 PBS 缓冲液中。
4. **0.03mol/L(1%)BCB 水溶液**　0.25g BCB 溶于 25ml 蒸馏水中，室温保存。

5. 0.03% 过氧化氢水溶液　0.1ml H_2O_2(3%) 加水至 10ml。

6. 染色应用液　临用前于 pH 5.8 PBS-KI 缓冲液 5ml 中加 0.03mol/L BCB 液 2～5 滴和 0.03%H_2O_2 1～3 滴，混匀，4h 内使用。

【操作方法】

将固定液置于新鲜涂片上固定于 30～60s，流水冲洗 10～15s，晾干后加染色应用液盖满片膜，染色 2～5min，弃去染液晾干，于油镜下观察。

【结果判断】

阳性产物呈蓝色颗粒，分布于细胞质内或盖于核上，无蓝绿色颗粒者为阴性。

【质量控制】

H_2O_2 浓度与 POX 阳性细胞数呈正相关，对增生活跃的骨髓片，5ml 缓冲液加 1 滴 H_2O_2 液即可，明显活跃者可再加 1～2 滴，极度活跃者可重染一次。

实训九　非特异性酯酶（NSE）染色

血细胞的非特异性酯酶及其同工酶种类很多，凡能作用于短链脂肪酸，水解醇和酚的羧酸酯的酶称为非特异性酯酶。现介绍 α-乙酸萘酚酯酶染色法。

【原理】

α-乙酸萘酚酯酶将乙酸萘酚水解，产生萘酚，再与重氮盐（如坚牢蓝 B）偶联，生成不溶性的有色（灰黑或棕黑色）沉淀，定位于胞质中。

【试剂】

1. 作用液 0.05mol/L 磷酸盐缓冲液（pH7.4）40ml，加 10g/L α-乙酸萘酚（以 50% 丙酮作溶剂）0.8ml，充分振荡，直至最初产生的混浊物大部分消失为止，加重氮盐（坚牢蓝 B 或其他种均可）40.0mg，振荡，过滤后使用。

2. 1g/L 甲基绿水溶液。

【操作方法】

1. 固定，新鲜涂片置 10% 甲醛生理盐水 5min 或甲醛蒸气固定 5～10min。

2. 流水冲洗 5min，晾干。

3. 放入作用液，37℃作用 1h。

4. 水洗后，用甲基绿水溶液复染 5min。

5. 水洗，干后镜检。

用氟化钠作对照抑制试验，在 40ml 作用液中加入氟化钠 15mg，其余方法同上。两种方法染色后用油镜计数 100 或 200 个被检细胞，分别计算出抑制前和抑制后的阳性率和积分，按下列公式计算出抑制率：

$$抑制率(\%) = \frac{抑制前阳性率(或阳性积分) - 抑制后阳性率(或阳性积分)}{抑制前阳性率(或阳性积分)} \times 100\%$$

【质量控制】

1. 标本必须新鲜，应于取材后 2 天内染色。

2. 重氮盐以坚牢蓝 B、坚牢蓝 RR 及坚牢黑 B 重氮盐为好。

3. 染色时间和温度应恒定。

【结果判断】

细胞质内有灰黑色或棕黑色弥漫性颗粒状沉淀为阳性，胞质内无沉淀为阴性。

【积分标准】

(-)：胞质无灰黑色或棕黑色颗粒，计 0 分。

(+)：胞质内出现浅灰色，极少黑色沉淀，计 1 分。

(++)：胞质内 1/2 区域出现灰黑色片状，计 2 分。

(+++)：胞质内布满黑色颗粒沉淀或弥散灰黑色，计 3 分。

(++++)：胞质内较深的灰黑色或充满浓密的黑颗粒，计 4 分。

如 100 个细胞中："+"者 10 个，"++"者 20 个，"+++"者 2 个，"++++"者 1 个，其积分值为：(1×10)+(20×2)+(2×3)+(4×1)=60 分。

【临床意义】

非特异性酯酶又称单核细胞酯酶，主要存在于单核细胞和组织细胞内，正常单核系细胞各阶段均呈阳性，且该反应可被氟化钠抑制。该酶在粒细胞和淋巴细胞内含量较少，通常呈弱阳性反应（不被氟化钠抑制）或阴性。巨核细胞和血小板为阳性反应。

α-乙酸萘酚酯酶染色对三种急性白血病类型的鉴别有重要意义，急性单核细胞白血病、急性粒-单核细胞白血病的单核细胞与少数急性粒细胞白血病（主要是 M3 型）的早幼粒细胞，呈阳性反应，但前者可被氟化钠抑制（抑制率在 50% 以上），而急性粒细胞白血病的早幼粒细胞不被氟化钠抑制或仅部分轻度抑制。急性淋巴细胞白血病一般为阴性。

实训十　特异性酯酶染色（Moloney 法）

【原理】

氯乙酸 AS-D 萘酚被细胞内特异性酯酶（SE）水解，产生 AS-D 萘酚，后者与重氮盐（坚牢紫酱 GBC）偶联，生成不溶性红色沉淀，定位于胞质中。

【试剂】

1. 甲醛-甲醇固定液　10% 甲醛与甲醇按 1：9 混合。

2. Veronal 乙酸缓冲液

（1）甲液：乙酸钠（含 $3H_2O$）1.94g，巴比妥钠 2.94g，蒸馏水加至 100ml。

（2）乙液（0.1mol/L 盐酸）：取盐酸（相对密度 1.19）0.85ml，加蒸馏水至 100ml。

取甲液 50ml，乙液 45ml，再加蒸馏水 135ml，用 1mol/L 盐酸调整 pH 至 7.5～7.6。

3. 作用液　氯乙酸 AS-D 萘酚 10mg，丙酮 0.5ml，蒸馏水 5ml（使溶解），Veronal 乙酸缓冲液 5ml，坚牢紫酱 GBC 10mg。

溶解，不必过滤，立即染色，一次用完。

【操作方法】

1. 固定，新鲜干燥涂片，用甲醛-甲醇固定液固定 30s，或用甲醛蒸气薰 5～10min。

2. 水洗，晾干。

3. 放入作用液，37℃作用 30min。

4. 水洗，苏木精染液复染 1～2min。

5. 水洗，晾干，镜检。

【结果判断】

阳性反应为红宝石色颗粒，定位于胞质中。

【质量控制】

染色温度以 38～39℃为宜，此时酶反应强而无明显扩散，并且萘酚和坚牢紫酱 GBC 较低温时易溶解。

【临床意义】

特异性酯酶又称粒细胞酯酶，主要分布在粒细胞和肥大细胞内。原粒细胞为阴性或弱阳性反应，早幼粒细胞和中幼粒细胞呈强阳性反应，分叶核粒细胞酶活性减弱。嗜酸粒细胞呈阴性，嗜碱粒细胞、单核细胞和肥大细胞呈阴性或弱阳性反应。巨核细胞、血小板、浆细胞、红系细胞及淋细胞呈阴性。

本染色法主要用于鉴别急性白血病类型，急性粒细胞白血病时，原粒细胞和幼粒细胞均呈一定程度阳性，成熟粒细胞酶活性下降。急性单核细胞白血病和急性淋巴细胞白血病时呈阴性。急性粒-单核细胞白血病时，部分白血病细胞（原粒细胞和早幼粒细胞）呈阳性，有些白血病细胞（原单核细胞和幼单核细胞）呈阴性。

实训十一　中性粒细胞碱性磷酸酶（NAP）染色（钙-钴法）

【原理】

碱性磷酸酶在 pH9.2～9.8 的条件下，能使 β-甘油磷酸钠水解，生成磷酸钠，经与钙离子作用生成磷酸钙，再与钴离子作用生成磷酸钴，最后与硫化铵生成黑色硫化钴沉淀，定位于胞质中。

【试剂】

1. 孵育液：30g/L β-甘油磷酸钠 5ml，20g/L 巴比妥钠 5ml，20g/L $CaCl_2$ 10ml，其 pH 以 9.2～9.5 为宜。

2. 20g/L 硝酸钴。

3. 20g/L 硫化铵（新鲜配制），或 10ml 蒸馏水加硫化铵液 4 滴混合。

4. 10g/L 伊红。

【操作方法】

1. 将标本用 95% 乙醇固定 10min，晾干。

2. 置标本于 37℃的孵育液中，保温 6～8h。

3. 加 20g/L 硝酸钴 5min。

4. 流水冲洗，滴加 20g/L 硫化铵染 5min。

5. 流水冲洗，加 10g/L 伊红复染 5min。

【结果判断】

(-) 胞质呈粉红色。

(+) 胞质呈淡灰色无颗粒或弥散状灰色，沉淀不足胞质总面积的 1/4。

(++) 胞质呈均匀棕色或致密棕黑色，沉淀占胞质总面积的 1/2。

(+++) 胞质内充满棕黑色颗粒，但颗粒间有空隙或胞质内有 3/4 面积充满致密的黑色颗粒。

（++++）全部胞质充满极致密的黑色颗粒，甚至将核遮盖。

油镜下计数100个成熟中性粒细胞，求阳性细胞的百分率和积分。

【质量控制】

试剂质量、温度、pH及固定液对NAP活性均有影响。固定液以95%乙醇（化学纯）为好，孵育液pH以9.4为好，超过此值酶扩散、细胞破坏、影响结果。涂片应新鲜，薄厚适宜，标本存放过久，酶活性降低。涂片经温育后直接加硝酸钴，经水冲洗后阳性程度降低。

【临床意义】

健康人NAP阳性率一般在40%以下，积分值<80分，以弱阳性为主。NAP染色对感染及血液病的鉴别诊断有重要意义。化脓性感染NAP活性显著升高，而病毒性感染则无明显变化，化脓性感染和肿瘤引起类白血病反应时NAP积分增加，而慢性粒细胞则降低；急性淋巴细胞增高，急性粒细胞则降低；PNH降低，再生障碍性贫血则增高，贫血越重，酶活性越高。真性红细胞增多症其积分值升高，而继发性红细胞增多症则无明显改变。另外，应用肾上腺皮质激素、雌激素和ACTH后NAP积分值也升高。

实训十二 铁 染 色

【原理】

正常骨髓内含有一定量的铁，以含铁血黄素的形式储存，供红细胞合成血红蛋白用（细胞外铁），幼红细胞内也含有铁粒（铁粒幼红细胞）。这些铁在酸性条件下与亚铁氰化钾结合形成亚铁氰化铁，即普鲁士蓝反应，沉淀于反应部位。

【试剂】

1. 200g/L亚铁氰化钾（AP）溶液。
2. 浓盐酸。
3. 5g/L沙黄水溶液。

【操作方法】

1. 以200g/L亚铁氰化钾5份加浓盐酸1份，新鲜配制，过滤后备用。
2. 将骨髓片用甲醇固定10min。
3. 加上述配制的染液染30min，自来水冲洗。如室温过低可延长染色时间。
4. 用5g/L沙黄水溶液复染1min。水洗、晾干、镜检。

【结果判断】

幼红细胞核染成鲜红色，胞质呈淡黄色，铁粒呈蓝绿色。

1. 细胞外铁　用低倍镜观察涂片尾部和骨髓小粒附近，再用油镜判断阳性程度。

（-）无铁粒可见。

（+）有少数铁粒或偶见少数铁小珠。

（++）有较多铁粒或小珠。

（+++）有许多铁粒或小珠和少数小块。

（+++++）有极多铁粒、小珠，并有许多小块。

2. 细胞内铁 用油镜计数 100 个中、晚幼红细胞，记录阳性细胞（胞质中有蓝色颗粒）的百分率。同时注意细胞内铁颗粒数目、大小、染色深浅及有无环形铁粒幼红细胞。其分五型：

Ⅰ型：胞质内有 1～2 个小铁粒。

Ⅱ型：胞质内有 3～5 个小铁粒。

Ⅲ型：胞质内有 6～10 个小铁粒，或 1～4 个粗大铁粒。

Ⅳ型：胞质内有 10 个以上小铁粒，或 5 个以上粗大铁粒。

Ⅴ型：（环形铁粒幼红细胞）：是指幼红细胞胞质中含有铁颗粒 6 个以上，铁粒围绕核周 1/2 以上者。铁粒幼红细胞是指胞质中出现蓝色铁粒的幼红细胞。

【质量控制】

玻片应清洁，无铁污染。应用液必须新鲜配制，最好用盛骨髓液的那张髓片做铁染色，观察时应细心。

【临床意义】

正常细胞外铁+～++，铁粒幼细胞 19%～44%，多为Ⅰ型。

细胞外铁反映骨髓中的储铁量，细胞内铁反映骨髓中可利用的铁量，它受铁的储存量、幼红细胞摄取和利用铁的能力的影响。骨髓铁染色主要用于：

1. 鉴别缺铁性与非缺铁性贫血 缺铁性贫血时细胞外铁消失，铁粒幼细胞减少；非缺铁性贫血，如巨幼红细胞性贫血、溶血性贫血、再生障碍性贫血等细胞外铁增加，常为"2+～3+"。铁粒幼红细胞也增多，以Ⅱ、Ⅲ为主，其铁颗粒粗大，着色深。

2. 辅助诊断铁粒幼细胞性贫血 环形铁粒幼细胞增多，占幼红细胞的 15% 或更多，并易见粗颗粒的Ⅲ型与Ⅳ型铁粒幼红细胞，是诊断铁粒幼细胞性贫血的重要依据。

3. 骨髓增生异常综合征时 铁粒幼细胞增多，其含铁颗粒的数目可增多，环形铁粒幼细胞易见。RAS 患者环形铁粒幼细胞常 >15%。

实训十三 过碘酸-雪夫反应（PAS 染色）

【原理】

含乙二醇基的多糖经过碘酸氧化，产生醛基，与雪夫（Schiff）试剂中无色品红结合，形成紫红色沉积物定位于含糖原的胞质中。该反应称为过碘酸-雪夫（PAS）反应。

【试剂】

1. 雪夫液配制 碱性品红 1g 溶于 200ml 沸水中，冷至 60℃时过滤，加 1mol/L 盐酸 20ml，再冷却至 25℃左右，加偏重亚硫酸钠（$Na_2S_2O_5$）2g，混合后放棕色瓶中，置暗处 24h，无色即可放冰箱中保存，呈微红色，则加活性炭 1～2g，吸附过滤使成无色液体，放冰箱中保存。若溶液变红，即不能再用。

2. 10g/L 过碘酸水溶液 过碘酸（$HIO_4·2H_2O$）1g，加蒸馏水至 10ml。溶解后盖紧放冰箱备用，一般可用 3 个月，变黄则失效。

【操作方法】

1. 新鲜干燥血片或骨髓片于 95% 乙醇中固定 10min，蒸馏水冲洗数次，待干。

2. 浸入 10g/L 过碘酸水溶液中 10min，蒸馏水冲洗数次，待完全干燥。

3. 放入雪夫液 30min，用自来水冲洗约 5min，再用蒸馏水冲洗，然后用 20g/L 甲基绿复染 20min，水洗，晾干。

【结果判断】

糖原在胞质内为红色阳性物，呈弥散状、颗粒状或块状。胞质内无色或无颗粒为阴性。

【质量控制】

1. 过碘液溶液浸泡时间不宜过长，否则醛基进一步被氧化为羧基。
2. 过碘酸和偏重亚硫酸钠易潮解，用后必须密封，或放于干燥器内保存。
3. 配制雪夫液的器具应清洁干燥。
4. 放入雪夫液中染色时，涂片一定要完全干燥，若有水，则雪夫液即变红而失效。
5. 染色时间和温度要恒定，以 37℃ 30min 最好。
6. 染好的标本，应及时观察结果，8 天后逐渐退色。

【临床意义】

1. 正常血细胞的染色反应 ①粒细胞系：原粒细胞阴性，自早幼粒细胞起，随细胞成熟而阳性逐渐增强，以成熟中性粒细胞最强，其阳性率可达 67.2%。嗜酸及嗜碱粒细胞亦呈阳性反应。②淋巴细胞系：阳性率在 10%～50%，多为 20% 以下。原淋巴细胞部分为阳性，成熟淋巴细胞糖原增加。③红细胞系：糖原呈阴性反应。巨核细胞糖原呈阳性反应。

2. 对血液病的鉴别诊断意义

（1）常用于鉴别淋巴细胞系统增生的性质。凡恶性增生如淋巴瘤、霍奇金病、急慢性淋巴细胞白血病等其淋巴细胞 PAS 积分均明显增加，胞质中可见粗大的红色颗粒。而传染性单核细胞增多症和病毒感染则轻度增高或正常。故对该系良性或恶性增生的鉴别有实用价值。

（2）鉴别幼红细胞增生的性质。红血病和红白血病时幼红细胞 PAS 染色常呈强阳性反应，积分值增高。而溶血性贫血、缺铁性贫血、巨幼红细胞性贫血仅轻度增加。

（3）鉴别急性白血病类型。急性粒细胞白血病时 PAS 染色常呈阴性反应；急性单核细胞白血病多呈强阳性反应，阳性反应物呈弥漫性；急性淋巴细胞白血病常呈强阳性反应，阳性反应物呈颗粒或块状。

（4）确认巨核细胞的常用方法。较成熟的巨核细胞多呈强阳性，小巨核细胞也常呈阳性反应。

（5）用于 Gaucher 细胞与 Niemann Pick 细胞的鉴别。前者呈强阳性，后者呈阴性或弱阳性。

（欧阳惠君）

实训十四　再生障碍性贫血观察

增生不良性贫血系多种病因引起的造血干细胞或造血微环境受损及免疫机制紊乱所致红骨髓容量减少的一组贫血。再生障碍性贫血属此种类型。依骨髓改变和临床过程不同可分为急性型和慢性型。急性型红髓有较广泛的病变。

【目的要求】

1. 掌握再生障碍性贫血的骨髓象特征。
2. 掌握常见的非造血细胞的形态特点。

【器材】

显微镜、香柏油、擦镜纸、二甲苯（或无水乙醇）、典型的再生障碍性贫血骨髓片和血片、骨髓报告单。

【观察内容】

一、再生障碍性贫血骨髓象

（一）重型再障骨髓象

1. 增生减低或重度减低。
2. 粒红巨核三系均减少，分别以成熟细胞为主，形态无明显改变。
3. 淋巴细胞明显增多。
4. 浆细胞、网状细胞、组织嗜碱细胞等非造血细胞增加。
5. 骨髓小粒网架空虚，造血细胞少见，含有较多纤维和非造血细胞。
6. 骨髓片油滴明显增加。

（二）非重型再障骨髓象

1. 增生活跃（至少一个部位减低）或增生减低。
2. 巨核系明显减少。
3. 红系粒系正常或减少。
4. 余同重型再障。

二、再生障碍性贫血血象

三系减少，正细胞正色素性贫血，早期可表现为一系或二系减少，白细胞及中性粒细胞减少，淋巴细胞相对增多，网织红细胞绝对值明显降低，各种细胞形态无明显异常。

三、再生障碍性贫血细胞化学染色

（1）铁染色：细胞外铁和细胞内铁正常或增加。

（2）NAP染色：阳性和积分可增加。

【注意事项】

1. 骨髓小粒的结构（有核细胞数量、细胞成分、油滴等）特点对诊断再生障碍性贫血有重要意义，在填写报告单时要详细加以描述。
2. 再生障碍性贫血患者还应该注意观察片中的油滴情况、非造血细胞（主要为肥大细胞）数量及巨核细胞数量等，要进行描述，并注意与骨髓部分稀释区别。
3. 再生障碍性贫血有时需要与PNH进行鉴别，故需要做NAP染色。
4. 再生障碍性贫血通过骨髓检查，可做出提示性诊断意见。

（欧阳惠君）

实训十五　缺铁性贫血骨髓象及血象观察

【实验目的】
掌握缺铁性贫血（IDA）血象、骨髓象特点。
【实验器材】
1. 显微镜、香柏油、擦镜纸、二甲苯（或无水乙醇）等。
2. 典型 IDA 骨髓片、血片。
【观察内容】
1. IDA 骨髓象特点。
2. IDA 血象特点。
3. IDA 铁染色的特点。
【注意事项】
1. 观察骨髓片时要选择体尾交界部位。
2. IDA 骨髓中的中、晚幼细胞注意与小淋巴细胞鉴别。

实训十六　巨幼细胞性贫血骨髓片及血片观察

【实验目的】
掌握巨幼细胞性贫血（MgA）血象、骨髓象特点。
【实验器材】
1. 显微镜、香柏油、擦镜纸、二甲苯（或无水酒精）等。
2. 典型的 MgA 骨髓片、MgA 血片。
【观察内容】
1. MgA 骨髓象特点。
2. MgA 血象特点。
3. MgA 铁染色的特点。
【注意事项】
1. 观察巨幼贫骨髓片分类计数时，注意各期巨幼红细胞与正常幼红细胞的区分。
2. 幼红细胞的巨幼样改变与骨髓增生异常综合征、红白血病病态造血进行鉴别。
3. MgA 合并缺铁（即双相性贫血）时，临床表现多样化，细胞形态也不典型，应仔细寻找粒系统形态变化，以防误诊。

实训十七　溶血性贫血骨髓象及血象观察

【实验目的】
1. 掌握溶血性贫血骨髓片、血片的基本特点。
2. 熟悉溶血性贫血的类型。

3. 了解溶血性贫血与其他贫血的区别。

【实验器材】

1. 溶血性贫血骨髓片。

2. 溶血性贫血血片。

【实验内容】

1. 骨髓细胞学检查　各种类型的溶血性贫血骨髓象、血象特点及诊断要点。

2. 其他检查

（1）红细胞破坏过多或血红蛋白代谢产物增多的依据。

（2）各种溶血性贫血的特殊检查，包括红细胞膜缺陷的实验室检查、红细胞酶缺陷的实验室检查、红细胞血红蛋白异常的实验室检查，以及免疫性溶血性贫血的实验室检查。

【注意事项】

1. 观察骨髓片时应选择合适的部位。

2. 注意观察嗜碱性红细胞、点彩红细胞和嗜多色性红细胞、豪杰小体及细胞分裂象等增生性贫血的骨髓象特征。

3. 书写骨髓报告单时，应将红系置首位描述，详细描述幼红细胞比例及形态特征和成熟红细胞的形态特征。

实训十八　红细胞渗透脆性试验

【实验目的】

基本掌握红细胞渗透脆性试验的原理、方法及临床应用。

【实验原理】

红细胞渗透脆性试验为简易半定量法，其检测红细胞对不同浓度低渗盐溶液的抵抗力。红细胞在低渗盐溶液中，当水渗透其内部达一定程度时，红细胞发生膨胀破裂。根据不同浓度的低渗盐溶液中，红细胞溶血的情况，通过计算红细胞表面积与容积的比值，反映其对低渗盐溶液的抵抗性。比值越小，红细胞抵抗力越小，渗透脆性增加。反之，红细胞抵抗力增大。

【试剂】

171.1mmol/L NaCl 溶液。

【实验步骤】

1. 取 12 支试管，分别按实训表 18-1 加入 NaCl 溶液和蒸馏水，得不同浓度的 NaCl 溶液。

实训表 18-1　红细胞渗透脆性试验不同浓度盐溶液的配制

试管号	1	2	3	4	5	6	7	8	9	10	11	12
10g/L NaCl 溶液 (ml)	1.7	1.6	1.5	1.4	1.3	1.2	1.1	1.0	0.9	0.8	0.7	0.6
蒸馏水 (ml)	0.8	0.9	1.0	1.1	1.2	1.3	1.4	1.5	1.6	1.7	1.8	1.9
NaCl 浓度 (g/L)	6.8	6.4	6.0	5.6	5.2	4.8	4.4	4.0	3.6	3.2	2.8	2.4
NaCl 浓度 (mmol/L)	116.3	109.4	102.6	95.8	88.9	82.1	75.2	68.4	61.6	54.7	47.9	41.0

2. 抽取被检者血液1ml，针头斜面向上，通过6号针头向以上每管加入1滴血（中度以上贫血的标本加2滴），轻轻摇匀，在室温静置2h后，观察结果。

3. 同时，按以上方法取12支试管，用正常人作对照组。

4. 结果判断时，先从高浓度开始观察，上层溶液开始出现透明红色者为开始溶血管，溶液为透明红色且管底红细胞完全消失者为完全溶血管。分别记录其各自的NaCl浓度。

【参考值】

开始溶血：75.2～82.1 mmol/L（4.4～4.8 g/L）NaCl溶液。

完全溶血：47.5～54.7 mmol/L（2.8～3.2 g/L）NaCl溶液

【临床意义】

1. 脆性增加　　见于遗传性球形红细胞增多症，也见于自身免疫性溶血性贫血伴球形红细胞增多者。

2. 脆性降低　　见于缺铁性贫血，各型地中海贫血，HbC、HbD、HbE病，脾切除术后及阻塞性黄疸等。

【注意事项】

1. 氯化钠必须干燥后准确称量，用前新配。

2. 每次试验应做正常对照，其结果应在正常范围内，被检者与正常对照开始溶血管NaCl溶液浓度相差0.4g/L即有诊断价值。

3. 所有器具应干燥，血标本应直接滴入液体内，混匀时不能用力过大，以避免体外溶血。

4. 在白色背景下观察结果，判断完全溶血管时，可低速离心1min后观察。

5. 黄疸患者开始溶血管不易观察，重度贫血患者红细胞太少，均可取肝素抗凝血以生理盐水洗涤后，再用生理盐水配成50%的红细胞悬液进行检测。

6. 血液标本应避免用枸橼酸盐、草酸盐抗凝血，以防止增加离子强度。如用以上标本应用洗涤红细胞进行检测。

实训十九　抗人球蛋白试验

【实验原理】

抗人球蛋白试验（Coombs试验）是用于检验不完全抗体的试验。用正常人血清、血浆或血浆球蛋白注射免疫家兔，使兔体内产生抗人球蛋白抗体（温抗体）。其方法有直接试验（direct antiglobulin test，DAT）和间接试验（indirect antiglobulin test，IAT）两种。直接试验的目的是检查患者红细胞表面的不完全抗体（一抗），即在经盐水洗涤后的致敏红细胞悬液中加入抗人球蛋白血清（二抗），观察是否发生凝集，发生凝集者为Coombs直接试验阳性。本实验常用于免疫性溶血性疾病的诊断。

【实验器材及试剂】

采血器材、试管、商品化抗人球蛋白、生理盐水等。

【实验步骤】

1. 采静脉血2ml。

2. 用生理盐水洗涤红细胞3次，然后配成20%红细胞生理盐水悬液。

3. 将抗人球蛋白血清按 1∶2、1∶4、1∶8、1∶16 的比例稀释。

4. 取一块白瓷板，将上述各稀释度抗血清各 1 滴，然后分别加 20% 红细胞 1 滴，混匀，5 分钟后观察结果。

【实验结果】

不凝集为阴性，凝集为阳性。或按效价报告。

【参考值】

正常红细胞 Coombs 试验直接反应呈阴性。

【注意事项】

1. 标本应新鲜。当天进行试验，否则反应减弱甚至呈阴性。

2. 红细胞应充分洗涤，除去吸附的血浆球蛋白，以免中和抗人球蛋白而出现假阴性。

3. 冷凝集素很高的血标本，试验前应保持在 37℃，并用温热盐水洗涤。

4. 抗凝剂对强抗体无明显影响，但可能对弱抗体或补体有影响。因此以脱纤维蛋白血为好。

【临床意义】

1. 自身免疫性溶血性贫血时 Coombs 直接试验常为阳性。

2. 部分慢性淋巴细胞白血病、淋巴瘤、传染性单核增多症、巨球蛋白血症、重链病、SLE 可出现 Coombs 直接试验阳性。

实训二十　酸溶血试验（Ham 试验）

【实验原理】

正常人红细胞在酸化（pH6.6～6.8）的自身新鲜血清中（内含补体和备解素），经 37℃ 孵育 1h 不溶血。而阵发性睡眠性血红蛋白尿（PNH）患者，因红细胞膜缺陷，对补体溶血效应敏感性增强，则发生溶血。

【试剂】

0.25mol/L HCl，溶液，8.5g/L NaCl 溶液。

【操作步骤】

1. 配制 50% 红细胞悬液　取 10ml 离心管 2 支，标明患者、对照，均加入 8.5g/L NaCl 溶液 5～6ml，分别加入患者和对照者末梢血十几滴，混匀，离心后弃去上清液，如此重复洗涤红细胞 2 次，最后配成 50% 红细胞悬液备用。

2. 分离正常对照血清　取与患者同型或 AB 型血 3～5ml，待自然凝固后分离血清。

3. 按酸化溶血试验操作步骤操作（实训表 20-1）

实训表 20-1　酸化溶血试验操作步骤表

反应物	试验管	对照管
正常人血清（ml）	0.5	0.5
患者 50% 红细胞悬液（ml）	0.025	—
正常人 50% 红细胞悬液（ml）	—	0.025
0.25mol/L HCl 溶液	0.5	

【结果判断】

试验管溶血，对照管不溶血为阳性；试验管和对照管均不溶血为阴性。

【注意事项】

1. 血清酸化后试管必须塞紧，否则 CO_2 逸出使血清酸度降低。
2. 抗凝剂中的 Na、K 可影响 pH，故不宜用抗凝血，但可用脱纤维血。
3. 为保证补体充足，最好用混合血清，但正常对照红细胞必须用"O"型血。
4. 多次输血者，可因血中异常红细胞相对减少，本试验可呈弱阳性或阴性。

【临床意义】

正常人为阴性。阳性见于 PNH。遗传性球形红细胞增多症及自身免疫性溶血性贫血也可呈阳性。主要与红细胞球形化有关。血清加热破坏补体，若本试验转为阴性则更支持 PNH。

实训二十一　尿含铁血黄素试验（Rous test）

【实验原理】

尿含铁血黄素试验又称 Rous 试验，当血红蛋白通过肾滤过时，部分铁离子以含铁血黄素的形式沉积于上皮细胞，并随尿液排出。尿中含铁血黄素是不稳定的铁蛋白聚合体，其中的高铁离子与亚铁氰化钾作用，在酸性环境下产生普鲁士蓝色的亚铁氰化铁沉淀。尿沉渣肾小管细胞内外可见直径 1～3μm 的蓝色颗粒。

【试剂】

2% 亚铁氰化钾试剂，3%Hcl 溶液。

【操作步骤】

1. 取混匀的新鲜尿液 15ml（以 2000r/min 离心 5min）离心，倾去上清液。
2. 在沉渣中加入新鲜配制的 2% 亚铁氰化钾试剂及 3% 盐酸各 2ml，充分混匀，室温静止 10min。
3. 再离心沉淀，取沉淀物涂片，加盖片后用高倍镜检查（必要时用油镜）。

【注意事项】

1. 所有试管、玻片、试剂均应防止铁污染，否则易出现假阳性。
2. 试剂要新鲜配制，否则易失效。如亚铁氰化钾与盐酸混合后即显蓝色，表示试剂已被污染高铁，不宜再用。
3. 用首次晨尿标本检查，阳性率较高。
4. 溶血初期，未形成含铁血黄素，本试验可为阴性，所以尿液含铁血黄素阴性，不能完全排除有血管内溶血。
5. 由于慢性血管内溶血含铁血黄素间断性出现，故定量测定尿铁水平可有助于诊断慢性血管内溶血。

【结果判断】

正常人呈阴性，见有分散或成堆蓝色闪光颗粒（直径 1～3μm）即为阳性，在细胞内则为可信。

【临床意义】

1. 慢性血管内溶血，如阵发性睡眠性血红蛋白尿和其他血管内溶血（如微血管性溶血性贫血、反复输血、恶性贫血等）可引起含铁血黄素尿。

2. 血红蛋白沉着症可引起肾脏铁质沉着，尿中出现含铁血黄素。

实训二十二　血红蛋白电泳

【实验原理】

利用各种血红蛋白（包括正常或异常Hb）的等电点不同，在一定电场和pH缓冲液中电泳方向和速度亦不相同，Hb与等电点缓冲液的pH差别越大，Hb电泳速度越快；相反则电泳速度越慢。采用不同的缓冲液、支持介质和电泳仪其分辨率不同，以此来判断异常Hb的性质，为诊断异常Hb提供依据。

在电泳中，因所用支持介质不同，有纸上电泳、琼脂凝胶电泳、淀粉胶电泳、醋酸纤维素薄膜电泳等。电泳胶分辨率较高，但制板较费时且不方便，琼脂凝胶电泳应用于某些异常Hb的分辨。醋酸纤维素薄膜电泳方法简便，省时，易于洗脱定量，对异常Hb分辨率较好，适于一般试验室作为异常Hb的筛选试验。在缓冲液选择上，多以碱性（pH8.5或9.1）缓冲液浸泡薄膜，用硼酸盐缓冲液进行电泳筛选。必要时再用pH6~6.2缓冲液电泳鉴别。

【试剂】

1. 0.26mol/L Tris缓冲液（pH9.1）（用于阳极）：三羟甲基氨基甲烷25.2g，EDTA 2.5g或EDTA-2Na 2.83g，硼酸1.9g，加蒸馏水至1000ml。

2. 巴比妥缓冲液（pH8.6）（阴极）：巴比妥钠5.15g，巴比妥0.92g，加蒸馏水至1000ml。

3. 醋酸纤维素薄膜浸泡液：①、②两种缓冲液等量混合。

4. 氨基黑10B染色液：氨基黑10B 1g，磺基水杨酸10g，冰醋酸20ml，加蒸馏水至400ml。

5. 漂洗液：乙醇45ml，冰醋酸5ml，蒸馏水50ml混合。

6. 透明液：冰醋酸25ml，无水乙醇75ml。

7. 0.4mol/L NaOH溶液。

【操作步骤】

1. Hb液的制备，将抗凝血离心去血浆，加生理盐水洗涤3次。每1ml红细胞加1.4ml蒸馏水和0.4ml四氯化碳，强烈振摇5min，离心后取上清液于4℃冰箱保存备用（不适用于不稳定血红蛋白检查）。

2. 电泳槽内阳极注入pH9.1的Tris缓冲液；阴极注入pH8.6的巴比妥缓冲液，要求两极液面平行。

3. 醋酸纤维素薄膜切成12cm×4cm的条状，置于浸泡液内10min后取出，用滤纸吸去多余液体，使粗面朝上，贴于电泳槽的支架上，用两层纱布搭桥，自然平衡5min。

4. 用Hb吸管吸取2~3μl 10%Hb液，放在盖玻片上（长约1cm）边缘，使之印在靠阴极端1.5cm薄膜片处，薄膜下衬一张干燥滤纸以吸去多余的Hb液，同时用正常人血红蛋白液做对照。

5. 接通电源,平衡5min后,调电压至150V,电流0.2mA/cm薄膜宽,电泳15~30min。取下薄膜条,置于氨基黑10B染液中,10min后取出,用漂洗液至薄膜条洁白为止。

6. 定量测定,将各小区带剪下,HbA_1用20ml 0.4mol/L NaOH溶液脱色,HbA_2用4ml 0.4mol/L NaOH溶液脱色。另取一条无色膜条(与HbA_2带相仿大小),加0.4mol/L NaOH液4ml作为空白,用分光光度计,在640nm处比色,记录吸光度,按下式求其含量(%)。

$$HbA_2(\%) = \frac{HbA_2 吸光度}{HbA_2 吸光度 + HbA_1 吸光度 \times 5} \times 100$$

【注意事项】
1. 醋酸纤维素薄膜应在浸膜液中浸透。
2. 防止被检血红蛋白以外的标本污染薄膜。
3. 为保证电泳效果,电泳槽内缓冲液最多使用两次。

【参考区间】
HbA_2 1.1%~3.2%。

【临床意义】
1. HbA_2增高 是轻型地中海贫血的重要特征。此外,巨幼红细胞性贫血、恶性贫血、某些不稳定血红蛋白等,HbA_2也相对增高。在电泳分组中,以HbA为标志,较HbA快者包括H组和J组,属快速异常Hb。

2. HbA_2减低 见于缺铁性贫血及铁粒幼红细胞性贫血等。

实训二十三 骨髓病性贫血骨髓象及血象观察

【实验目的】
1. 掌握骨髓病性贫血骨髓片、血片的基本特点。
2. 熟悉骨髓病性贫血的诊断。
3. 了解骨髓病性贫血和其他类型贫血的区别。

【实验器材】
1. 骨髓病性贫血骨髓片。
2. 骨髓病性贫血血片。

【实验步骤】
1. 涂片制备。
2. 瑞氏染色。

【实验内容】
1. 骨髓病性贫血骨髓象、血象血液学特点。
2. 肿瘤细胞的特点。

【注意事项】
1. 选择片子较薄、细胞分布均匀、细胞结构清楚的部位进行分类计数和观察。
2. 对骨髓病性贫血骨髓片检查时要注意肿瘤细胞。癌细胞多有数个聚集或成团倾向。

3. 单克隆抗体用于骨髓组织切片检查，提高疾病的诊断。

实训二十四　急性白血病骨髓象及血象观察

【实验目的】

1. 掌握典型 AML、ALL 白血病细胞的形态特点。
2. 熟悉 AML、ALL 骨髓片及血片的基本特点。
3. 了解 AML、ALL 亚型的鉴别要点。

【实验器材】

1. AML、ALL 骨髓片。
2. AML、ALL 血片。
3. AML、ALL 细胞化学染色骨髓片（POX、PAS）

【实验步骤】

1. 涂片制备。
2. 瑞氏染色。
3. 细胞化学染色。

【实验内容】

AML、ALL 骨髓象特点。

AML、ALL 血象特点。

AML、ALL 化学染色反应特点。

【注意事项】

1. 选择片子较薄、细胞分布均匀、细胞结构清楚的部位进行分类计数和观察。
2. 细胞分裂象有助于细胞系列的判断。淋巴细胞系的染色体一般粗、短。
3. 书写骨髓报告单，首先要详细描述白血病细胞特点，包括胞体大小、形态；胞核形态、胞核位置、核染色质结构、核仁（有无、数量、大小、清晰度）；胞质量、颜色、胞质内颗粒（大小、数量、颜色）、空泡有无，有无特殊结构并应说明涂抹细胞等情况。
4. 形态学诊断 AL 时，必须结合细胞化学染色，最好采用 MICM 分型确诊。

实训二十五　慢性粒细胞白血病骨髓象及血象观察

【实验目的】

1. 掌握慢性粒细胞白血病慢性期骨髓片、血片的基本特点。
2. 熟悉慢性粒细胞白血病三个时期的特点。
3. 了解慢性粒细胞白血病和其他白血病的区别。

【实验器材】

1. 慢性粒细胞白血病骨髓片。
2. 慢性粒细胞白血病血片。
3. 慢性粒细胞白血病细胞化学染色骨髓片（NAP）。

【实验步骤】
1. 涂片制备。
2. 瑞氏染色。
3. 细胞化学染色。

【实验内容】
1. 各期慢性粒细胞白血病骨髓象、血象血液学特点。
2. 慢性粒细胞白血病化学染色特点。

【注意事项】
1. 选择片子较薄、细胞分布均匀、细胞结构清楚的部位进行分类计数和观察。
2. 慢性粒细胞白血病急变期，患者按照急性白血病方法处理（即要通过形态学观察、细胞化学染色、免疫分型等检查确定急变细胞类型）。
3. 诊断慢性粒细胞白血病时，常规做 NAP 染色（用血片），确诊慢性粒细胞白血病时做 *bcr/abl* 融合基因检测。

实训二十六　慢性淋巴细胞白血病骨髓象及血象观察

【实验目的】
1. 掌握慢性淋巴细胞白血病骨髓片及血片特点。
2. 熟悉成熟淋巴细胞和原幼淋巴细胞的划分。

【实验器材】
1. 慢性淋巴细胞白血病骨髓片。
2. 慢性淋巴细胞白血病血片。

【实验步骤】
1. 涂片制备。
2. 瑞氏染色。

【实验内容】
慢性淋巴细胞白血病骨髓象、血象特点及诊断要点（实训表 26-1）。

实训表 26-1　慢性淋巴细胞白血病骨髓象、血象特点

骨髓象	血象	诊断要点
淋巴细胞系异常增生，≥40%，绝大多数是小淋巴细胞，原淋巴细胞及幼淋巴细胞少见，一般 <5%；粒细胞系、红细胞系比例减少；巨核细胞系可正常	白细胞数增加；分类以成熟样淋巴细胞为主 ≥50%；形态上与正常小淋巴细胞相似。可见少数原淋巴细胞及幼淋巴细胞；红细胞和血小板改变不明显	外周血淋巴细胞 ≥50% 骨髓淋巴细胞 ≥40%

【注意事项】
1. 诊断慢性淋巴细胞白血病时注意与传染性单核细胞增多症鉴别，后者异型淋巴细胞形态多种多样，以外周血增多为主。
2. 确诊慢性淋巴细胞白血病时，应结合临床和病理活检。

【实验报告】

1. 结合患者资料及骨髓片、血片特点写一份慢性淋巴细胞白血病骨髓细胞形态学检查报告单。

2. 本次实验体会及讨论。

【注意事项】

1. 选择片子较薄、细胞分布均匀、细胞结构清楚的部位进行分类计数和观察。

2. 对白血病骨髓片进行有核细胞计数分类时，若涂片不佳应该采取多点分类计数。

实训二十七　骨髓增生异常综合征骨髓片及血片观察

【实验目的】

1. 熟悉骨髓增生异常综合征骨髓片和血片基本特点。

2. 了解骨髓增生异常综合征分型。

【实验器材】

1. 骨髓增生异常综合征骨髓片。

2. 骨髓增生异常综合征血片。

【实验内容】

骨髓细胞学检查：各期骨髓增生异常综合征骨髓象、血象特点、化学染色及诊断要点。

【注意事项】

1. 骨髓涂片、血涂片均为新鲜采集无抗凝剂接触标本。

2. 骨髓增生异常综合征患者无论是 FAB 分型，还是 WHO 分型，形态学诊断骨髓增生异常综合征主要依据为：造血细胞三系、二系或一系病态造血，应全片观察各系细胞的形态特点。

3. 形态学存在主观性，加上骨髓增生异常综合征病态造血细胞有明显异形性和多态性，形态学诊断骨髓增生异常综合征时，须作细胞化学染色，应将铁染色、PAS 染色作为常规细胞化学染色项目。而最终确诊骨髓增生异常综合征需结合临床、骨髓活检及染色体等相关检查。

4. 病态造血是诊断骨髓增生异常综合征的必需条件，但又非骨髓增生异常综合征所特有；多种骨髓增生性疾病和非造血组织肿瘤均可见病态造血。

5. 在观察血细胞形态时应考虑以下情况加以鉴别

（1）红细胞系增生易与溶血性贫血相混；

（2）红细胞系、粒细胞系巨幼样改变易与巨幼细胞贫血相混；

（3）全血细胞减少易与 AA、PNH 和免疫相关性贫血相混。

实训二十八　多发性骨髓瘤血象及骨髓象观察

【实验目的】

1. 掌握多发性骨髓瘤多发性骨髓血象骨髓象的基本特点。

2. 熟悉多发性骨髓血象血片特点。
3. 了解多发性骨髓血象的形态学分型。

【实验器材】
1. 多发性骨髓血象骨髓片。
2. 多发性骨髓血象血片。

【实验步骤】
1. 低倍镜观察。
2. 油镜观察。

【实验内容】

1. 多发性骨髓血象

（1）红细胞计数与血红蛋白含量多数下降（正细胞正色素性），红细胞呈缗钱状排列。有时可见幼红细胞。

（2）WBC 和或 PLT 正常或减少。分类时 20% 患者可出现瘤细胞（2%～3%），有的可见幼粒细胞。

2. MM 骨髓象

（1）增生活跃至明显活跃。

（2）瘤细胞明显增生，常 >15%，其形态与正常浆细胞有不同之处（胞体大小不一、核形可不规则、多核、巨大核等）。有时还可见下列细胞：

1）火焰细胞：胞质边缘或整个胞质呈红色（为瘤细胞分泌黏蛋白所致，多为 IgA）；

2）桑椹状细胞：浆中有大量空泡；

3）拉塞尔小体：即 Russel 小体、为粗大红色、圆形的包涵体。

1957 年欧洲血液血会议根据瘤细胞形态分为四型：即Ⅰ型（小浆细胞型）、Ⅱ型（幼浆细胞型）、Ⅲ型（原浆细胞型）和Ⅳ型（网状细胞型）。

（3）粒系、红系及巨核系增生常受到抑制，红细胞呈缗钱状排列。

【注意事项】

1. 多发性骨髓瘤患者要注意成熟红细胞的排列方式。
2. 细胞分类计数时应将骨髓瘤细胞按原始、幼稚及成熟阶段进行划分。
3. 骨髓瘤细胞 >15%，且形态明显异常者或以原幼细胞为主者确诊不难；而对于以成熟细胞为主且比例增加不明显者或骨髓瘤数量少但有形态异常者诊断要慎重。
4. 多发性骨髓瘤从骨髓细胞形态学角度来说分为四型，有人提出还有火焰细胞型等，但这种对于预后及治疗来说无明显的区别，故这种分型在临床应用不多，诊断时不需给出多发性骨髓瘤的细胞类型。
5. 如血象中骨髓瘤细胞分类大于 20%，则为继发性浆细胞白血病。

实训二十九　传染性单核细胞增多症血象及骨髓象观察

【实验目的】
1. 掌握传染性单核细胞增多症血片特点。
2. 熟悉传染性单核细胞增多症骨髓片基本特点。
3. 熟悉异型淋巴细胞的分型。

【实验器材】
1. 传染性单核细胞增多症血片。
2. 传染性单核细胞增多症骨髓片。

【实验步骤】
1. 低倍镜观察。
2. 油镜观察。

【实验内容】

1. 传染性单核细胞增多症血象

（1）细胞数：白细胞数正常或增多，大多数 $<20 \times 10^9/L$，高者可达 $(30 \sim 60) \times 10^9/L$，白细胞数增多可持续数周至数月，少数患者白细胞数减少。血小板数常正常。

（2）细胞形态及分类：淋巴细胞比例增加并伴有异型淋巴细胞增多，>10%，异型淋巴细胞具有胞体大、胞质量多、胞质深蓝色、核形规则或不规则、染色质常较粗等特点，根据形态一般分为三型，即泡沫型、不规则型、幼稚型。在 IM 疾病的早期血片中中性分叶核粒细胞增多，以后淋巴细胞增多占 60%~97%，在疾病的第 4~5 天开始出现异型淋巴细胞，第 7~10 天达高峰，比例增加，大多数 >20%。

2. 传染性单核细胞增多症骨髓象

（1）增生程度：有核细胞增生活跃或明显活跃。

（2）粒细胞系列、红细胞系列及巨核细胞系列：均较增生，形态无明显异常。

（3）淋巴细胞系列：淋巴细胞比例正常或稍偏高，全片可见少许异型淋巴细胞。

【注意事项】

1. 血片及骨髓片报告异型淋巴细胞时，不需要对异型淋巴细胞进行形态学分型，只需报告异型淋巴细胞的比例即可。

2. 观察传染性单核细胞增多症血片时要注意异型淋巴细胞的形态特点，以免将它误认是单核细胞、幼稚细胞、原始细胞或早幼红细胞等。

3. 传染性单核细胞增多症的细胞形态学改变主要在血象，而骨髓象常无明显变化。因此，血片检查比骨髓片更重要。

4. 除传染性单核细胞增多症外，许多其他疾病或因素可引起血片中异型淋巴细胞增多，如流行性出血热（异型淋巴细胞也可 >20%）、流感病毒、巨细胞病毒、人类免疫缺陷病毒、单纯疱疹病毒、风疹病毒、腺病毒、肝炎病毒及某些细菌、原虫感染，也可见于免疫性疾病、化疗后、不明原因发热等，但嗜异性凝集试验一般阴性。上述除流行性出血热患者可见血片中异型淋巴细胞明显增加外，其他情况下异型淋巴细胞往往不多。

5. 传染性单核细胞增多症经过骨髓片和血片检查，不能做出肯定性诊断，但结合临床可做出提示性诊断意见。

实训三十　出血时间测定

模板式刀片法

【原理】

出血时间（BT）是指皮肤在人为条件刺伤后，伤口出血到自行停止所需要的时间，它能反映皮肤毛细血管（结构与功能）、血小板质与量（PLT量及其黏附、活化、聚集和释放功能）及毛细血管与血小板的相互作用等止血因素是否存在异常。

【试剂与器材】

1. 血压计。

2. 模板式（template）出血时间测定器，设计为双刀片弹簧装置，两个刀片每片长为6mm，刺伤深为1mm。

3. 干净滤纸。

4. 计时器（秒表）。

【操作】

1. 血压计袖带缚于上臂，成人加压维持在40mmHg，儿童维持在20mmHg处。

2. 在肘前窝凹下二横指处，选择皮肤正常处进行常规消毒，轻轻绷紧，将出血时间测定器贴紧皮肤表面，并将刀片的宽度方向与前臂相平行，按下按钮，使刀片弹出刺入皮肤，见创口出血即启计时器。

3. 每隔30s，用干净滤纸吸取流出血液，直至出血自然停止，按停计时器。

【参考区间】

6.9 ± 2.1min。

【注意事项】

1. 刺伤部位应保暖，避开血管、瘢痕、水肿，血液应自动流出。

2. 刀片的宽度和刺入深度均为固定不变，以确保结果的一致性与可比性。

3. 用滤纸吸血时，应避免与伤口接触。

4. 试验前1周内不能服用抗血小板药物，如阿司匹林等，以免影响结果。

实训三十一　血管性血友病因子抗原（vWF：Ag）测定

ELISA法

【原理】

血管性血友病因子抗原（vWF：Ag）测定，是将纯化的兔抗人vWF：Ag抗体包被聚苯乙烯反应板，加入稀释的待测血浆使vWF：Ag结合于固相的抗体上，然后加入酶标记兔抗人vWF：Ag抗体与其定量相结合，洗去多余的酶标记抗体后，加底物显色，通过查标准曲线，即可得出vWF：Ag的含量。

【试剂与器材】

1. 抗vWF单抗。

2. 辣根过氧化物酶标记的抗vWF单抗。

3. 聚苯乙烯酶标反应板。

4. 牛血清白蛋白（BSA）。

5. 邻苯二胺（OPD）。

6. 正常人混合血浆。

7. 酶标仪。

【操作】

1. 单抗以 0.1mol/L 碳酸盐缓冲液（pH 9.5）稀释成 10μg/ml 后加入反应板中，每孔 0.2 ml，置于湿盒中 4℃过夜。

2. 0.05%Tween-20，0.01mol/L 磷酸盐缓冲液（pH7.4，Tween-PBS）洗 3 次后加入用 0.4%BSA-PBS 稀释的待检血浆或培养液上清，每孔 0.2ml，37℃温育 2h。

3. 同前洗涤 3 次后加入用同上缓冲液稀释的酶标 vWF 单抗，每孔 0.2ml，37℃温育 2h。

4. 同前洗涤 5 次后每孔加底物溶液（OPD）1mg/ml，用 0.1ml/LpH4.5 的枸橼酸盐酸缓冲液配制，30% 过氧化氢（0.5μ1/ml）0.2ml，置室温约 5min 后，各孔加 3.0mol/L 硫酸 5μl 终止反应。

5. 置室温 10min 后测定 492nm 处吸光度。

【标准曲线制作】

正常人混合血浆以 0.4%BSA-YBS 按 1∶20、1∶50、1∶100、1∶200、1∶500、1∶1 000 六种浓度稀释，与待测样品在相同条件下测定。

【计算】

以正常混合血浆 vWF 浓度为 100% 或 1U/ml，混合血浆 6 种稀释度的吸光度与其相对应的浓度在双对数坐标纸上绘制标准曲线，然后以标本吸光度值查找对应浓度，也可以线形回归方程计算浓度。

【注意事项】

1. 对血浆 vWF：Ag 含量过高的标本，应稀释血浆后再次测定。

2. 其他注意事项与所有 ELISA 法实验相同。

3. vWF：Ag 也可选用免疫火箭电泳法检测。

【参考区间】

107.5% ± 29.6%。

实训三十二　血块收缩试验

（一）血浆法

【原理】

在富含血小板血浆（PRP）中加入氯化钙或凝血酶，使血浆凝固，血小板收缩蛋白使血小板伸出伪足"抓住"纤维蛋白并呈向心性收缩，使纤维蛋白网眼缩小，血清被挤出。测出析出血清的体积可反映血小板血块收缩能力。

【试剂与器材】

1. 50mmol/L 氯化钙溶液或 20U/ml 凝血酶溶液。

2. 37℃水浴箱。

【操作】

1. 制备 PRP：抗凝血用小于 1000r/min 速率离心 6～8min，取血浆。

2. 取 PRP 0.6ml 置于刻度试管中，37℃水浴温育 3min 后，再加入 50mmol/L 氯化钙溶液 0.2ml 或 20U/ml 凝血酶溶液。

3. 混匀后 37℃水浴温育 2h，用玻璃棒将血凝块轻轻弃除，观察析出血清的体积。

【计算】

$$血块收缩(\%) = \frac{析出血清体积}{PRP体积} \times 100\%$$

【参考区间】

40% 以上。

【注意事项】

1. 水浴温育必须掌握在 37℃，温度过高或过低都会影响测定结果。

2. 本试验设阳性对照时，可在正常对照的 PRP 中加入 5mol/L N-乙基马来酰亚胺，以抑制血小板肌动和肌球蛋白的收缩作用。

（二）定量法

【原理】

血块收缩时有相应的血清析出，计算析出血清量占原有血量的百分比。

【试剂与器材】

1. 5ml 刻度离心管。

2. 软木塞中央部位插有一根长 14cm 下端呈槌形玻璃棒。

3. 37℃水浴箱或恒温箱。

【操作】

1. 取静脉血 5ml，拔去针头，徐徐注入刻度离心管内。

2. 插入玻璃棒，使槌形下端插入血中，将软木塞置于离心管口，置 37℃水浴中（或孵育箱内）温育。

3. 待血液完全凝固后 1h，将血块轻轻分离，拔出玻璃棒。

4. 将离心管离心后观察血清及有形成分体积。

【计算】

$$血块收缩(\%) = \frac{血清量(ml)}{全血量(ml) \times 红细胞比容} \times 100\%$$

【参考区间】

48%～64%。

【注意事项】

同血浆法。

实训三十三　凝血时间测定

全血凝固法

【原理】

血液离体后至完全凝固所需的时间即为凝血时间（CT），它是反映内源凝血系统中凝血因子的筛选试验。

【试剂与器材】

1. 5ml 注射器。

2. 37℃水浴箱。
3. 计时器（秒表）。

【操作】

以试管法为例：

1. 取小试管3支（内径为8mm），分别编号1、2、3。

2. 顺利地抽取静脉血3ml，自血流入针头开始计时，去针头把血液沿管壁缓慢注入3支小试管，每管1.0ml，置37℃水浴中3min。

3. 3min后，每隔30s将第一管倾斜1次，观察试管中血液是否流动，当倾斜试管血液不流动（凝固）后再观察第二管，第二管血液不流动（凝固）后再观察第三管，当第三管中血液凝固后，按停计时器，读取时间即为CT测定结果。

【参考区间】

1. 试管法 4～12 min。
2. 硅管法 15～30min。
3. 塑料管法 10～19min。

【注意事项】

1. 采血时要一针见血，尽量减少组织液和空气混入，标本不应有溶血。
2. 倾斜动作要轻，角度要小（约30º），以减少血液与试管壁的接触面积。
3. 水浴温度要恒定，温度过高或过低均可使凝固时间延长。
4. 本试验试管法不甚敏感，仅能检出Ⅷ：C<2%的重型血友病，硅管法敏感，可检出Ⅷ：C<45%的亚临床型血友病。

实训三十四　活化凝血时间测定

凝固法

【原理】

活化凝血时间（ACT）测定的原理同CT测定。试验中加入白陶土-脑磷脂混悬液以充分激活 F Ⅻ并为凝血反应提供丰富的催化表面，提高试验的敏感性，它是内源性凝血系统筛选试验之一。

【试剂与器材】

1. 40g/L 白陶土-脑磷脂的混悬液（脑磷脂用巴比妥缓冲液作1∶50稀释，再加等量40g/L 白陶土悬液混合而成）。

2. 其他同 CT 测定。

【操作】

以试管法为例：

1. 取小试管1支，加入 40g/L 白陶土-脑磷脂的混悬液 0.2ml。
2. 加入受检者全血 0.5ml，轻轻混匀。
3. 之后操作同试管法 CT 测定。

【参考区间】

1.70±0.76min。

【注意事项】

本试验较 CT 更敏感,其他同 CT 测定。

实训三十五　活化部分凝血活酶时间测定

血浆凝固法

【原理】

在 37℃下以白陶土激活 F Ⅻ,以脑磷脂(部分凝血活酶)代替血小板提供凝血的催化表面,补充足量钙离子后血浆开始凝固,这种乏血小板血浆凝固所需的时间称为活化部分凝血活酶时间(APTT)。它是内源性凝血系统常用的筛选试验。

【试剂与器材】

1. 40g/L 白陶土 - 脑磷脂的混悬液(脑磷脂用巴比妥缓冲液作 1∶50 稀释,再加等量 40g/L 白陶土悬液混合而成)。

2. 25mmol/L 氯化钙溶液。

3. 37℃水浴箱。

4. 计时器(秒表)。

【操作】

1. 试验样本制备:抽取待测者静脉血与正常对照静脉血用 109mmol/L 枸橼酸钠溶液以 1∶9 混匀(抗凝),用 3 000r/min 离心 10min 获取乏血小板血浆作为待测血浆与正常对照血浆。

2. 取待检血浆、白陶土 - 脑磷脂的混悬液各 0.1ml 混匀,置 37℃水浴温育 3min,期间轻摇试管数次。

3. 加入经预温至 37℃的 25mmol/L 氯化钙溶液 0.1ml 混匀,立即启动计时器(秒表),置水浴中不断振摇,约 30s 时取出试管,观察出现纤维蛋白丝时(当倾斜试管血浆不流动时)按停计时器(秒表),记录时间。如法重复两次取三次的平均值即 APTT 的测定结果。

4. 正常对照血浆按上法操作。

【参考区间】

1. 男:31.5 ~ 43.5s;女:32 ~ 43s。

2. 待测 APTT 较正常对照 APTT 延长超过 10s 以上有临床意义。

【注意事项】

1. 应使用塑料试管,防止血小板激活。

2. 应在采血后 2h 内及时检测,血浆加白陶土部分凝血活酶后被激活的时间不得少于 3min。

3. 分离血浆用 3 000 r/min 离心 10min,务必去除血小板。

4. 不同规格的白陶土激活能力不同,因此参考区间也有差异。但若正常对照 APTT 明显延长,提示白陶土试剂质量有问题。

实训三十六　血浆凝血酶原时间测定

一期法

【原理】

在待检血浆中加入过量的组织凝血活酶和钙离子，使凝血酶原转变为凝血酶，后者使纤维蛋白原转变为纤维蛋白使血浆凝固，此过程所需时间称为血浆凝血酶原时间（PT）。该试验可反映血浆中纤维蛋白原、凝血酶原及FⅤ、FⅦ、FⅩ的含量，是外源性凝血系统的筛选试验。

【试剂与器材】

1. 组织凝血活酶浸出液（为兔脑、人脑、胎盘、肺组织等浸出液）。
2. 25mmol/L 氯化钙溶液。
3. 37℃水浴箱。
4. 计时器（秒表）。

【操作】

1. 试验样本制备：抽取待测者静脉血与正常对照静脉血用 109mmol/L 枸橼酸钠溶液以 1∶9 混匀（抗凝），低速离心分离出的血浆作为待测血浆与正常对照血浆。

2. 取小试管 1 支，加入检测血浆和组织凝血活酶浸出液各 0.1ml，37℃预温，再加入 25mmol/L 氯化钙溶液 0.1ml（25mmol/L 氯化钙溶液应预温在 37℃水浴中），立即启动计时器（秒表），不断轻倾斜试管，观察试管中液体是否流动，当倾斜试管液体不流动（凝固）时，按停计时器，记录凝固所需时间。如法重复两次取三次的平均值即 PT 的测定结果。

3. 正常对照血浆按上法操作。

【计算】

$$凝血酶原时间比值（PRR）= \frac{待检血浆的PT}{正常对照血浆的PT}$$

由于不同来源、不同制备方法的组织凝血活酶对结果影响很大，造成结果的可比性差，特别影响判断口服抗凝剂的治疗效果。世界卫生组织（WHO）提出以人脑凝血活酶 67/40 批号作为标准品，并以国际敏感度指数（international sensitivity index，ISI）表示各种制剂与 67/40 之间相互关系。67/40 为原始参考品，确定 ISI 为 1.0，因此各种制剂必须标以 ISI 值。

现在采用国际正常化比值（international normalized ratio，INR）统一判断治疗效果。为此必须通过该组织凝血活酶的 ISI，经下列公式计算。患者 $INR=PTR^{ISI}$

【参考区间】

1. PT 值　男性：11～13.7s，女性：11～14.3s。待测者的测定值较正常对照值延长超过 3s 才有临床意义。

2. PTR　0.82～1.15。

3. INR　0.8～1.5，可根据 ISI 不同计算得出。

【注意事项】

1. 采血后应在 1h 内完成，置 4℃冰箱保存不应超过 4h，-20℃下可放置 2 周，-70℃下可放置 6 个月。

2. 水浴稳定控制在（37±1）℃，过高或过低均会影响检测结果。
3. 抽血要顺利，抗凝要充分，决不可有凝血块出现。
4. 市场上供应的组织凝血活酶制剂应注明 ISI 值，选用 ISI<2.0s 的组织凝血活酶为宜。
5. 在血细胞比容（Hct）<0.20 或 >0.50 时，抗凝剂与血液的比例适当调整。抗凝剂（ml）=（100 − Hct）× 血液（ml）× 0.001 85。

实训三十七　血浆纤维蛋白原含量测定

（一）Clauss 法，凝血酶法

【原理】
根据纤维蛋白原与凝血酶作用最终形成纤维蛋白的原理。以国际标准品为参比血浆制作标准曲线，用凝血酶来测定血浆凝固时间，所得凝固时间与血浆中纤维蛋白原浓度呈负相关，从而得到纤维蛋白原的含量。

【试剂与器材】
1. 凝血酶（冻干）。
2. 参比血浆（冻干）。
3. 血浆稀释液。
4. 37℃水浴箱。
5. 计时器（秒表）。

【操作】
1. 蒸馏水复溶凝血酶 2ml。
2. 将待测或参比血浆用血浆稀释液作 10 倍稀释。
3. 取已稀释的血浆 0.2ml 于一小试管中，置 37℃水浴预温 2min，再加入已复溶的凝血酶试剂 0.1ml，即刻观察凝固时间。
4. 重复上述操作，若两次结果差异超过 0.5s，则需再次重复，取两次结果的均值。
5. 根据凝固时间查阅标准曲线读数表，即可获得血浆纤维蛋白原浓度。

【参考区间】
2～4g/L。

【注意事项】
1. 参比血浆应同时与标本一起操作，以核对结果是否可靠。
2. 如遇有凝固时间长的标本，使两次结果间误差大，可用 1∶5 的稀释血浆进行操作，将结果除以 2 再报告结果。
3. 凝血酶复溶后在 4～6℃可放置 2 天。

（二）酶联免疫分析法

【原理】
酶联免疫双抗体夹心法。

【试剂与器材】
1. 纤维蛋白原单抗。

2. 纤维蛋白原标准品。

3. 洗涤液 0.01mol/L PBS（含 0.05%Tween-20）。

4. 稀释液 0.25mol/L EDTA-Na_2-PBS（含 2%BSA）。

5. 邻苯二胺溶液（1mg/ml）（用 pH4.5 的 0.1mol/L 枸橼酸盐缓冲液配制）。

6. 3mol/L 硫酸溶液。

7. 30% 过氧化氢溶液。

8. 酶标仪。

9. 37℃水浴箱。

【操作】

1. 用 pH9.6，0.1mol/L 的碳酸盐缓冲液将纤维蛋白原单抗配制成浓度为 10μg/ml 的溶液，于酶标板各孔中加入 0.1ml，4℃冷藏过夜。

2. 用洗涤液洗去未结合的抗体。

3. 将稀释后的受检血浆 0.1ml 加至含固相抗体的各孔中，37℃温育 2h，再洗涤 3 次。

4. 每孔加 0.1ml 用稀释液稀释的酶标纤维蛋白原 - 单抗（带辣根过氧化酶）37℃再温育 2h，再洗涤 6 次。

5. 加 pH4.5，含 3% 过氧化氢溶液的 0.1mol/L 枸橼酸盐缓冲液配制的邻苯二胺溶液（1mg/ml）0.2 ml 于各孔，显色 10min。

6. 加 3mol/L 硫酸溶液 0.05ml 终止反应。

7. 在酶标仪 492 nm 波长处测各孔吸光度值。

8. 纤维蛋白原标准品稀释及反应步骤同血浆样品。以标准品各浓度点为横坐标，相对应的吸光度值为纵坐标，在半对数坐标纸上绘制标准曲线，血浆纤维蛋白原的含量由标准曲线上查得。

【参考区间】

3.0 ± 0.82g/L。

实训三十八　血清纤维蛋白（原）降解产物定性试验

胶乳凝集法

【原理】

用抗纤维蛋白（原）降解产物（FDP）抗体包被的胶乳颗粒与血清中的 FDP 结合，形成肉眼可见的凝集物。

【试剂与器材】

1. 鼠抗人 FDP 单抗包被的胶乳颗粒悬浮液。

2. 甘氨酸缓冲液。

3. FDP 阴性对照液。

4. FDP 阳性对照液。

5. 专用纸片板或玻璃板。

6. 塑料小棒。

【操作】
1. 制备标本，将凝固全血用 1570g 离心 5min，分离出血清标本。
2. 稀释标本，待测标本制成两个稀释度样本：①1∶2 稀释度：血清 50μl 加甘氨酸缓冲液 50μl 混匀；②1∶8 稀释度：血清 50μl 加甘氨酸缓冲液 350μl 混匀。
3. 吸取两个稀释度样本各 20μl 加到纸片板的相邻环行圈内。
4. 吸取阴性对照液、阳性对照液各 20μl 加到纸片板相应的环行圈内。
5. 向四个环行圈内样本中各加入混匀的 FDP 单抗胶乳颗粒悬浮液 20μl，用 4 根塑料小棒分别把各个环行圈内混合液搅匀，然后轻轻旋转纸片板 3min 后观察结果。

【结果判断】
两个稀释度样本均与阳性对照、阴性对照比较，判定如下。
1. 两个稀释度样本均与阴性对照一样，不产生凝集，则 FDP<5 mg/L。
2. 1∶2 出现凝集而 1∶8 不凝集，则 FDP 在 5～20 mg/L。
3. 两个稀释度样本均与阳性对照一样产生凝集，则 FDP>20 mg/L。

【参考区间】
FDP<5 mg/L。

【注意事项】
1. 本法的 FDP 检测阈值为 2.5mg/L，超过 1∶8 阳性时，检测值为大于 2.5×8（稀释倍数）。
2. 试剂储存于 2～8℃，用前取出置于室温中复温。
3. 包被抗体的胶乳悬液，每次用前均应充分混匀。
4. 当标本血清中类风湿因子呈强阳性时，本实验可产生假阳性反应。

实训三十九　D-二聚体定性试验

胶乳凝集法
【原理】
D-二聚体（D-D）是交联纤维蛋白降解的产物之一，为继发性纤溶特有代谢物。抗 D-D 单克隆抗体包被于胶乳颗粒上，受检血浆中如果存在 D-D，将产生抗原抗体反应，胶乳颗粒发生凝集。

【试剂与器材】
1. 包被抗 D-D 抗体的胶乳颗粒。
2. 磷酸盐缓冲液，pH7.35。
3. 凹孔瓷板或玻璃板。
4. 塑料棒。

【操作】
1. 用 109 mmol/L 枸橼酸钠溶液抗凝新采静脉血（1∶9），分离血浆待检。
2. 取胶乳悬液 25μl 置瓷板或玻璃板，加入待检血浆 10μl，用塑料棒混匀（直径<1.0 cm），持板晃动 3min 后在黑色背景下观察凝集情况。
3. 用磷酸缓冲液作样本，同上法操作，作阴性对照。

【结果判断】
胶乳颗粒凝集（比阴性对照明显粗大）者为阳性。
【参考区间】
阴性。
【注意事项】
同 FDP 胶乳凝集法定性试验。

（赵景颐）

实训四十　原发性免疫性血小板减少症骨髓片与血片观察

【实验目的】
1. 掌握原发性免疫性血小板减少症（primary immune thrombocytopenia，ITP）患者的骨髓象、血象特点。
2. 掌握 ITP 骨髓检查报告单正确书写方式。

【实验器材】
1. 制备良好的 ITP 骨髓片。
2. 制备良好的 ITP 血片。

【实验内容】
1. ITP 骨髓象血液学特点。
2. ITP 血象血液学特点。

【注意事项】
1. 选择片子较薄、细胞分布均匀、细胞结构清楚的部位进行分类计数和观察。
2. 观察巨核细胞形态时，应注意有无病态巨核细胞，以防止误诊。
当巨核细胞形态不典型时，建议做血小板相关抗体检查。

【实验报告】
1. 结合患者资料及骨髓片、血片特点写一份骨髓细胞形态学检查报告单。
2. 本次实验体会及讨论。

参 考 文 献

陈方平.2003.血液学检验.第二版.北京：人民卫生出版社
陈方平.2006.临床检验血液学.北京：高等教育出版社
陈再英.2008.内科学.第七版.北京：人民卫生出版社
戴瑞鸿.2002.内科学新理论与新技术.第二版.上海：上海科技教育出版社
邓家栋.2001.临床血液学.上海：上海科学技术出版社
冯文莉.2006.临床检验血液学实验指导.北京：高等教育出版社
管洪在.2007.临床试验与检验试验知道.第三版.北京：人民卫生出版社
管洪在.2007.临床血液学与检验实验指导.第三版.北京：人民卫生出版社
侯振江.2010.血液学检验.第三版.北京：人民卫生出版社
克晓燕.2010.淋巴瘤诊疗手册.北京：人民卫生出版社
李健婴.2008.溶血性疾病.上海：复旦大学出版社
梁建英.2004.血液病细胞形态学诊断图谱.合肥：安徽科学技术出版社
刘志杰.2006.临床血液细胞学图谱.北京：科学出版社
卢兴国.2007.检验与临床骨髓检验分册.北京：人民军医出版
彭黎明.2004.现代血栓与止血的实验室检测及其应用.北京：人民出版社
宋善俊，陈燕主译.2004.威廉姆斯血液学.第六版.北京：人民卫生出版社
谭齐贤.2003.临床血液学和血液检验.第三版.北京：人民卫生出版社
王鸿利.1997.血液学和血液学检验.第二版.北京：人民卫生出版社
王建中.2012.临床检验诊断学图谱.北京：人民卫生出版社
王霄霞.2007.血液系统疾病的检验诊断.北京：人民卫生出版社
王振义.2004.血栓余止血基础理论与临床.第三版.上海：上海科学技术出版社
夏薇.2010.临床血液学检验实验指导.第四版.北京：人民卫生出版社
夏薇.2011.临床血液学检验试验指导.北京：人民卫生出版社
薛永权.2003.白血病细胞遗传学及图谱.天津：天津科学出版社
叶应妩.2006.全国临床检验操作规程.第三版.南京：东南大学出版社
曾小菁.2012.临床血液学与检验实验指导.北京：科学出版社
张之南.2011，血液病诊断及疗效标准.第三版.上海；科学出版社
中华人民共和国卫生部医政司.2006.全国临床检验操作规程.第三版.江苏：东南大学出版社
Albitar M，Beran M，Brien SO，et al. 2000. Differences between refractory anemia wich excess blasts in transformation and acute myeloid leukemia. Blood，96：372-374
Campbell LJ，White JS. 2011. Cytogentic analysis in acute myeloid leukaemia. Methods Mol Biol，730：63-77
Cetica V，Pende D，Grififiths GM，et al. 2010. Molecular basis of familiar hemophagocytic lymphohistiocytosis. Haematologica，95：538-541
Choughule A，Polampalli S，Amre P，et al. 2009. Identification of PML/RARAa fusion gene transcripts that showed not(15；17) with conventional karyotyping and fluorescent in situ hybridization. Genet Mol Res，8(1)：1-7
Giagounidis AA. 2009. Myelodysplasia or myelodysplastic syndrome Leuk Res，33：1019
Komrokji RS，Bennett JM. 2007. Evolving classifications of the myelodysplastic syndromes. Curr Opin Hematol，14(2)：98-105
Mufti GJ，Bennett，Goasguen J，et al. 2008. Diagnosis and classification of myelodysplastic syndrome：International Working Group on Morphology of myelodysplastic syndrome(IWGM-MDS)consensus proposals for the definition and enumeration of myelobasts and ring sideroblasts. Haematologica，93：1712-1717
Vardiman JW，Thiele J，Arber D，et al. 2009. The 2008 revision of the World Health Organation(WHO)classification of myeloid neoplasms and acute leukemia：rationale and important changes. Blood，114：937-951

目标检测选择题参考答案

第一章
1. B　2. B　3. E　4. D　5. B　6. A
7. D　8. E　9. E　10. D　11. E

第二章
1. B　2. A　3. D　4. D　5. D　6. D
7. C　8. A　9. E　10. B　11. E　12. A
13. D　14. C　15. CDE　16. ABC

第三章
1. C　2. C　3. C　4. B　5. D　6. A
7. A　8. E　9. D　10. D

第四章
1. B　2. C　3. B　4. A　5. C　6. D　7. B　8. A

第七章
1. D　2. A　3. C　4. D　5. D　6. E
7. A　8. D　9. E　10. B

第八章
第二节
1. D　2. D　3. C　4. A　5. B　6. A　7. B
8. D　9. B　10. B
第三节
1. D　2. C　3. B　4. B　5. A

第九章
1. B　2. B　3. A　4. C　5. D　6. C　7. D　8. B

第十章
1. C　2. C　3. A　4. C　5. A　6. D
7. D　8. B　9. A　10. C

第十一章
1. D　2. B　3. C　4. C　5. C　6. B　7. A

第十二章
1. B　2. B　3. A　4. B　5. E　6. C　7. B
8. C　9. E　10. C　11. D　12. C　13. B　14. A
15. E　16. C　17. C　18. A　19. E　20. C

第十三章
第一节
1. C　2. D　3. C　4. B　5. C　6. A　7. D
8. B　9. C　10. A
第二节
1. E　2. E　3. E　4. A　5. D　6. D

第十四章
1. C　2. D　3. A　4. B　5. B　6. D　7. C
8. C　9. E　10. E　11. A

第十五章
1. B　2. D　3. A　4. B　5. E　6. C　7. B
8. C　9. D　10. A

第十六章
1. C　2. B　3. E　4. B　5. B

第十七章
1. C　2. B　3. D　4. A　5. B　6. E　7. C　8. D

第十八章
1. A　2. B　3. D　4. D　5. A　6. B　7. D
8. C　9. C　10. D　11. B

第十九章
1. B　2. E　3. C　4. A　5. B　6. D　7. E
8. D　9. A　10. E

第二十章
第一节
1. E　2. C　3. A　4. S　5. D　6. B
7. E　8. D　9. D　10. B
第二节
1. B　2. B　3. A　4. C
第三节
1. A　2. C　3. D　4. B　5. A　6. D　7. C
8. E
第四节
1. A　2. B　3. A　4. B　5. D